普通高等教育"十三五"规划教材

补救性心理教育重点图书

孤独症儿童

心理康复与生活训练指南

杨会芹　吴宝瑞　刘 晖　编著

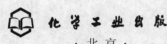

化学工业出版社

·北京·

近几十年来，我国诊断出的孤独症儿童越来越多，在这种形势下，国内需要高质量的训练课程来培养大量所需的特殊教育专业人才。《孤独症儿童心理康复与生活训练指南》从理论联系实际的角度出发，以儿童心理发展为切入点，参考国内外前沿研究成果，着重阐述孤独症儿童在日常生活中的发展特点和操作训练。

　　本书共分八章：其中第一章为孤独症概述，内容概括介绍了孤独症的概念、临床表现及核心症状；第二章为孤独症的成因与干预，主要从医学生物学、神经心理学上介绍了目前的研究成果，以及心理学、教育训练的干预模式；第三章为孤独症的诊断，说明一般诊断原则和常用的评估工具；第四章为孤独症儿童的认知特征，主要从认知层面说明孤独症儿童的感知觉、注意、记忆、思维等特点及智力开发；第五章为孤独症儿童的情绪调整与情感发展，介绍了孤独症儿童的情绪情感特点、情绪调节及调节矫正方法；第六章为孤独症儿童的语言教育与社会交往训练，介绍语言训练、社会交往能力的培养；第七章为孤独症儿童的日常生活技能训练，说明培养孤独症儿童的日常生活能力的注意事项；第八章为孤独症儿童康复的环境支持，介绍家庭、学校和社会在儿童康复工作中的作用和支持措施。

　　本书可供普通高等学校特殊教育专业、教育康复专业的师生作为教材或指导用书，也可作为特殊教育学校、特殊儿童康复教育培训机构等相关领域的工作人员参考手册。

图书在版编目（CIP）数据

孤独症儿童心理康复与生活训练指南/杨会芹，吴宝瑞，刘晖编著 .—北京：化学工业出版社，2016.9（2024.2重印）
普通高等教育"十三五"规划教材
补救性心理教育重点图书
ISBN 978-7-122-27721-3

Ⅰ．①孤…　Ⅱ．①杨…②吴…③刘…　Ⅲ．①小儿疾病-孤独症-心理康复-高等学校-教材②小儿疾病-孤独症-康复训练-高等学校-教材　Ⅳ．①R749.940.9

中国版本图书馆 CIP 数据核字（2016）第 167661 号

责任编辑：张双进　　　　　　　　文字编辑：李　曦
责任校对：边　涛　　　　　　　　装帧设计：王晓宇

出版发行：化学工业出版社（北京市东城区青年湖南街 13 号　邮政编码 100011）
印　　装：北京天宇星印刷厂
710mm×1000mm　1/16　印张 14¼　字数 273 千字　2024 年 2 月北京第 1 版第 4 次印刷

购书咨询：010-64518888（传真：010-64519686）　　售后服务：010-64518899
网　　址：http://www.cip.com.cn

凡购买本书，如有缺损质量问题，本社销售中心负责调换。

定　　价：38.00 元

前言

　　儿童孤独症简称孤独症，又称自闭症。无论怎样的称谓变化，我们都能从名称上推断出它的核心症状表现：社会交往和沟通困难、行为刻板、兴趣狭窄或异常，通常有 60% 的患儿智力落后、20% 的智商低于 35。成年后，孤独症障碍者往往难以独立生活，这些症状将伴随终身。20 世纪以来，孤独症的诊断经历了由罕见到多发的转变，发生率一直呈现不断上升的趋势。

　　面对孤独症儿童，我们往往困惑不解：为什么他们耳朵不聋，却对许多声音充耳不闻？为什么他们眼睛"明亮"，却对周围的人、物视而不见？包括亲爱的妈妈的笑脸和期待、渴望的眼神；为什么他们嗓子"完好"，却总是闭口不和人讲话？为什么他们选择了爸爸妈妈和家庭，却又总是独立于家庭成员和社会之外？什么会导致孤独症发生？成因至今未解。由于病因不明确，迄今为止，人们仍没有找到一种能改变孤独症核心症状的药物治疗方法。

　　自 1943 年美国儿童精神病医生 Leo Kanner 首次报道孤独症至今，已 70 余年了。我国大陆对该病症最初的诊断开始于 20 世纪 80 年代中期，起始只是医生和家长关注这些患儿，现在随着人数的增多，已成为当今整个社会关注的热点问题。2007 年 12 月，联合国大会决议通过将每年的 4 月 2 日定为"世界孤独症日"，以唤醒社会对孤独症问题的重视，提高人们对孤独症和相关研究与诊断以及孤独症患儿的关注。随着时间的推移，人们逐渐对孤独症的认识又有了提高。在 2014 年，由中国三原色儿童发育行为健康公益工程（简称三原色公益工程）、中国儿童发育行为研究院、国际孤独症联盟、中华儿童孤独症康复协会、中国关心下一代公益工程委员会等联合发布，提出"科学干预、合理治疗、平等发展"的宗旨，倡导以平等、尊重、关爱的原则去接纳和关注孤独症儿童，树立早发现、早干预、回归正常生活的理念。

　　始于教学需求和专业发展的原因，编者开始接触孤独症儿童和他们的家长，曾经想象"来自星星的孩子"是多么神秘、美好，但现实残酷地击碎了美好的梦：不能交流、没有互动，即使声嘶力竭、依旧没有任何回应——我们该如何读懂你？宝贝们！面对现状，编者与团队成员也和许多家长一样，在接受了残酷的现实之后，以巨大的决心和毅力投入到了孤独症儿童的教育和康复训练中。虽然目前没有满意的医疗手段，但特殊教育的干预训练还是为我们带来了希望，如通过训练，可以提高孤独症儿童的认知水平，调控儿童的情绪和行为，能增强儿童生活自理程度，有智力开发和社会交往能力提升。由于孤独症儿童个体差异较大，在干预过程中，不断改进方法，逐渐摸索出适合每个不同儿童的最佳干预方案。

经过两年多的实践和探索，结合国内外的先进经验，并与本土相结合，我们编写了本书。本书立足于孤独症儿童的康复与教育，共设置了八章，从基本概念、诊断、认知特征、情绪调整、语言发展、社会交往、日常生活训练等方面，分别给予阐述。在本书编写中，我们努力使语言朴实、理论清楚明了、实训方法易懂易操作，并注重内容追踪国际动态变化。希望这本书不仅适合高等院校教师使用，还可以为众多的社会康复教育机构、基层特殊教育学校以及广大孤独症儿童家长们提供有益的参考。

全书由杨会芹确定总体框架并负责主体编写和统稿工作，石家庄学院教育学院院长吴宝瑞教授、副教授刘晖参与编写并做了很多工作，包括对孤独症儿童康复训练方案制订与家长指导；姜嫄女士对书中的外文做了大量检索、翻译和校对工作。本书的编写和出版，得到了"中国教师发展基金会"泰亿格"关爱特教园丁"专项基金资助，并作为河北省教育科学研究"十二五"规划课题"和谐发展视角下构建特殊儿童融合教育管理模式城乡一体化的实践研究"研究团队的结晶，在此深表感谢。

在编写过程中，我们参考了国内外同行的一些研究成果，在此谨向原作者致以最真诚的谢意，并希望在看到我们的书出版后，进一步交流和提出宝贵意见，共同为孤独症儿童的康复与教育领域贡献一份自己的力量。书中的不当之处，恳请读者不吝批评指正。

最后，我们祝愿所有"星星的孩子"都是闪着星光、露着笑脸、温暖并幸福着的儿童！为此，我们值得不懈努力着！

编著者
2016 年 7 月

目录

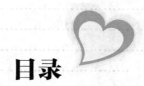

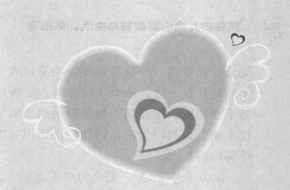

第一章
孤独症概述

第一节

孤独症的概念及发展

当我们看到或听到孤独症（autism）这个词时，是否就想到是性格孤僻呢？是否觉得它是不爱与人交往的同义词呢？事实远非如此，让我们一起来认识一下下面这些人吧。

小明今年三岁，曾经是一个非常聪明的小男孩，刚刚几个月大就会喊"爸爸、妈妈"了。一岁多的时候，妈妈问他："小鸡怎么叫？小鸭怎么叫？"他都会像模像样地模仿出来。妈妈问他："哥哥怎么哭的？"他就"呜呜"地学着哥哥哭起来。每次爷爷从外面回来，他都会喊"爷爷"。在两岁多的时候，他的表现有点迟钝起来。爷爷从外面回来，他也不跟在后面喊"爷爷"了，也不会露出欢喜的表情和神色。家人一开始也没在意，过了一段时间，妈妈发现孩子有点不对劲，对谁都爱答不理的，谁叫他都不愿意搭理。

妈妈开始有点担心，但是爷爷奶奶还是不当回事，说："没有关系的，孩子的爸爸也是到四五岁才开口讲话，后来还考上大学了，这叫贵人语话迟。"听了这些话，妈妈也开始放心了，认为总会好起来的。但是事情并不是向预想的方向发展，大人们慢慢发现孩子的语言一点一点地减少，原先会讲的话现在都不讲了，嘴里尽说一些听不懂的话。就连原先从不尿裤子，现在也开始尿裤子了，小便经常控制不住，尿在身上也不知道。

侃侃今年9岁，在培智学校上2年级，从外表看是个帅小伙。他整天呆坐在座位上，不和旁边的小朋友交流，全然一副与身边同伴井水不犯河水的模样。与他交流比较吃力，要放慢速度，用简短的一两个字进行对话。集体活动时，他总是漠然地待在一边，不会主动参与。老师用很多种方法引导他参与集体活动，他都是不予理睬。即便是老师带领他到活动场地，他也是旁若无人地定格在那里，动也不动。侃侃很少讲话，即使讲话声音也很小、很低，经常自言自语，重复一些单调的话。

大刘今年 30 岁，是个初中正常毕业、一直待业在家的青年。他爱干净，字写得很好，每天生活都很规律，在家除了遛公园就是写字、画画、看电视。前不久他因病住院了，住院后刚开始时表现还不错。过了几天出现了一些不正常的行为：不按时起床，睡觉不穿背心、内裤，躺在床上吃东西……经了解，这些都是跟邻床病友学的或是听邻床陪护的话才做的。妈妈和医生怎么劝都不行，只好找邻床陪护做工作。一边是养育了他几十年的母亲，一边是他才认识几天的陪护（一个既不年轻也不漂亮的女工），他怎么就听邻床护工的话呢？此时此刻，他心中有谁呢？

这几个人有的属于孤独症患者，有的属于其他的广泛发育障碍患者，但他们都具有孤独症类障碍的典型特征。同时，他们也有区别，有的是典型孤独症患者，有的是与孤独症极其相近的阿斯伯格症患者。因此，要想分析、了解他们，首先就应了解什么是孤独症。

一、孤独症的概念

儿童孤独症简称孤独症，又称自闭症或孤独性障碍等，一般于 3 岁前起病，是一种严重影响儿童健康的神经发育障碍性疾病，是广泛性发育障碍（PDD）的代表性疾病。最早由凯纳在 1943 年（Leo Kanner）提出。它是婴幼儿期特有的、严重的精神障碍，属于广泛发育障碍的一种类型。本症基本特征是：起病于婴幼儿，极端孤僻，与人缺乏感情联系，言语障碍，刻板运动和对环境奇特的反应。患有该疾病的人在社交互动方面存在缺陷，缺乏眼神接触和身体语言运用，难以发展同辈关系，不会主动展示和分享自己的兴趣，没有情绪交流，难以完成想象游戏和模仿游戏，缺乏对对方心理状态的理解和想象；对某些特定物体的喜爱，如没有功能的家具，对物体部分的关注超过对整体的关注；对感觉表现得敏感或迟钝，对某一种气味或者衣物痴迷。他们言行举止低龄化，60％的智力落后、20％的智商低于 35，能感知细节和理解事实，但不能感知整体和理解概念，不能知觉面部表情。也有部分患儿在一般性智力障碍的同时出现"孤独性才能"，在音乐、计算、推算日期、机械记忆等方面呈现特殊才能，被称为"白痴天才"。

二、孤独症的概念演变

孤独症又称自闭症，它们同是英文 autism 的中译名。autism 一词源于希腊语

autor，原意为"自我"，用来描述孤独症患者的突出特征——自我兴趣。因我国正式颁布的文件中使用的是孤独症一词，所以沿用至今。孤独症一词主要在大陆的医学界和特教界使用，而自闭症一词则是在日本、韩国等国家和我国台湾、香港等地区使用。它在疾病诊断上属于广泛性发育障碍（PDD）中的一类。这两个称谓的实质是完全一样的。从字面意义上看，孤独症容易理解为被孤立；自闭症容易被理解为自我封闭，这两种理解都有一定的局限性。为了避免产生更多的误解和歧视行为，很多学者也建议把二者统称为凯纳症，即以最早提出该疾病的医生名字来命名，但目前还没有得到公认。现今，我国北方一般用孤独症，而南方用自闭症称呼的比较多。

在我国民间和众多媒体报道中，常见的孤独症或自闭症称谓所包括的对象多混淆进了阿斯伯格综合征（也常用阿斯伯格症）、雷特症等，有时甚至代表了医学诊断中的广泛性精神发育障碍类，使得这个称谓具有统称性质。之所以出现这种情况，一方面受整体诊断技术的影响；另一方面受社会认识广度等因素的影响。目前学术研究上已出现越来越细的分类，但未普及。我们在提倡明确诊断的同时，要清楚地认识到理论与现实的差距，要加强社会宣传，特别是深入开展社区康复工作，这样才能有更多的人正确认识这个群体。

总之，在我国的官方文件中基本多使用"孤独症"这一称谓。大陆地区对孤独症儿童的最初诊断开始于20世纪80年代中期，最初是医生和家长关注他们。现在随着人数的增多，已成为社会关注的热点问题。在2003年5月的"残疾人活动日"来临之前，仅中央电视台就有两个频道（10频道和12频道）做特别专题报道，其受关注程度是前所未有的；教育部已组织专门的教师培训项目；中国残疾人联合会等也在"十二五"期间开展了有关救助康复培训活动。可见，我国已越来越重视孤独症儿童的教育、康复等工作。

自1943年美国儿童精神病医生Leo Kanner首次提出孤独症至今，已70余年了。随着对孤独症认识的加深、概念的拓展以及诊断手段的提高，孤独症已不再是过去人们所认为的罕见病，而是日渐被熟悉和关注。1982年，南京脑科医院陶国泰教授首次报道了中国的孤独症病例，此后各地陆续有病例报道。根据文献查证，世界各地的孤独症患病率总体上呈上升趋势。目前，西方发达国家孤独症谱系障碍（ASD）的发病率在6‰～7‰，其中孤独症在2.2‰左右。全国0～6岁残疾儿童抽样调查结果，孤独症谱系障碍在0～6岁精神残疾儿童致残原因中占据首位。孤独症谱系障碍发病率高，严重影响生存质量，常给患儿家庭和社会带来巨大的经济和精神负担，是影响人口健康的重大问题之一。近年来，发达国家的政府、基金会、研究机构以及公众对孤独症谱系障碍的认识和重视程度普遍提高。美国把孤独症谱系障碍指定为排在癌症之后的第二位资助对象。2009年，美国总统奥巴马更是将孤独症谱系障碍作为继任后医疗计划中的首要任务。美国2011年财政年度预算报告中，孤独症研究经费在美国国立卫生研究院（NIH）总预算中超过5%，其重视程度可见一斑。

三、孤独症的发展

临床上首次描述孤独症是在20世纪40年代。1943年，美国医生Kanner报道了11例患者，并将这种疾病命名为"早期婴儿孤独症"（early infantile autism）。他认为这类患者有如下特征：严重缺乏与他人的情感接触；怪异、重复性的仪式性行为；缄默或语言显著异常；高水平的视觉-空间技巧或机械记忆能力与在其他方面学习困难形成对比；聪明、机敏且具有吸引力的外貌表现。最初，Kanner报道的这类患者被认为是儿童精神分裂症的一个亚型而未受重视。在20世纪40~60年代，又有数人描述了与Kanner报道相似的病例，并冠以各种各样的名称。当时的国际及美国精神病分类与诊断标准将这类患者归入"儿童分裂样反应"类别中。对于孤独症的病因学，当时普遍认为是父母养育方式不当造成了孤独症的发生。Kanner将孤独症患儿的父母描述成一群高学历、事业心很强但又冷漠无情的人，这一观点在当时似乎很少有异议。

20世纪60~70年代，Rutter的研究指出，孤独症的行为如果被认为是从出生到童年早期的发育障碍所致则更为合情合理。由此，逐渐把孤独症看作为是一种躯体性的、与父母抚育方式无任何关联的发育障碍。在此时期，Lotter发表了新的孤独症诊断标准，强调把社会交互作用、言语与交流和重复性活动三个方面作为基本标准，并舍弃了Kanner诊断标准中关于"特殊技能和吸引人的外貌"等两项。以后，在Lotter标准的基础上，开展了广泛的流行病学调查研究。现在所普遍接受的"孤独症发病率为4~5/万"是当时最重要的研究成果。

20世纪80年代，关于孤独症的研究进入全新阶段。人们开始抛弃所谓"父母抚养方式不当"的病因假说，从生物学领域探索孤独症的病因，并在临床症状的识别和临床诊断方面将孤独症与精神分裂症彻底分开。Kolvin的研究表明，孤独症同成年精神病性障碍，尤其是成年精神分裂症没有关系。1980年出版的《DSM-Ⅲ》首次将童年孤独症视为一种广泛性发育障碍。之后，随着对孤独症研究的深入，逐步认识到孤独症是一种在一定遗传因素作用下，受多种环境因子刺激导致的弥漫性中枢神经系统发育障碍性疾病。在此认识的基础上，开展了从分子遗传到神经免疫、功能影像、神经解剖和神经化学等多方面的研究，人们试图从这些研究中找到孤独症的致病原因。但直至目前，仍没有任何一种假说能从根本上完美地解释孤独症的病因。

早期研究认为孤独症属罕见疾病，发病率为0.2‰~0.5‰。但近年来孤独症发病率呈明显上升趋势：2000年美国国立卫生研究院（NIH）公布的数据显示孤独症发病率约为千分之2；2003年上升为千分之3.4；2007年美国疾病预防控制中心（CDC）调查显示，发病率达到千分之 6.7，男女发病比率约为 4：1；2009 年，根据美国联邦政府公布的数据，约千分之 9.1 美国儿童患孤独症，其中男孩的患病率为千分之 14.3；2012 年，美国疾病预防控制中心根据一项来自 14 个州的数据调查研究结果估计，在美国，88 个孩子中就有 1 个孩子被诊断为孤独症。其中男孩被诊断为孤独症的比例是 1/54，是女孩的 5 倍。相比两年前孤独症和发育障碍症监测网（Autism Developmental Disabilities Monitoring，ADDM）报告的 1/110 的数据，发病率已经上升至千分之 11.3（1/88），而这仅仅是该中心报告孤独症发病率不断上升中的最新结果。2012 年 2 月，关于挪威人群孤独症发病率的研究结果报告显示的发病率为千分之 5.1（95% CI，0.43～0.59），儿童孤独症发病率较之前的报道几乎增加了 4 倍。而 2012 年有研究小组对全世界范围内已有的孤独症的流行病学调查研究结果进行总结，结果估计孤独症的平均发病率大约为千分之 6.2。该研究结果表明孤独症发病率在全球范围内呈不断上升趋势，但是经济水平相对低下的不发达国家的孤独症流行病学调查研究数据却十分有限，应引起广泛重视。我国对孤独症的发病率缺乏广泛的调查。福建省 2000 年报告发病率为千分之 0.28，天津市 2004 年报告发病率为千分之 1.1，北京市 2007 年报告的发病率已达到千分之 1.34。2013 年中山大学和广州残联开展的一项流行病学调查发现，广州普通幼儿园孤独症发生率为 1/133，而这个发生率调查没有包括散居儿童以及特殊教育机构，因此实际发生率估计会更高。在我国孤独症现患率和世界其他国家相似，约为 1%，以此推算，我国孤独症个体可能超过 1000 万，0～14 岁少年儿童的数量可能超过 200 万。

⤷ **扩展阅读 1-1**

凯纳报告的案例之一：
冷漠

患儿维妮安，女孩，1931 年 9 月 13 日出生，初诊时 4 岁。

1936 年以来，在美国某州立弱智儿童训练学校就读。1938 年在聋哑学校中训练过 1 个月，曾在理查斯博士处门诊检查过好几次，诊断结果既不是弱智也不是聋哑儿。1941 年 5 月，理查斯博士的临床观察报告这样记述："维妮安显得非常孤立和冷漠，她不与其他孩子一起玩；她能够听得见，却不说话；对于拼图游戏非常热衷，能很快将混合的两幅图区分开来。根据临床观察所见，我认为她是先天人格异常。"

维妮安的父亲是精神科医生，母亲是护士。父亲自述自己并不是特别喜欢孩子，也许是因为孩子比较吵闹；对妻子的评价是她绝对不是贤妻良母，她把孩子当做玩具一样对待，宠爱孩子，但不知道如何教育。但母亲并不这么认为，她说她生下第一个儿子以后，就一直生活在一种"冷漠的气氛"中。哥哥比妹妹大5岁，有严重的口吃，在被问及家庭状况时会突然哭泣。哥哥意志较薄弱，对医生说他很害怕父亲责怪他。家庭生活中兄妹关系一般。

1938年8月，弱智儿童训练学校的心理老师承认，维妮安对各种声音，包括呼唤她的名字的声音能够做出反应。她不注意周围的人跟她说了什么，但她能够知道别人说的话。从她的动作中，可以反映她理解的正确性和认知能力。根据比纳智力测验的结果："非语言项目"智商得分94。

心理医师这样评价她："也许，她的智商要更高一些。她安静、冷漠，没有见她微笑过一次。她封闭在自己的壳中，住在与他人隔绝的世界中。她自我满足，不依存于任何人。别人进入她的领域，她也是一脸漠不关心的态度，根本不理睬他人对她的关心和爱护。她有独特想象力，但从不表示特殊的情感。"

1939年10月，心理医师在观察记录中这样描述："维妮安能够安静地待在咨询室里，她能完全记住1年前进行游戏疗法时所使用过的玩具。想给她做智力测试，但她不感兴趣。她动作敏捷，能很快识别错误，游戏时没有多余的动作。"

1941年1月，维妮安在学校表现为总是喜欢一个人独自玩，既没有反抗行为，也不和班级其他孩子一起玩。她一个人唱歌，能有效地记住音乐的节奏；有其他儿童侵入时她会尖叫、大哭。维妮安很喜欢吃糖，经常自言自语地说"巧克力"、"糖果"和"妈妈"等词语。

1942年10月11日，维妮安再次来心理门诊。她已经是一个11岁的少女了。叫她的名字，她会听得见，但不理睬任何人，即使回答也是嗫嗫自语；她对其他孩子进行的钢琴表演完全不感兴趣；她给人的印象是很聪明，可是态度冷漠。她仍然没有语言表达能力，完全生活在自我封闭的世界里，但对周围人的行为却能很快识别。

该案例的追踪调查结果：

成年后，她（维妮安）进入一家州立医院。1970年11月2日，在维妮安将近40岁的时候，医院来信报告说："她现在接受发展障碍治疗的教育课程。她能倾听，也能服从命令和指导，能辨别色彩和知道时刻表。她基本上能够自己照顾自己，但如果不指示的话她就不做。维妮安非常喜欢拼图玩具，她玩起来很上手，而且喜欢一个人玩。她还能使用熨斗熨衣服。她不能使用语言交流，发音时需要伴以肢体动作，但她能理解别人对她说的话。她希望一个人生活，不要和其他患者有交往关系。"

摘自：徐光兴. 孤独的世界——解读自闭症之谜. 合肥：安徽人民出版社，2010：51～52，311.

第二节
孤独症的主要临床表现

一个孩子出生后就依附于某一特定的社会环境和社会关系，而社会环境和社会关系影响和促进了孩子的心理发展。他逐渐独立地掌握行为规范，正确处理人际关系，妥善地自己管理自己，从而客观地适应社会生活，这一过程在心理学上称为社会化。而社会交流障碍是孤独症的核心症状，患儿缺乏与人交往、交流的能力。同时，患儿语言发育落后，通常在两岁和三岁时仍然不会说话，多数因为语言障碍而就诊。部分患儿虽具备语言能力，但是语言缺乏交流性。患儿一般会表现出某种刻板行为或动作以及仪式性的行为。另外，孤独症患儿的认知能力往往是不平衡的，语言技巧常常弱于非语言技巧。感知能力通常比概念流程、推理、解释、整合、或抽象能力更好。60％～70％的患者伴有智力低下（即精神发育迟滞），而很多单纯的智力低下儿童会表现出部分孤独症特征，二者在临床诊断中可能被混淆。

儿童孤独症的临床表现往往以语言发育障碍、社会交往障碍及兴趣范围狭窄、行为刻板为主要特征，部分患儿伴有不同程度的智力发育障碍。

一、社交障碍

这种患儿在很小时就表现出与别人缺乏接触，例如看他时他眼光避开，要抱他时缺乏扑过来的反应；会说话后很少主动开口，因此很难跟别的小孩建立伙伴关系。自己遇到挫折时（例如跌跤）不会去寻求别人的同情和安慰，别人（例如母亲）遭受痛苦时也不表现出同情和安慰。如能入学，在学校里也不善于合群，即使参加集体游戏，也只能担当较机械的角色。患儿不但不善于言语交流，有时言语发育也不正常，例如不能正确理解别人的问题、不能正确表达、发音怪异等。又常表现刻板的行为或动作，例如反复模仿某一电视演员的某一动作；对已形成的某些生活习惯不能任意改变，例如进食时坐惯某个位子就不能改变。兴趣狭窄，有时甚至只对某一游戏的某一片断感兴趣，反复不停，甚至很精通。有时只对某一玩具或玩具的某一部件、甚至一段绳子有兴趣。

在孤独症患儿社会交往方面，交会性注意缺陷最为典型。所谓交会性注意，是指对周围人、物、事注意的协调分配，儿童调整注视点，儿童和成人的注意力的会聚在同一个注意对象上，其实质是和成年人共享周围信息。交会性注意大致可分为两种类型：要求性注意指向，表示儿童要达到什么目的，想要得到某件东西，如主动挥舞玩具以企图得到饼干。表白性注意指向，表示对事物的简单评价，明白了对方的意思，感受某种体验所表现出来的外部特征。研究发现，孤独症患儿中表白性注意指向存在明显缺陷，而要求性注意指向也存在缺陷，具体表现在对待人像对待物体一样，在要求性注意指向过程中没有伴随相互协调的情感表现。

二、言语障碍

语言交流障碍在孤独症状中表现得较为显著，具体表现为以下几方面。

1. 孤独症患儿常以哭或尖叫表达他们的不舒适或需要

年龄稍大的患儿可能会拉着大人的手走向他们想要的东西。缺乏相应的面部表情，常显得表情漠然，很少用点头、摇头、摆手等来表示他们的意愿。

2. 语言发育较延迟或不发育

患儿常常表现为语言发育较同龄儿晚，有些甚至不发育。患儿约有一半是保持缄默，仅以手势或其他形式表示要求。也有些病儿在 2～3 岁语言功能出现以后，逐渐减少甚至完全丧失。

3. 语言同内容、形式的异常

患儿往往不会主动与别人交谈，不会提出问题，或者只会反复纠缠同一话题，而对别人的反应毫不在意。他们常常是在"对"人说话，而不"与"人交谈，语言交流十分困难。刻板重复性语言及模仿性语言也较多见，和患儿谈话时他常只会重复你的讲话。有的会在当时或隔一段时间以后模仿电视、收音机或别人说过的话。有些患儿表现为自言自语或哼哼唧唧，自得其乐。另外，孤独症患儿还可能在语音、语调、语速、语言节律及轻重音等方面出现异常，讲出的话怪声怪气或平平淡淡，没感情色彩。有的患儿对人称代词常错用，把"你"说成"我"，或把"我"说成"他"等。

在孤独症言语交往方面，想象性游戏缺陷最为典型。按游戏的性质，可将游戏分为想象性游戏、功能性游戏、感知性游戏。想象性游戏是把一种物体想象成具有另外性质或特点的物体，分为三种形式，即物体代换、假道具、想象中的物体。功能性游戏是指使用玩具的特有功能，如推玩具小汽车跑。感知性游戏，即只探索物体的物理特性，如打、摇、吸吮、投掷手中的玩具。孤独症儿童在进行功能性游戏和感知性游戏时一般并没有异常，而在想象性游戏中表现明显缺陷。交会性注意障碍和想象性游戏障碍相结合可能显示孤独症或 PDD 的高危性。

三、兴趣狭窄及行为刻板重复

患儿兴趣范围狭窄，甚至有怪癖，他们常常对玩具、动画片等健康儿童感兴趣的东西不感兴趣，却迷恋于看广告、看天气预报、自己旋转及看转动的物品、反复排列物品等。对一些非生命物体，如纸盒、小瓶可能产生强烈依恋，如果被拿走，则会哭闹不安。患儿行为方式也常常很刻板，他们会用同一种方式做事或玩玩具，会要求物品放在固定位置，不能变动，出门非要走同一条路线，长时间只穿同一套衣服或只吃少数几种食品。如果环境或日常生活常规发生变化，患儿即会哭闹或烦躁不安。还常常会出现各种刻板重复的动作和奇特怪异的行为，如用手指重复敲打物品，重复蹦跳，将手放在眼前凝视、扑动、自身旋转，或用脚尖走路等。对于物体的一些非主要特性，患儿可能非常感兴趣，因此会去闻不该闻的东西，或反复摸光滑的表面等。有独特的兴趣对象，对健康儿童所喜欢的玩具、游戏、衣物不感兴趣，而对健康儿童不作为玩具的物品非常感兴趣。

四、智力问题

专家认为，60％～70％的孤独症儿童智力落后，20％～30％在正常范围，约有10％为智力超常。大多数患儿记忆力较好，尤其在机械记忆等方面，但这些儿童认知功能异常，长大后很难适应社会生活和学习；多数患儿存在感觉异常，包括对某些声音特别恐惧或者有特殊喜好；听觉怪异，对震耳的声音不在乎，但一听到某些声音却非常恐惧；不喜欢被人拥抱、感觉迟钝；此外，儿童孤独症患者多动和注意力分散较为明显，发脾气、攻击、自伤行为在孤独症儿童身上均能看到，这类行为可能与父母教育中的打骂或惩罚具有一定关系。

> **扩展阅读 1-2**
>
> ### 孤独症的一些主要特征
>
> 大多数孤独症儿童在婴儿期甚至出生后不久就表现出明显的发育异常，如目光注视、面部表情、联合注意力、社会互动、玩耍方式等方面的不寻常。然而，少部分却在出生后的几个月甚至几年内发育正常或是基本正常，而后却在一个或更多领域出现发育的倒退，特点是先前已获技能的丧失，并开始出现孤独症行为模式，这种现象被称作孤独症发育倒退，这种类型的孤独症被称作倒退型孤独症。
>
> 根据家长的描述，有些患儿的倒退可能突然出现，其他一些患儿的倒退可能是一个缓慢发展的过程。孤独症倒退大多出现在 3 岁前，通常发生在 12～24 个月间，发病高峰在 21 个月左右。倒退在孤独症谱系障碍中的流行率为 13.8％～50％，孤独症倒退的定义标准和研究样本的大小以及组成均影响流行率的大小。在整个谱系中，孤独症中倒退型的比例要高于阿斯伯格综合征和广泛性发育障碍。倒退过程中丧失的技能可能涉及语言、社交功能、适应能力，甚至运动技能等领域，常常是多领域的全面倒退。语言倒退通常是孤独症倒退最突出的指标，因为它更容易引起家长的关注。社交技能的丧失可能涉及目光对视、联合注意、社会性微笑、社交反应、非语言沟通（如手势、点头摇头）、自发性模仿行为、玩耍技能和适宜的社会情感反应，等等。数月后，这些倒退

型孤独症的孩子曾经丧失的技能可能会重新获得，也可能会永远丧失。很多研究报道，相较于非倒退型孤独症，倒退型孤独症儿童预后更差，主要反映在认知水平和适应性能力，但是仍然存在争议。

孤独症的确切病因至今仍不明确，目前认为是外部环境因素与遗传因素共同作用致病，其中遗传因素起主导作用。研究表明，同卵双生的共患率在孤独症谱系障碍中为90%，异卵双生的共患率为10%。家族中如果出现了一个孤独症患儿，那么同胞发病率为2.0%～8.0%。有孤独症家族史的人患孤独症的危险是没有家族史的人的50～175倍。在有孤独症谱系障碍患儿的家族中，大概20%的同胞会有语言发育障碍史，其中有一半会显示出孤独症样的语言。另有研究显示，孤独症谱系障碍患儿的父母中有精神疾病的比例为18.6%，正常儿童的父母仅为7.2%，这里的精神疾病主要包括情感性精神病、分裂样精神病、物质滥用和其他的精神疾病。孤独症谱系障碍存在家族聚集现象，家族中即使没有同样的病人，但也可能出现类似疾病，例如语言发育障碍、神经精神障碍、智力低下和显著内向等，这些都表明孤独症谱系障碍的发病存在显著的遗传学基础，但是目前明确的与孤独症发病相关性大的基因却比较少。

孤独症病情的轻重差异很大。凯纳在1943年描述的发病于婴儿早期的孤独症是很严重的病例，多种心理功能均有损害，但一般没有妄想幻觉及联想散漫症状，所以很难与精神分裂症挂钩。轻度孤独症患者的社交功能、交流功能以及行为的异常程度都可以很轻，很难诊断为病，更像一个性格问题。

孤独症患者与别人的亲密度都较差，对人情温暖通常表现冷漠，对别人的痛苦不表同情，对别人的欢乐也不去共享，即使自己遭到打击也不会去寻求别人的同情（例如患儿摔痛了也不去找大人诉述）。对言语或非言语表达的理解能力较差，这也是不能领会别人感情的原因之一。患儿本身的表达能力也较差，常会用错代词（把自己称为"他"），或以某一词汇表达只有他自己懂的意义。言语发育多迟滞甚至不发育，在语音、语法、语义三个方面，语义的发育最差。想象力和象征能力也可有明显缺陷，但仪式动作、刻板行为、自寻刺激、自我伤残、奇怪行为等却常见。有时对某人、某物、某一摆设形式有特殊的依恋，不许别人去动。孤独症患儿情感反应一般较为肤浅，但有时也可反应过度，特别是别人动了他不许动的东西时。患者的认知障碍包括抽象能力衔接概念及整合能力的损害，还可能包括嗅觉、味觉、触觉的异常，以及视觉、听觉加工能力的发育不全。

多数患者智力都较差，但有些患儿的某些能力可以超常（包括音乐、绘画、数学、日期计算等能力），言语表达及社交技巧都是差的。孤独症患儿一般在出生后或婴儿早期即有症状，但家长却常不能及时发现而就诊。一般而言，其病程多朝好转的方向发展，但其好转的速度很不规律，时快时慢，难以预测。有时亦可因外界因素（例如患其他疾病）或原因不明的暂时因素而恶化。及时给予教育训练，对改善其症状有重要意义。轻症者经这类处理后可以接近正常。有些患者的某些特殊能力提高很快，其他能力则提高很少或没有提高。孤独症患儿到成人后，其症状仍继续缓慢改善，但仔细检查总可发现一些残留症状，总的说来约有2%～15%的患者的认识及适应功能可接近常人，但某些强迫症状、刻板动作、口吃等在成年后仍常继续存在。性格孤独不愿与人接触。言语理解及表达能力常接近正常。成年患者有的可以自立，但一般都不结婚。

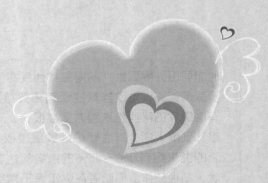

第二章
孤独症的成因与干预

第一节
孤独症的医学生物学成因

　　凯纳（Kanner）最早提出孤独症儿童的父母是"冰箱型的父母"，这种父母对待孩子总是很冷淡，使得儿童在情感上远离父母，而退回到自己的内心世界中去，以至于采取冷漠的态度对"危险"的外部世界进行逃避。而行为主义者认为，孤独症的成因是父母对孩子的表现强化不适当的结果，即孩子的积极表现没有得到父母的奖励强化，而导致孩子言语发展和社交行为的迟滞以及发育障碍。另外，神经生理学及神经生化代谢通过对脑电波活动、脑电图类型，以及儿茶酚胺、5-羟色胺（5-HT）、神经肽等进行研究，发现正常儿童与孤独症儿童的许多生理生化差异，尽管并未查明生理生化因素是最直接的病因，但可推断，多种生理生化异常均可导致儿童孤独症。所以儿童孤独症不是任何单独的社会学、生物学、心理学等因素引起的，它的发病与许多重要的生物学、医学及社会的、心理的因素有密切的关系，是多种生物、社会学原因引起的广泛性心智发育障碍所致的行为异常综合征。

　　当前，已有研究虽然还说法不一，未有定论，但基本上已形成共识的是，孤独症患者表现出的广泛性发展障碍主要是由脑生物学的因素导致的。至于造成脑生物学改变的原因则可以从医学生物学、神经心理和环境因素等几方面加以分析。研究结果均提示遗传因素是孤独症的主要病因。此外已有研究显示脑器质性因素、神经生化因素、孕产期病变、感染及免疫异常等多方面原因均可能与孤独症有关。

一、遗传学因素

　　虽然孤独症的确切病因目前尚不明确，但遗传因素在其致病机制中起重要作用的观点已被广泛接受，并且认为孤独症为复杂的多基因疾病，可能受到多个基因的共同控制，同时存在上位性基因位点的相互作用。近年来，大量的研究集中在寻找与孤独症有关的染色体异常或基因异常方面，由于遗传模式的复杂性，临床表型异质性，多个基因的微效性，以及缺乏对病理发病机制的确切理解，目前对孤独症易感基因定位研究的主要策略是先通过细胞遗传学、连锁分析等方法粗略定位基因组上的易感区域或位点，然后通过关联分析进一步对候选基因和孤独症的相关性进行分析和验证。

基因是生物的遗传功能单位，人与人之间 99.99% 的基因序列都相同，但这万分之一的差别决定了包括我们的长相、肤色、体质、疾病易感性等方方面面的特征。人类基因组大约包括 5 万～10 万个基因。如果把人类基因组比喻为一本有 10 亿单词的百科全书，这本书可分 23 章（即 1～22 号染色体及性染色体），每章为一对染色体。每一对染色体上又包含数千个被称为基因的"故事"。这些"故事"由一系列单词（即基因）组成，其中每个单词由 4 种不同字母（即碱基）任意排列组合而成。整个人类基因组中共有 30 亿个这样的碱基，其排列组合蕴含了人类生、老、病、死的绝大多数遗传奥秘。

多年来，对孤独症遗传学的研究主要致力于寻找与孤独症发病有关的染色体异常、致病基因或易感位点、易感基因，并取得了一定进展，但确切的发病机制仍是个谜。同多基因疾病一样，孤独症易感基因定位的主要策略是先通过连锁分析、细胞遗传学、全基因组扫描等方法粗略定位基因组上的易感区域或位点，然后通过关联分析进一步对候选基因和疾病的相关性进行验证。而确定候选基因一般基于两种选择，一是根据已知基因与致病基因定位在相同区域，而将该已知基因列为候选基因，即位置候选基因；另一方面是根据已知基因的功能与疾病的病理过程有关，而根据基因的功能将该已知基因列为候选基因，即功能候选基因。根据孟德尔分离率，如果同一染色体上的位点不连锁，那么遗传标记标将独立于致病基因而分离，与致病基因位于同一单倍体或不同单倍体的概率各占一半，否则表明连锁的存在。多数学者在 7 号和 15 号染色体区域有共识。

二、免疫生化因素

最近的不少研究发现了孤独症儿童的免疫反应异于正常儿童的现象，如 T 淋巴细胞分裂原 PHA 与 ConA 反应下降、T 淋巴细胞总数减少及 $CD4^+/CD8^+$ 比率下降、辅助 T 细胞和辅助 B 细胞数量减少，抑制－诱导 T 细胞缺乏及自然杀伤细胞活性减低等。它们的异常提示免疫功能障碍可能与孤独症的发生或发展存在某种相关，但具体作用机制如何，目前还说法不一。

目前许多研究发现，孤独症患儿存在免疫功能异常，如孤独症发病与家族性自身免疫性疾病，如类风湿关节炎、1 型糖尿病、系统性红斑狼疮等具有相关性。也有研究发现病毒与免疫学因素可能是孤独症致病原因之一。病毒可能潜伏在中枢神经系统内，把其 DNA 整合到宿主的 DNA 上，产生出异常蛋白质。作为异体抗原，它们可能刺激机体的免疫系统，进行免疫应答。同时，研究还发现在生化因素方面，孤独症儿童的患病与神经系统中神经递质的代谢失常有关。当前学界认为多巴胺、5-羟色胺等神经递质与孤独症关系密切。

三、围生期因素

早期的研究认为孕产期危险因素与孤独症有密切联系。但近年来的研究表明，虽然孕产期危险因素与孤独症有关，但不具特异性，即不能找到固定的几个或单一孕产期危险因素与孤独症的发生直接相关。与儿童孤独症有关的孕产期高危因素有精神抑郁、吸烟史、病毒感染、高热、服药史、剖宫产、患儿早产、出生体重低、有产伤、呼吸窘迫综合征及先天畸形等（Hultman，2002）。

Steffenburg 等（1989）进行了孤独症的双生子的研究，发现患孤独症的一方有更多的母孕期和新生儿期并发症，于是他提出了"直接原因"假说，认为围生期危险因素有时可使完全正常的胎儿直接发展为孤独症患者。Folstein（1977）等认为围生期危险因素加强了先已存在的遗传易感性，使具有孤独症素质的个体易于发病，称为"辅助原因"假说。Tsai（1987）认为围生期受损所致的大脑易损性，是除遗传因素之外引起孤独症的另一生物学原因，并指出产前和产时引起的大脑易损性，使新生儿出生时就患孤独症；新生儿期大脑感染或受伤引起的大脑易损性，使患儿在正常发育一段时期后才出现症状。

目前人们比较一致的观点是，孕产期危险因素可能不是孤独症发病的"直接原因"，它只是加强了已存在的遗传易感性，增加了孤独症发生的危险性，影响其患病的途径，可能是重要的"辅助原因"。

综上所述，可以看出孤独症的成因极为复杂，有遗传易感性的个体是否发病，取决于各种遗传因素和环境因素的相互作用。因此，很难在孤独症患者个体身上确认出一种共有的医学成因。孤独症可能是因为许多不同的医学原因（如遗传、病毒感染、孕产期危险因素），造成了特定脑结构或脑功能的损伤所致。至于损伤的具体部位、机制如何仍是众多学者正在探求的问题。有理由相信，随着研究的不断深入、细化，孤独症成因复杂图景的完全揭晓也离我们越来越近了。

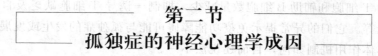

第二节
孤独症的神经心理学成因

除了从生物学的角度对孤独症的成因进行探讨外，也有学者将测量认知或情绪、情感等心理功能的试验研究手段与探索脑区结构和功能的技术相结合进行孤独症成因的研究，这种研究模式称为神经心理模式。以神经心理学的角度探讨孤独症的核心缺陷，有三个主要的假说：心理理论（ToM）缺陷理论、中枢性统和不足理论和执行功能缺陷理论。其中，ToM 缺陷理论对孤独症社会交往障碍的解释已被广泛接受。执行功能缺陷理论主要用来解释刻板和重复性行为，而中枢性统和不足理论则是主要针对患者的兴趣狭窄和特殊才能提出的。

一、神经机制的研究

（一）心理理论概述

所谓心理理论（ToM），与科学意义上的各种心理学理论是完全不同的概念，它是指人们关于自己和他人心理状态的一种系统性知识结构。借助这种知识结构，人们不仅可以监控自己的心理和行为，还能对他人的心理和行为做出判断，因果性解释和预测。一方面，心理学家使用"心理"一词指代人类个体所具有的所有社会心理要素，其中包括信念、愿望、动机、意图、情感等许多方面的心理内容；另一方面，心理学家使用"理论"一词来描述这种有关心理知识的结构和关系，认为这些知识是源自人类个体的具有系统性和逻辑性的朴素的知识建构，也就是说，心理理论是人们在社会化的过程中获得的并经过自己的加工后形成的可用于对自己和他人的心理状态进行推断的系统性知识结构，理解自己和他人的心理状态的能力，即心理理论，每个人是不同的，这在日常生活中很重要。一般来说，儿童在社会生活中通过观察、模仿学习到有关心理状态的知识和经验，在这些社会性知识的帮助下，他们调控自己的行为，对他人的行为进行解释和预测，在内部形成灵活、健康的思维方式，在外部建立稳定良好的行为模式，表现出明显的社会适应性和积极向上的个性特征。因此，心理理论的发展对于儿童个性、社会性行为的健康发展具有重要的意义。

（二）信念理解概述

信念（belief）是指人们按照自己所确信的观点、原则和理论去行动的个性倾向，是人们关于世界的心理状态或态度，是对外部世界的表征，它包括认识、确信、推测、观点和看法，等等。这种表征可能是真实和正确的，为真实信念；也可能是非真实和错误的，为错误信念。信念理解，是指个体能够认识到他人拥有的信念，并根据这种认识来预测和解释他人的行为。普遍认为，错误信念比真实信念更能检验儿童对信念的理解，因为儿童可能因为其以自我为中心的认知方式在正确信念任务上作出正确的判断，而不是真正地认识到了他人的信念。

根据个体对外部世界表征的正确与否、真实与否，信念可以分为真实信念和错误信念。1983 年 Perner 和 Wimmer 首创"错误信念"的研究范式，此后，研究者把错误信念任务用来作为检验儿童是否具有心理理论或者信念理解能力的石蕊试纸。

但也有研究者开始认为儿童对于真实信念的理解在儿童心理发展过程中有很重要的作用。Riggs 和 Simpson 认为如同错误信念任务一样，真实信念任务对 3 岁儿童也具有挑战性。因此研究者开始将真实信念理解和错误信念理解整合在一起作为信念理解能力加以研究。一般认为，真实信念任务比错误信念任务要容易。研究中也出现了各种真实信念任务或真实信念问题来探讨个体的真实信念理解。如Pilowsky 等人采用真实信念任务、价值信念任务、欺骗任务和错误信念任务，对比了高功能孤独症儿童和精神分裂症儿童、正常儿童的心理理论，结果表明三组被测试者在真实信念任务上无差异，孤独症儿童在其他三个任务上的得分明显低于其他两组，且孤独症儿童在真实信念任务上的通过率明显高于错误信念任务。

（三）心理理论缺失说

1985 年，Baron-Cohen 等首次运用著名的意外地点任务（Sally-Ann）对孤独症、唐氏综合征和正常儿童的心理理论进行测试，并用心理理论的缺损来解释孤独症的症状及成因。随后心理理论缺损作为孤独症成因阐释的三大成熟认知理论之一（还包括执行功能障碍假说、中央统合不足假说），受到国内外研究者的关注，并取得了较多研究成果。心理理论缺损为孤独症的典型特征提供了统一的解释，如孤独症儿童的交流障碍是由于他们不能认识到他人的心理状态与自己不同，从而缺乏交流动机。心理理论被认为是了解孤独症语言、交往和社会功能损伤的一个心理学途径。大量研究表明，孤独症儿童与其他类型的儿童相比，总体上存在心理理论缺损。但是这种缺损并非为孤独症儿童所特有，非典型孤独症儿童、社交障碍儿童等在完成心理理论任务上也会存在一定的困难。

心理理论缺失说能够很好地解释孤独症的社会交往障碍和交流障碍。从心理理论缺失说的观点出发，孤独症个体无法认知自身和他人的心理状态，并由此对相应的行为做出因果性的预测和解释。而人类的社会交往恰恰是建立在个体对自己交往对象的意图和心理状态的理解之上的。由此，孤独症个体无法根据潜在的心理状态来解释、预测复杂的社会行为，从而很少与他人交往，缺乏同伴，无法在社交中理解友谊，并相应地建立信任与关怀，出现社会交往障碍。同样，由于心理理论的缺失，孤独症个体不能认识到他人的心理状态与自己不同，缺乏交流动机。即便交流，也基本上是以重复为语言内容，以自我为中心的单方面的交流，出现交流障碍。

二、认知心理学的研究

从认知心理学的角度来看，一些学者认为孤独症是一种以信息加工不完善为特征的认知障碍，特别是无法依据上下文信息构建含义，即由于患者的注意力经常被正常人所忽视的客体表面或个别特征所吸引，对整体情境缺乏注意，结果使信息加工发生在局部而非整体水平上。由此也可以解释一些高功能孤独症患者在记忆、数学或音乐等某一领域可能具有特殊才能的现象。

研究发现，孤独症个体除了表现出一些社会性和非社会性的障碍以外，还会表现出一些优势特征，比如能力孤岛、优异的机械记忆和关注物体的局部特征等。针对这一现象，Frith & Happe（1994）指出孤独症患者对于信息加工的整合性是混乱的，是不同于常人的。他们认为，孤独症患者的非社会性特点都符合局部和整体信息加工趋势，在认知加工方面表现出集中于微小细节而忽略一般景象的趋势，这种困难反映了主管信息资源整合的中央系统的失能，即中央统合不足。中央统合指"在正常的认知系统中，存在一种对尽可能广泛的刺激形成统合，对尽可能广泛的背景进行概括的固有倾向"。统合加工是内隐的、自动化的，使信息的快速解释成为可能。中央统合可以通过建立格式塔、语境等多种途径完成，被描述为顶一底加工、整体加工、平行加工以及在语境中整合信息。有关孤独症中央统合功能的研究结果不一致，相继出现了几个理论假设，其中最有影响力的是中央统合不足理论。Happe进一步认为，中央统合不足是孤独症个体以局部而非整体加工为特征的一般性的认知风格或认知倾向。研究者采用各种研究范式在知觉水平、视空间——结构水平、词汇——语义水平上证实了孤独症个体的中央统合不足。Happe证实孤独症儿童与正常儿童相比，较少受到背景影响，较少屈从于视错觉。Jarrold（1997）证实孤独症儿童不能从点的规则分布上受益，而正常儿童和学习失能儿童则从规则分布上比分散分布上受益更多。Shah & Frith（1993）发现，孤独症患者在标准的韦氏积木测验中的成绩较好。Shah，Frith（1983）与 Jolliffe，Baron-Cohen（1997）发现，智力水平高和智力水平低的孤独症儿童在镶嵌图形测验（EFT）上的成绩都很优秀。因为他们不受格式塔的影响，对他们而言部分和整体可能同样突出。Shah，Frith（1983）和 Happe（1997）用同形异义词证实，与正常儿童和阅读障碍儿童相比，孤独症儿童不能根据句子情景来消除同形异义词的模糊性。

尽管中枢性统合理论为孤独症儿童的局部加工特征提供了一种解释，但仍存在争议。还不清楚中枢性统合不足的具体机制如何，与孤独症患者不同的症状表现之间存在怎样的关联，对中枢性统合机制神经解剖学基础的探索也还未成定论。一些研究发现，小脑发育异常可能与注意缺陷和整合加工不足有关（Harris，1999；Courchesne，1994；Fatemi，2002），孤独症和后天性小脑损伤患者都不能在视觉和听觉刺激之间迅速而主动地转移注意，因此提出小脑病变可能是导致孤独症患者注意障碍的原因；他们中一部分人小脑浦肯野细胞部分性受损且有体积萎缩现象。小脑被认为是仅次于额叶的信息加工系统，能够通过其深部核团发出投射纤维对运动、语言、认知、记忆等功能进行迅速的加工整合。浦肯野细胞是小脑中唯一对其深部核团有抑制作用的神经细胞。大量的浦肯野细胞丧失，将会使额叶的运动、语言、认知和记忆等功能的执行速度和准确性得不到有效的调节。因此，小脑病变有可能是孤独症中枢性统合不足的神经病理基础，这还需要进一步探讨。

三、神经心理的研究

（一）执行功能缺失说

执行功能是指那些对个体的意识和行为进行监督和控制的各种操作过程，例如自我调节、认知灵活性、反应抑制、计划，等等，它主要包括工作记忆、抑制性控制，以及认知转换三个要素，其中抑制性控制是其核心成分。执行功能障碍论者认为，孤独症的核心病因是执行功能的缺损。卡片分类任务（WCST），最早被认为是"神经心理学中典型的执行功能任务"，这个任务被广泛地用于研究 6 岁以上正常儿童执行功能的发展和孤独症、ADHD 等患者的执行功能缺陷，研究发现孤独症儿童在 WCST 上的表现很差。Russell 等发现孤独症儿童与中等困难儿童在工作记忆容量上的表现不如正常儿童。Bennetto，Pennington 和 Rogers 也指出孤独症个体存在工作记忆缺陷。

尽管执行功能缺陷理论是解释孤独症的某些行为缺陷的良好尝试，但执行功能缺陷与孤独症的关系尚无确切的定论。执行功能缺陷到底是引发孤独症的原因之一，还是孤独症导致的结果，或是其他因素引起两者，还都需要深入探讨。

（二）神经生理

也有学者对执行功能的神经生理基础进行了研究，来自灵长类动物、额叶损伤病人及儿童额叶发育的研究都提示前额叶与执行功能有着密切的联系（Diamond，1990；Stuss，1992）。有人对 2～4 岁的孤独症患儿作第一次检查时发现，其大脑额叶的局部脑血流明显降低。3 年后对同一批患儿再次检查时，发现他们额叶的脑血流转为正常（Zilbovicius，2000）。因为 2～4 岁是大脑额叶代谢活动发育成熟的关键时期，故而这种短时期的血流灌注降低提示孤独症患儿大脑额叶成熟延迟。

从结构性关联的角度，新生儿早期脑体积过度增长、脑神经局部关联过度和长距关联不足等被认为是导致孤独症患者行为异常的主要神经基础。孤独症患者存在的情感识别、表达，注意及意识有效性等方面的障碍应归咎于相关功能性脑区缺乏协同合作。大脑神经元的异常生长和密度的变化可能是导致其脑基本功能障碍的重要原因，脑区之间的协调性降低或者脑神经关联不足也可能导致孤独症。

孤独症患者还存在潜在的脑区域结构异常，如胼胝体、海马、杏仁核、眶额皮层、基底神经节和镜像神经元系统可能分别是语言能力滞后、理解他人能力滞后、情绪理解和表达能力滞后、社会性发展滞后、刻板行为、语言模仿和心理理论发展滞后的神经机制。其中，存在于杏仁核－梭状网络之间的缺陷是指向与社会认知有关的基础生理机制。但也有不同的看法存在：眶额皮层－杏仁核的回路障碍也可能是导致孤独症患者的社会情绪认知障碍的神经基础之一。孤独者颞上沟的结构和功能异常与他们表现出的典型症状高度一致，提示该脑区在社会互动、情绪反应和交流中发挥着重要的作用。负责脸孔加工的梭状回与双侧后扣带回、左楔状体、左杏仁核之间关联性下降是导致脸孔识别障碍的主要原因。孤独症在对面孔区分时，梭形的面部区（FFA）部位激活水平较低；在情绪性面孔知觉时，杏仁核激活水平也较低。这两个部位的病理缺陷，也会影响到孤独症儿童社会技能的发展。

上述三种研究都试图从认知模式、结构或心理表征的角度，结合脑科学的研究发现来解释孤独症的障碍，已取得的研究成果有助于加深我们对孤独症心理、行为障碍的理解。但是，从前文的叙述可以看出，无论是孤独症成因的医学生物学解释，还是神经心理学解释都倾向于将孤独症描述为患者个体内部的问题，似乎孤独症只是一个静态的症状或缺陷，忽视了这种广泛性发育障碍与外部环境之间相互作用的动态发展过程。针对这种情况，有学者提出了生态学模式的孤独症观。即从生态学的角度看，孤独症并不是存在于个体内部的一种静态症状，而是一个发展着的过程，发生在个体与环境之间的相互作用过程。这种理论观点可以较好地解释为什么某些高功能孤独症个体虽然能够顺利通过某些情绪识别任务和心理理论任务，但在真实生活中仍然行为举止怪异。同时强调了孤独症儿童异常的情绪行为、社会行为和交流行为，对抚养者的行为也会产生消极影响，导致孤独症儿童生存的社会环境与非孤独症儿童不同（如孤独症儿童的母亲更少向孩子微笑，Loveland，1994）。这种孤独症患者与外界的互动是一个持续不断的过程，大脑皮质结构也受到学习经验的质和量的影响。因此，根据生态学模式的孤独症观，我们可以这样理解：孤独症首先是一种先天的神经系统发育损伤，如果孤独症儿童在其与环境的相互作用过程中不能克服这种神经发育损伤所造成的障碍，那么就会导致孤独症儿童的二次身心发展障碍，出现认知问题、行为问题、情绪问题，等等。可见，生态学模式的孤独症观为及早对孤独症儿童提供卓有成效的早期干预和特殊教育训练提供了理论依据。

第三节
孤独症的干预

人们研究出许多干预措施使孤独症儿童得到最佳的发展，并帮助他们及其家庭应对出现的问题。不同地域对孤独症儿童和他们的家庭进行的干预大不相同。首先，文化和经济因素会影响提供服务的性质。比如在美国和日本，社会生活结构的不同会影响他们干预措施的性质和重点。美国干预措施的特征表现为一对一的强化治疗，治疗过程中专家只会见某一个孤独症儿童和他的父母。行为治疗人员经常在教室或家中为儿童治疗。父亲或母亲也经常带着患者到训练中心学习如何执行特定的计划。与此相反，日本的训练计划是在社区中心进行的，有很多孤独症儿童和他们的家人一起参加。

从前文对儿童孤独症成因的介绍可以看出，该病的病因学和生化异常改变极其复杂，至今尚未完全阐明，因此还没有特异性的生物医学干预措施，特别是对其核心的语言和交流障碍缺乏有效的医学治疗手段。目前多主张采用综合性治疗，以特殊教育训练为主，生物医学干预为辅。医学干预措施主要是对症治疗，合理运用可以改善孤独症儿童的攻击、兴奋、多动、刻板和自伤行为等相关症状。但因孤独症是由多重因素造成的，不同病例的病因不尽相同，所以治疗效果也因人而异。

一、生物医学干预

（一）药物治疗

　　总体来看，近年来适用于孤独症治疗的药物主要由以下三类：

① 影响孤独症的神经生化物质的药物。

② 常与孤独症关联的行为紊乱的治疗药物。

③ 其他药物。

常用药物参见表 2-1。

表 2-1　儿童孤独症治疗药物

种类	药名	效　　果	副作用
作用于多巴胺系统	氟哌啶醇（haloperidol）	对刻板行为、退缩、攻击、多动和兴奋有效	镇静、易激惹、急性肌张力异常、运动障碍
作用于5-HT系统	利培酮（维思通 risperidone）	对发脾气、攻击和自伤行为有效且耐受性好。年幼患者使用较安全	体重增加、疲劳、嗜睡、头昏和流口水
	奥氮平（olanzapine）	改善激惹、多动和过多言语	体重增加、食欲增加、乏力
	氯米帕明（氯丙咪嗪，clomipramine）	减轻患者的重复刻板思维和行为，增加目光接触和语言的反应	心动过速、Q-T间期延长，偶见癫痫、运动性障碍
	丁螺环酮（buspirone）	对孤独症的情绪障碍和睡眠混乱有效	副作用轻微
	氟西汀（fluoxetine）	减少重复刻板动作,改善固定日常行为模式	可能导致多动、兴奋和攻击行为
阿片受体拮抗剂	氟伏沙明（fluvoxamine）	减少重复行为、适应不良行为以及攻击行为,增加语言交流	失眠、多动、激惹、攻击、焦虑等
	纳曲酮（naltrexone）	减少多动行为,增加眼对视及社交行为	副反应少,持续短暂
中枢兴奋药	哌甲酯（Methylphenidate；利他林,ritalin）	对孤独症注意缺陷多动障碍效果较好	可加重刻板、自伤、退缩行为和过度激惹
α₂-肾上腺素能受体拮抗剂	可乐定（clonidine）盐酸胍法辛（guanfacine）	改善多动、兴奋、刻板行为、不恰当的言语和对立行为,对多动、失眠和抽动症状有效	镇静、口干、心率增快、血压下降等
抗惊厥药	酰胺咪嗪（carbamazepine）丙戊酸钠（valproate sodium）	减少惊厥发生率以及可能改善攻击行为	

第一类药物包括了传统的抗精神病药、新型抗精神病药及阿片受体拮抗药。传统抗精神病药的药理作用是阻断多巴胺受体而降低多巴胺的作用，对于精神病病人的妄想、幻觉、亢奋症状有显著疗效。该类药用于孤独症的治疗有一定疗效，能降低病人的过动、情绪不稳、退缩、怪异行为、抽搐和攻击行为，但长期用于儿童副作用严重。近年来新开发的新型抗精神病药通常兼具阻断多巴胺受体及 5-羟色胺受体的作用，和传统抗精神病药相比，此类药的副作用明显减少，因而已逐渐取代了传统抗精神病药的地位，但目前这些药物的价格普遍昂贵。阿片受体拮抗药则可以阻断吗啡受体。研究发现孤独症患者外周血有阿片异常的系列化改变，提出孤独症与脑内内源阿片过度活动有关，在此基础上将阿片受体拮抗药用于临床治疗孤独症，能减少患者的过动和自伤行为。

第二类药物主要作用于常与孤独症有关联的行为紊乱的治疗，包括中枢兴奋药、α_2-肾上腺素能受体拮抗药和抗惊厥药等。中枢兴奋药通常主要用于注意缺陷多动障碍患者（ADHD）。对于孤独症患者使用此药，现有研究结论不一，有些病例出现注意力的明显提高，活动量及冲动、破坏性行为改善，但也有病例出现刻板行为增加。此类药物最大的副作用是造成食欲降低、头痛、腹痛、体重减轻、失眠等症状；α_2-肾上腺素能受体拮抗药的功能在于降低肾上腺素的传导，对部分病例的多动、兴奋、刻板行为、不恰当的言语和对立行为有改善。但也存在血压下降、心率增快和嗜睡等副作用。

第三类药物主要包括维生素类及仅有少数病例报告使用且疗效不确定的其他药物。维生素 B_6、维生素 B_{12} 和镁剂，其基本原理是因维生素 B_6 与神经传递形成有关。有些病例报道社会化和行为障碍方面会有进步，也有人认为有 45％ 的孤独症儿童可提高总体健康、认知和注意力。大剂量的维生素 B_6 与镁剂合用可使约半数孤独症患儿获益，坚持服用后患儿目光接触情况转佳，兴奋行为减少，对四周环境的兴趣增加，哭闹减少而语言增多，变得较为正常。通常维生素 B_6 的用量要达到平常使用量的几十倍，甚至上百倍（一般只要 2～4 单位维生素 B_6），才可能改善部分孤独症儿童的症状。停药时可能出现戒断症状，有时会误以为是药物疗效的证据。叶酸、维生素 B_{12} 等也被报道曾用于孤独症患者，有些病例报道社会化和行为障碍方面会有进步，但都没有确定的理论依据，也没有对照研究证实其有效性，加上大剂量使用维生素也可能带来严重副作用，故应遵医嘱谨慎使用。另外，近年曾有一种药引起过孤独症患者家属和治疗人员的极大兴趣，即肠促胰液素，也称分泌素。它是人体胃肠道系统分泌的一种激素，在脑部也有受体。1996 年首次有报告称孤独症幼儿进行内窥镜检查接受该诊断试剂后，语言和社会互动都有明显进步。经媒体及网络传播，这迅速引起家长们的强烈兴趣，燃起根治孤独症的希望，还曾被美国孤独症研究所所长瑞姆兰博士称为"可能是孤独症历史上最重要的发现"，但希望随即幻灭。1999 年的两篇研究报告经大样本对照、双盲方法研究表明，肠促胰液素对孤独症无明显疗效，该疗法现已基本被淘汰。除了上述药物，褪黑素

（松果体分泌的一种激素）、免疫球蛋白等也散见有用于临床的报告，但对其确切疗效、副作用、疗程等都还需更多的临床研究验证。总之，在选用药物治疗时，应经医生明确诊断后，根据患儿具体情况，在专科医生指导下选用药物，按医嘱及规律按时服药，维持治疗。切勿"病急乱投医"，盲目偏信、乱用药物，同时要了解服药过程注意事项，加强观察，注意药物的副作用和加强药物的安全保管，以防意外。

上述药物对孤独症的患儿确实具有重要的治疗作用，可使某些症状减轻，有利于行为及心理治疗的进行，但目前还达不到根治的效果。药物本身还不能提高孩子的学习认识能力，也不能建立正常的行为，但有效的药物可使儿童对环境和管理更为适应。通过药物、特殊训练和行为矫治等综合措施，患儿的症状能够得到较理想的改善。

患孤独症的儿童，一般病程都比较长，所以用药治疗的时间也相对长一些。家长应注意治疗时药物的副作用，如锥体外系反应、肝功能、心血管以及血象的异常，因此，对患儿定期复查是必要的。

（二）饮食干预

家长经常反映孤独症孩子存在饮食问题。虽然家长通常并不像关注睡眠问题和排泄问题那样关注饮食问题，但它仍是个重要问题。最常见的问题是孩子只吃有限的几种食物，有些孤独症孩子可能只吃三到四种食物。家长最担心的是这会影响孩子的健康，同时也担心这会引起孩子大小便困难。此外，父母试图让孩子尝试新的食物，往往会引起孩子的行为问题。孩子不愿吃更多不同的食物，在家给家人带来很大的不便，而计划外出郊游则更加麻烦，到朋友家或到餐馆吃饭同样令人不快。

出现饮食问题的原因很多。虽然孩子偏爱某些食物十分正常，但在只吃自己喜欢的食物方面，孤独症儿童更加固执。如果不能马上如愿，正常儿童可能只是稍微吵闹一下，但孤独症儿童会大发脾气，并出现攻击行为。父母可能认为饮食问题不太重要，犯不着大动干戈，这也可以理解。他们担心如果孩子以绝食相报复，就会导致营养不良。可惜的是，在日常生活中，孩子往往因挑食或威胁而受到强化，随着时间的推移，其对新食物的抗拒会越来越强。

许多家长有时因饮食问题同孩子发生争执。有时这会奏效，但孩子往往会变得越来越不听话。他也许会走极端、呕吐或完全绝食，家长常常发现自己不得不让步，试图设限但又不能坚持到底，往往会使饮食问题更加糟糕。因此，对孤独症患儿的饮食干预显得有其必要性。

与药物治疗相比，因饮食干预便于操作，故受到不少孤独症患儿家长的追捧。流行较广的饮食干预措施包括：①限制含酪蛋白（主要来源于牛奶或奶制品）和谷蛋白（主要来源于谷类食品的麸质）食物的摄入。②避免过量食用"酸性食物"。现代家庭中的高脂肪、高蛋白和高糖类营养品日渐增多。这类食物中所含的磷、硫、氯等在人体内表现为酸性，故被称为"酸性食物"。若长期大量摄入，血液会随之酸化，呈现酸性体质，使机体内环境平衡发生紊乱，从而影响幼儿的性格和心理发育。轻者表现为手足发凉，易感冒，受惊哭闹，皮肤易过敏和出湿疹；重者则因机体缺乏钾、钙、镁、锌等元素，影响大脑的发育及功能，导致记忆力、思维能力减退，甚至思维紊乱，并诱发幼儿孤独症。对于孤独症儿童的偏食，这无疑是一种恶性循环。故应增加含钾、钙、镁、锌等碱性矿物质食物的摄入。③尽可能减少饮食中汞的摄入。（通常由于食物链的作用及水污染，鱼肉中含汞较高。）④其他。包括减少饮食中铁的过量摄入以及增加富含维生素摄入，多吃绿色蔬菜和水果等。

就目前研究来看，一些饮食和饮食习惯可能与儿童孤独症的发生或发展有着某种联系，但孤独症成因纷繁复杂，其确切的关系和机制、饮食因素与不同病例之间的具体作用如何等还都处在探索和推测阶段，需要进一步的科学验证。加上在实际生活中，很多孤独症患儿都有偏食、挑食的习惯，因此盲目进行饮食干预，可能加重孤独症患儿已有的营养不良。故家长们在采取饮食干预时，应掌握一个原则：在孤独症患儿之间很难找到"两片一模一样的树叶"，应采取审慎冷静的态度，根据孩子的具体情况仔细观察。若发现孩子吃某种食物后，变得问题行为较多，不吃则有好转，此现象反复出现，可尝试以后减少该类食物摄入。如果想了解某种食物会不会对自己的孩子有不良反应，也可以试着一次减一种食物，若行为没有改变，就不必长期减少该食物种类的摄入。

对孤独症患儿的偏食、挑食习惯可采用行为疗法（主要为阳性强化法）进行干预。

① 找出患儿最喜欢的食品及不吃的食物；

② 进餐前不给任何零食，让患儿看见他喜欢的食物（多量）及不吃的食物（一点点）；

③ 患儿食用他不喜欢的食物后，立即将他喜欢的食物递给他；

④ 循序渐进，坚持每天让患儿尝试他不吃的食品，及时给予奖励（给他喜欢的食物），直至患儿完全接受。另外还要采取以下护理方法。

护理方法如下。

① 帮助孩子集中精力。吃饭前，父母尽量不要安排孩子进行看电视、听广播、看书、玩玩具等活动，应将电视等关掉，玩具、书籍收起来放好。在餐桌上不要指责孩子，以免造成他们的沮丧情绪，转移孩子的注意力。

② 故事游戏餐桌化。餐桌是父母和孩子的交流平台，父母应该充分地利用吃饭时间和孩子互动，自编自演一些小故事和玩一些游戏。例如，给不喜欢吃胡萝卜的孤独症孩子讲小白兔如何种胡萝卜，如何喜欢吃胡萝卜，最后长得很可爱的故事；和孩子一起玩打仗的游戏，将食物分别称为敌方的元帅、将军、参谋长等，和孩子比赛，看谁消灭得又多又快，让孤独症孩子对游戏产生兴趣。

③ 适当饥饿疗法。所谓饥饿疗法是指用饥饿的方法来检查、治疗疾病，现代医学中早已广泛使用。饥饿疗法在治疗富贵病、儿童偏食厌食方面效果显著，被称为目前最有效的改善孤独症儿童不良饮食行为的方法。饥饿会使饭菜变得格外香甜已经成为很多父母的共识。此外采用饥饿疗法还可以增强人体免疫力，清除体内自

由基，促进细胞更新。父母应该学会尊重孩子的胃肠，等到他们真正饿了再提供食物。吃饭的时候要规定时间，超过时间就拿走食物，并告知孩子直到下次开饭才有东西吃，并且做到言而有信，不可因孩子又哭又闹就心软，否则会破坏父母在孩子心中的威信，让孤独症孩子认为只要哭闹就可以解决问题，达到目的。适当的饥饿可以让孩子体会到吃饱的幸福，使孩子认识到不好好吃饭就会挨饿。总之，进行饮食干预时也要考虑均衡营养等问题，它们对身体健康同样重要。

（三）其他治疗

也有人尝试螯合疗法（排除金属汞）治疗血、尿中汞浓度过高的患儿。螯合疗法一般要进行 2 年，因其有肝损害和过敏反应等副作用，开展并不普遍。针灸治疗也有许多人尝试过（袁青等，2005），但目前缺乏有系统、有对照组、大样本的研究报告，还很难评估该疗法的具体疗效。

从以上介绍可以看出，生物医学干预对部分孤独症病例的症状及并发症可能有所改善。但大部分情况下，这种干预只是具有辅助及临时性质，有时可能对孤独症患者提高学习效率，增加互动，改善情绪等有其必要性，但对孤独症的核心障碍无根本性的改变。因此，医生、家长、特教人员及社区工作者等应通力合作、及早干预，在使用生物医学干预措施的同时，配合长期、适当的教育训练，才能取得较长久的效果。

二、心理干预

心理干预是指利用心理学原理和方法对孤独症儿童的心理、行为和社会功能进行发展性康复促进的方法和手段。包括认知干预、情绪干预和行为干预，心理干预贯穿孤独症康复训练的整个过程。

心理干预的目的主要是提高患儿的各方面技能，促进其环境适应能力的改善。强调使患儿获得相当的自理技能、社会技能及工作技能，从而提高其整体适应能力，过上相对正常的生活。心理干预策略的重点并不是直接消除有关缺陷，而是着眼于通过发展患儿的有关潜能，使有缺陷方面的功能得以提高。在实际工作中，干预目的的确立与患儿的具体症状严重程度、家人的期望和家庭条件及治疗者的条件等有关，急于求成或随便放弃都是不利于患儿的。

（一）心理理论在心理干预中的应用

近年来，基于儿童心理理论的教育治疗方案的快速发展，对提高和改善孤独症患儿的社交和沟通能力也具有良好的效果。尽管这类干预方法还处于尝试阶段，但无疑给孤独症的干预和矫治带来了希望。

社交技能训练有助于孤独症患儿融入正常的社会生活，减少或降低人际交往和相互理解的障碍。由于不同的研究流派和研究视角的理论基础不一，心理干预的方法和手段也呈现出多样化的局面，主要包括传统的个别化教学、行为矫正治疗、感觉统合训练、游戏治疗通过情景法、角色替代法、待人接物游戏、视听觉游戏和运动游戏等，其中感觉统合训练疗法属于提出时间较早、应用较为广泛的一种。近年来新出现的一些研究和实践倾向于更加重视儿童的内在感受和个人意义的表达，注重真实情境中的功能性、社会性交往，如人际关系发展干预疗法、自主交往训练法等。心理理论的研究成果也为改善孤独症患儿的社会交往能力提供了更多可能。研究表明，采用基于心理理论的教育训练对改善孤独症患儿的理解能力、谈话技能以及交往技能方面均有一定效果。但也有少数研究持相反观点，这可能是因为儿童孤独症的症状复杂、严重程度不一，仅仅依赖于某套教育训练方案不可能治疗所有的患儿。因此，在制定基于心理理论的训练方案时，必须立足于每个患儿的具体情况，并根据患儿对治疗的反应，及时调整教育训练方案。

儿童孤独症属于复杂的大脑机能性障碍，开展心理干预和治疗的主要目的之一就是提高孤独症患儿的人际交往能力和社会生活技能。健康儿童的心理理论能力是与生俱来的，但孤独症患儿却缺乏心理理论。如果可以正确地教导，重新培养和训练他们理解自己和他人想法的能力，将会有助于改善他们的社交和沟通能力，学会融入社会的方法。因此，基于心理理论发展特点开发教育训练方法不仅具有良好的理论基础，更是帮助孤独症患儿提高认知理解能力、改善行为特征和融入社会生活的有效干预方法之一。

（二）孤独症儿童心理干预原则

1. 阶段性重点干预原则

孤独症儿童的每一个发展阶段都有不同的特点，心理干预要把握儿童发展的关键阶段采取相应的干预措施。

2. 身心结合干预原则

生理与心理的发展不平衡是孤独症儿童的生长特点之一，在心理干预的同时要发展儿童的身体素质，在干预训练过程中既要注意提高身体素质、发展运动能力，又要注重提高心理素质，使身心两方面协调一致。

3. 实用性原则

根据儿童的年龄、心理特点，通过实物、图片、情景等进行心理训练，掌握实用性生活和学习技能，形象生动，切忌抽象说教。

4. 个别化原则

孤独症儿童具有很大差异性，任何心理干预手段和方法都要根据个体的不同特质进行科学设计，考虑到不同的生活环境和条件，寓干预于生活之中。要按照儿童的实际能力，注意个体差异，设计个别教案，循序渐进地进行教育训练。

5. 多通道协同原则

感知觉异常是造成孤独症儿童认知缺陷的重要原因，认知过度或不足导致其情绪和行为异常。在心理干预中要尽量应用各种感觉器官多通道地给予孤独症儿童刺激，协助其掌握分辨不同信息的接受和处理能力，以提高其感知水平。

（三）孤独症儿童心理干预阶段性重点内容

1. 学龄前期

重点是围绕基本生活技能，建立情感依赖感和语言表达欲望。着重于吃饭、穿衣、脱鞋与大小便处理等生活自理能力以及语言表达能力的培养。该时期为黄金干预时机，可塑性较强，可以应用学习原理、行为矫正技术、工作分析方法和实质性增强理论来学习新的正常行为，消退过分行为。

2. 学龄期

重点是重塑适应和学习能力，建立情感控制和生活常规，进行独立学习、生活自理能力的培养，后期则应逐步发掘其特殊能力，如在绘画、音乐等方面的特长。该阶段家庭要积极参与，力求学习生活化。在家庭的参与下，找出适当的教学训练目标，并将教学的内容融入生活当中，达到学习目标。

3. 青春期

重点是巩固习得技能，增强社会适应能力，防止青春期发育带来的身心失衡和情绪波动。根据不同儿童的发展能力进行必要的职前培训。

（四）孤独症儿童心理干预策略

1. 了解孤独症儿童的心理特点

孤独症儿童的心理特点与正常儿童有较大的差异，感知觉异常导致孤独症儿童出现认知偏差、焦虑不安、情绪波动大、行为刻板、兴趣狭隘。感觉是指客观刺激作用于感觉器官，经过人脑的处理加工而产生的对事物个别属性的反映。知觉，则是在感觉的基础上对事物的综合的、整体性把握。显然，孤独症儿童在感觉和知觉能力方面都存在障碍，导致对外界的认知偏差或缺失，表现为反应过度或反应迟钝，其使深处焦虑之中，并引起一系列的情绪和行为问题，见图2-1。可以说感觉异常是孤独症儿童心理干预的最大障碍之一，也是干预的最重要内容之一。

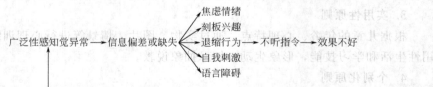

（问题解决策略：适当、有效的感觉输入，训练感觉统合能力）

图 2-1　孤独症儿童心理特点发展图

2. 把握孤独症儿童的心理需求

需求是动机和行为产生的基础，只有把握孤独症儿童的心理需求，才能真正理解和体会孤独症儿童的内心世界，才能找到与孤独症儿童交流的渠道，找到有效矫治措施。在干预实践中，一旦儿童的某种需求得到满足，训练效果将事半功倍。通过一些高功能孤独症儿童和一些训练效果较好、并逐渐建立了部分社会功能的孤独症儿童的心理分析表明，孤独症儿童不但有心理需求，而且很强烈。

（1）安全感的满足　对所在环境和世界的认知偏差与异常，使孤独症儿童"不怕危险"。其实这是不知道危险，根本没有危险的意识，但孤独症儿童内心世界最需要安全的满足；

（2）情感的宣泄　焦虑不安时刻伴随着孤独症儿童。情绪表达的障碍，导致其情绪常处于失控状态。由于不能与外界正常交流，负性情感无法宣泄，谁能理解孤独的内心；

（3）成功的体验　由于认知的偏差和发展能力的缺乏，成功体验成为孤独症儿童的奢望。如果干预训练行为能带给孤独症儿童快乐和成功的体验，将成为孤独症儿童成长发展的重要动力，也是形成社会功能的心理基础；

（4）认识自己和世界的需要　孤独症儿童与其说不愿了解世界，还不如说无力了解自我内心世界和外部环境。这就是训练功能说的理论基础，也是心理干预的重要内容。

3. 情绪的自我调节与相互调节

情绪的自我调节能力缺陷是影响孤独症儿童社会交往的一个核心问题，明显地表现在简单动作的机械性重复，情感的冷漠和表达方式的怪异。有研究者把情绪调节定义为改变、控制、平衡、缓和自身情绪唤起的内在和外在的机制，它能够使个体适应性地发挥自身功能。有人区分了情绪情感的自我调节和相互调节：自我调节策略是自发性的和自我指导的；相互调节策略则发生在社会互动的语境中，涉及儿童对来自他人影响的回应。在儿童早期，相互调节过程主要体现在看护者善于理解和回应儿童的行为，也就是说能够敏锐地"解读"作为儿童情绪状态和唤起水平的信号，能够在儿童需要的时候提供合适的支持，从而引发良性的应答性互动调节（respondent mutual regulation）。随着社会意识（social awareness）和交流能力的形成，儿童开始主动运用初步的相互调节策略，通过口头或动作的手段表达自己的需要。在相互调节的基础上，更为复杂的情绪自我调节才有可能。自我情绪调节可以让儿童保持与环境的需求相一致的最佳唤起状态，以便做出适应性的行为反应。情绪唤起的过渡和转变是从深度睡眠到高度觉醒的一系列生物行为学状态。影响情绪唤起状态的因素包括环境特征、社会背景和语境以及机体变量（如疾病、疲劳、疼痛）。生理和心理状态之间互相依赖，情绪和意识互相影响。

（五）干预方法的效果评估与有效特征

据统计，目前已有 33 种比较常见的孤独症谱系障碍（ASD）干预理论与方法（黄伟合，2008），其中应用行为分析疗法（ABA）获得最多的实验支持，其早期高密度的训练效果相当明显（Geschwind，2009）。Simpson（2005）根据美国 21

世纪有关教育法案中以事实为基础的要求，使用了 6 种指标对这 33 种干预的理论与方法进行了系统的评估：

　① 干预所取得的效果；

　② 干预人员的训练；

　③ 干预的方法；

　④ 干预治疗所产生的副作用；

　⑤ 干预所需的费用；

　⑥ 评估干预效果的方法。

　将这 33 种干预理论与方法分成以下四大类。第一类是以科学为基础的实践，包括应用行为分析疗法（ABA）、离散单元教学等；第二类是较有希望的实践，如游戏取向策略、孤独症及有关交流障碍儿童训练项目（TEACCH）结构式教育、图片交换沟通系统、社会故事法、认知行为疗法和感觉统合疗法等；第三类是有待验证的实践，如地板时间教法、听觉统合训练和各种食物疗法；第四类是不应推荐的实践，其中包括紧抱疗法和辅助交流方法等（黄伟合，2008；Simpson，2005）。虽然这种评估不是最后定论，但得到了越来越多的专业人员和 ASD 孩子家长的关注。

　大部分方法对临床变量缺乏严格的控制，且远期预后并不理想（Eikeseth，2009）。不过，日渐增多的研究表明，早期密集型行为和认知干预是有效的，尤其是对于促进语言发展和社交功能方面效果明显（Landa，2008；Rogers & Vismara，2008；Geschwind，2009）。综观这些有效的方法，其共同特征是：

　① 着眼于 ASD 儿童的模仿、语言、玩具游戏、社会交往、运动和适应行为的综合课程；

　② 对发展序列的敏感性；

　③ 支持的、实证有效的教学策略（如 ABA）；

　④ 减少干扰行为的行为策略；

　⑤ 父母参与；

　⑥ 逐步过渡到更自然的环境；

　⑦ 训练有素的工作人员；

　⑧ 督导和审查机制；

　⑨ 密集的治疗活动（25 小时/周持续至少 2 年）；

　⑩ 开始于 2～4 岁（Dawson，2008）。

三、教育训练方法

　对孤独症有效的干预方案中，最常用的是 ABA、TEACCH、游戏疗法。此外，感觉统合训练（SIT）、音乐疗法、认知行为疗法（CBT）等也颇受青睐。这里着重介绍 ABA、TEACCH、SIT 和 CBT 疗法。

（一）应用行为分析法

应用行为分析是指人们在尝试理解、解释、描述和预测行为的基础上，运用行为改变的原理和方法对行为进行干预，使其具有一定社会意义的过程。该疗法是由美国加利福尼亚大学洛杉矶分校的 Ivan Lovaas 博士于 20 世纪 70 年代创立。作为目前广泛应用的孤独症儿童训练课程的疗法，是行为主义时代典型的行为训练疗法。它涉及对环境的系统性评估以期发现引起患儿不良行为的因素，正性强化刺激随后出现改良行为，即正性行为塑造原理。它是以分解目标、强化和辅助为原则，以回合式操作教学法作为具体操作方法（包括指令、个体反应、结果与停顿），以由医生指导下的特教教师（个别包括患儿的家长）所组成的干预小组与孤独症儿童进行一对一的训练作为干预的主要形式。应用行为分析法是目前国内学者广泛认同的有效治疗孤独症的方法之一。

应用行为分析法最基本的原理就是行为科学的刺激—反应—强化，其目标是改善 ASD 的核心缺陷（沟通和社交延迟）。ABA 将行为分解为小单元进行处理，每周 30～40 小时一对一的训练，内容包括注意、基本识别、语言交流、日常生活、社会化、游戏、精细动作、大运动控制及前学业（pre-academics）方面（Zachor，Ben-Itzchak，Rabinovich，& Lahat，2007），训练 ASD 儿童社交技能，如目光接触、提简单要求、交换拥抱、对话等（Weiss & Harris，2001；White，Koenig，& Scahill，2007）。与传统的行为疗法相比，应用行为分析的运用非常强调个体化，即针对不同的患者采用不同的刺激和强化策略；更注重个体内在需要，强调行为功能，巧妙运用各种行为矫正技术，从个体的需要出发，采用"ABC"（Ante-cedents-Behavior-Consequences，前提—行为—结果）的模式消除问题行为或塑造社会适应性行为。应用行为分析运用于 ASD 儿童康复训练的突出特点表现为：

① 将动作分解为小的单元；

② 恰当地使用强化程序（针对不同的个体、不同的时期、不同的动作）；

③ 尽早实施干预（一般认为 3 岁之前为宜）；

④ 长时间实施干预（刘惠军，李亚莉，2007）。

干预实验研究表明，ABA 与折中发展（ED）的办法对改善 ASD 患者的社交互动均有显著效果，但 ABA 更明显，且该组语言与交流前后检测有显著差异，行为干预方法比 ED 对 ASD 的核心症状干预效果更突出（Zachor et al.，2007）。也有研究者认为，ABA 能高效地改变 ASD 患者的行为，但这种改变仅仅是暂时性的，无法获得长期的保持效果（Bellini，Peters，Benner，& Hopf，2007；White et al.，2007），这可能是由于 ABA 没有触及 ASD 患者认知方面的缘故（Kincade & McBride，2009）。

（二）结构化教学法

因强调结构化，TEACCH方案又被称为"结构化教学"模式，也称系统教学法。就是根据儿童的学习特点，有组织、有系统地安排学习环境、学习材料及学习程序，让儿童按照设计好的结构进行学习的一种教学方法。其核心是增进孤独症儿童对环境、教育和训练内容的理解和服从。1972年，Schopler和Lord北卡罗莱纳医学院创立结构化教学模式，此后迅速推广到全州。结构化教育的核心概念就是结构化和个性化。结构化主要是为了避免孤独症儿童因对感觉输入的高敏感性，而产生的对环境或所接触事物变化的不适应，通过视觉信息的支持（即图示）把物理环境、作息时间、工作学习组织等方面结构化，使环境和事件具有可预测性。TE-ACCH方案是一个为孤独症患者提供终身支持的社区性干预模式，强调根据每个孤独症儿童的特定技能和兴趣制定个性化的发展目标，但其总体目的在于发展儿童的交际能力，帮助其独立生活与工作。另外，此方案实施的环境是变化的，根据每个儿童的需要和能力而定，如独立的教室、家庭和社区等。Ozonoff和Cathcart做了一个TEACCH家庭方案的有效性对照研究。在这个研究中，父母接受培训，以便在家里对其学前儿童进行干预。实验分两组，每组11人，根据年龄（2～6岁）、诊断和孤独症严重程度进行匹配。两组儿童均参加应用行为分析课程的干预，但实验组还要接受为期4个月的TEACCH家庭干预。两组都接受了前后测验，结果显示实验组儿童在模仿、精细粗大动作、非言语技能和PEP-R（Psycho educational Profile-Revised，孤独症儿童心理教育评量）测验上有全面的提高，其进步程度为对照组的3～4倍。另外一个比较TEACCH方案与正常教育的研究表明，经过TEACCH训练的孤独症儿童中有47%可回归社会。

（三）感觉统合训练

1969年，临床心理学博士Ayres将脑神经学与发展心理学相结合，提出了著名的感觉统合理论。从神经发育模式上看，感觉统合理论认为高层次的学习技术，如认知、语言、机能性行为等有赖于对多种感觉输入的加工能力的发展。大脑低级皮质中枢负责感觉的输入、整合及联系，而较高级的皮质中枢负责知觉、概括、推理、语言和学习，后者的发展有赖于前者。感觉统合是将人体器官各部分感觉信息经过大脑进行多次组织分析，综合处理，从而作出正确决策，使整个肌体和谐有效地运作，这样才能提高完成人类高级而复杂的认知活动的能力，如注意力、组织能力、自我控制能力、概括和理解能力。一旦个体系统出现问题，就会出现感觉统合失调与失衡。感觉统合的理论依据是：中枢神经系统具有终身的可塑性；发育的连续性；大脑既有分工又整体地发挥功能；适应性反应；内驱力。感觉统合包括触觉、前庭觉、视觉、听觉、嗅觉、本体觉、味觉等各种感觉的统合，其中触觉、本体觉、前庭觉三大感觉系统是生存所需要的最基本且最重要的三大主干感觉系统。

感觉统合的循环过程为：感觉输入—感觉调节、分析、整合—计划和安排行为—动作输出—反馈。

各项研究训练结果显示，感觉统合训练在孤独症儿童康复中起着重要的作用，它可以有效地改善孤独症儿童的前庭、触觉、本位、平衡等功能，还可以提高他们集中注意力、遵守规则和听从指令等能力。感觉统合训练应根据孤独症儿童的感觉统合失调与失衡制定训练总目标。

1. 训练内容

（1）身体运动训练　在感觉统合训练中，训练师首先引导儿童做出包括跑、站立、跳等大动作，例如跑步、跳绳、蹦蹦床等，进行大肌肉训练。再发展他们的精细动作，主要训练孤独症儿童的手部动作。例如，手指操可以渐渐培养儿童手指的灵活性，引导他们用手接物，培养他们用手指抓握的精确度及注意力。在生活课中，可以利用串珠子的方法来锻炼手指的精细动作。

（2）结构与空间知觉训练　训练的重点是培养儿童对基本认知概念的认识，帮助他们了解空间方向、空间位置及自身各个部分的位置及相对位置，辨认东西南北、上下、左右等空间方向。例如进行小组游戏，老师引导他们根据老师的指令说出自己的身体的各个部分的位置和名称。

（3）前庭平衡训练　此项训练大部分依赖于感觉统合器材。滑梯训练利用儿童下滑的冲力对前庭系统产生强烈的刺激，促进头、颈肌的同时收缩以及身体保护性伸展反应行为的成熟，培养儿童集中注意力。袋鼠跳训练中，儿童跳跃可以强化前庭刺激，抑制过敏的信息。研究表明，大部分感觉统合器材的使用都可以对孤独症儿童的前庭起到刺激作用。

（4）视听觉训练　这一项训练主要是训练儿童的注意力。他们注意力不集中，已经对学习造成了严重影响。进行感觉统合器材的训练中，儿童做出规范的动作时已经培养了他们的注意力，同时可以培养他们遵守规则和听从指令的能力，例如滑梯训练。还可以做一些游戏，例如抛球游戏，要求儿童认真听清楚老师的指令："把球传给下一个小朋友""继续向前跑"等。

（5）触觉训练　主要针对儿童的本位感知觉的训练。训练师帮助儿童正确认知身体各个部分的感觉，培养他们对外界刺激给予正确反应的能力。训练方式可以采用讲授知觉的基本概念，或者更直观地给予儿童身体部位不同的刺激以引导他们正确的认知，这样可以减少他们对外界刺激或陌生环境的退缩等过激反应。

2. 训练方法

感觉统合训练的效果在一定程度上取决于科学、合理的训练方法，这样不仅可以达到一定的效果，而且还可以提高效率甚至有可能达到我们所期望的水平。为每个孤独症儿童制定的相应的训练方法和策略，是由他们的前测水平决定的。在训练过程中应根据儿童康复的差异性及训练成果，适时地调整训练方法和策略，以免令儿童对感觉统合训练产生厌烦和抵触情绪。其次，在选择训练方法时还要考虑儿童自身民族文化的差异性及家庭的文化教养方式的不同，可以为他们选择更适合他们的训练方法。例如，在训练中，个别化训练可以照顾每个儿童的水平，而实行小组模式，可以利用同伴的互助作用来帮助儿童进行训练，同时可以达到培养他们社会交往能力的目的。而选择倾向多采用哪种模式，就要考虑儿童的前测水平及他们各个家庭的教养方式。最后，要避免训练方式的单一化，不能过分依赖感觉统合器材，训练师应充分利用多种小游戏，以期望达到培养多种能力的训练效果。

3. 训练原则

感觉统合训练应当遵循以下四条基本原则：第一，适当的挑战。训练者应设计具有挑战性的游戏活动，但难度应适当，能保证儿童成功完成，这样促使孩子体验成功的感觉；第二，适应性反应。孤独症的孩子会根据适当的挑战来调整自己的一些行为，从而产生各种各样的情绪，与环境相互适应，从而适应这种刺激；第三，积极参与。训练者要创建一个感觉丰富的游戏环境，吸引孩子们参加，使其慢慢形成进入一些新游戏的能力，让孩子们在游戏中显示各种技能；第四，对儿童的指导。治疗师通过观察儿童的行为，了解他们的行为线索，从而理解儿童的行动和想法，在此基础上，创设一些有吸引力的、感觉丰富的娱乐活动。

传统意义上的统合训练是在专门的训练场地进行，由受过专门训练的专业人士进行训练，一般是一对一地进行，也可以根据孤独症的自闭程度来进行一对多的训练，但是训练过程必须有家长或监护人的陪同。主要辅助设备器材有：滑板、平衡木、蹦床、各类大小的球、滑梯、触觉板、角、阳光隧道、球池等。具体训练方法如：俯卧，或坐在滑板上进行各类活动，如静态飞机式、滑板投球、青蛙蹬等，以俯卧、坐、站等各种姿势在悬吊类器材上摇晃，并可结合手眼协调训练的各种活动；赤足在触觉板上行走、触摸及感受触觉球，在蹦床上双脚跳，跳起时双脚并拢、小腿后屈、足跟踢至臀部；站在跳袋里，双手提起袋边，双脚同时向前跳；各种球类运动。

（四）认知行为疗法

20世纪80年代，Baron-Cohen，Leslie，Frith首次应用心理理论的缺损来解释孤独症的症状，为解决孤独症的三个核心障碍——沟通障碍、社会交往障碍与想象力障碍提供了认知领域的解释。"心理理论"的概念最早由Premack和Woodruff于1978年在一系列有关黑猩猩的实验中提出，Happe和Winner进一步指出，所谓"心理理论"是指个体凭借一定的知识系统对自己和他人心理状态的认知，并据此对他人的行为做出因果性的预测和解释的能力。

1. 图片排序—头脑中的图片—思想泡

目前，心理理论研究者们一般认可将对错误信念的理解能力作为认定孤独症个体是否拥有心理理论能力的标志，并编制了两个标准错误信念任务——意外地点任务（Sally-Anne 任务）和意外内容任务（通过铅笔与糖果盒进行测试）。因此目前关于心理理论的干预方法一般是从帮助孤独症患者通过完成标准错误信念任务方面来进行努力。考虑到孤独症患者存在言语缺陷而标准错误信念任务对被测试者的言语水平要求较高的情况，研究者们对标准错误信念任务的呈现方式做出了一定的改进。早期对标准错误信念呈现方式所做的改进是图片排序（picture-sequences）任务。图片排序任务的实验程序相当简单，即将所有的错误信念故事用图片描述出来。当故事呈现完毕，主试把图片顺序打乱，要求被试按照故事内容和情节对这些图片重新排序并作口头描述。最后，通过图片顺序和对心理状态词汇的正确使用两个方面来判断被试是否理解故事人物的错误信念。

Baron-Cohen 等设计的图片排序任务包括三个图片故事：机械性故事，人与物之间形成物理互动；行为故事，人与人之间形成行为互动；心理故事，人与人之间形成心理互动。研究发现，孤独症组完成机械性故事和行为故事任务的成绩与唐氏综合征和正常儿童的成绩相似，但是在心理故事任务上的成绩却远不如控制组。因为他们不能识别故事人物的心理状态，特别是不能描述"吃惊"这样一种心理状态，不能对行为进行心理推测。图片排序任务只是对传统标准错误信念任务的简单改进，并没有帮助被试理解人物心理状态的提示线索，对孤独症个体通过错误信念任务的帮助是有限的。此后，又有研究提出了"头脑中的图片"策略（picture-in-the-head strategy），即在人或人偶的头脑中插入图片，并告诉儿童"当人们看到某物时，他们头脑中就会出现相应的图片"。因而信念，包括错误信念，都被外化为具体的图片。Swettenhan，Baron-Cohen，Gomez 和 Walsh 的研究指出，头脑中的图片策略确实能够帮助孤独症儿童学会通过 Sally-Anne 任务以及其他心理理论任务。但是这个研究同样存在很大的局限，即在 Sally-Anne 任务中，孤独症儿童大多能完成行为问题（8 人中的 7 人能通过），而在心理归因问题上并无多大进步（8 人中没有 1 人通过）。当前的研究扩展了头脑中图片策略的含义，进而采用一种类似的图片化方法——思想泡。思想泡是在儿童故事书或卡通集里常见的一种图画，主要通过在故事人物的头顶上画一个云彩状的泡泡，泡泡里面插入此刻故事人物正在想的某件物品的图片，以此来表示人物所思所想的内容。Parsons 等采用思想泡的策略考察了孤独症儿童、3~4 岁和 5~6 岁的正常儿童及学习障碍儿童对思想泡中内容的理解。结果显示，孤独症儿童能够理解思想泡表征的是人物的心理状态，而且思想泡方式提高了孤独症儿童在标准错误信念任务中的成绩。这三种干预策略是一脉相承的图片化策略，都是建立在孤独症患者对视觉刺激的优势加工基础上的。通过这种任务呈现方式上的改变，孤独症儿童在标准错误信念任务上的得分普遍获得了提高。

2. 社会故事法

社会故事法（Social Stories）也是一种基于"心理理论"、强调适当使用图片化策略来提高孤独症儿童社会认知能力的干预方案，它是心理理论干预尝试的开端。该方案在 20 世纪 90 年代由美国的 Gray 等发展而来，目标是促进孤独症儿童理解社会情境，并对社会情境做出正确的反应。社会故事方案首先要确定儿童的困难情境（如上课），之后要根据对儿童困难情境的分析撰写社会故事，再通过图画来呈现故事内容。一个最基本的社会故事应包括陈述句（如：铃声响了，孩子们要上课了）——有助于儿童理解并从中获得线索；观点句（当孩子们仔细听讲时，老师很开心）——解释情境如何影响他人；指导句（在课堂中我可以尝试用更小的声音说话）——告诉儿童如何作出反应；肯定句——告诉儿童做得是否正确。Richards 指出，在实施过程中，必须仔细评估儿童对社会故事的言语理解和形式理解能力，并保证社会故事与其相适应。

社会故事法可以用来向患者说明人与环境互动的情况及适当的行为，向患者解释特定的目标行为，训练患者开展新的活动，以及表现社会期待的行为。Smith 进一步总结指出，社会故事可应用于患者危险行为的处置、减少患者发脾气的行为、改变患者有违常规的不适当行为、帮助患者掌握生活技能、帮助患者改善同伴互动、帮助患者适应情境转变，等等。可见，社会故事法不仅仅用于减少自闭症患者的不适当社会行为，而且越来越多地着眼于提高患者的社会适应能力，改善患者的社会生活质量。

（五）其他干预

1. 人际关系发展干预（RDI）

随着孤独症神经心理学机制研究的不断深入，孤独症儿童缺乏对他人心理推测能力逐渐被认为是孤独症的核心缺陷之一。为了提高患儿对他人心理理解能力，美国临床心理学葛斯汀（Gutstein）博士提出了"人际关系发展干预"疗法。这种干预方式的基础是孤独症儿童在人际关系发展中存在心灵理论缺陷。"所谓心灵理论（Theory of Mind，TOM）是指人体察自己和他人心理状态的一种能力，即是对自己或他人的意图、需要、动机、信念、情感和愿望等心理状态进行判断的认知体系。它是个体适应社会的最基本能力之一。"一般认为，正常儿童在四岁就具备这种能力，而孤独症儿童缺乏这种解读他人心理的能力。因此他们表现出缺乏目光对视、不能与他人形成共同注意、难以分辨他人的面部表情从而不能形成社会参照能力、不能和他人分享感觉和经验，所以不能与亲人或朋友之间形成感情连接或友谊。这套治疗方法着眼于孤独症儿童人际交往和适应能力的发展，运用系统的方法，"激发"患儿产生运用社会性技能的"动机"，从而使患儿发展和最终建立社会化关系的能力。同时，RDI 也强调父母的"引导式参与"，是一种在家庭开展的训练方法。通过父母与孩子之间的各项互动，促进患儿的交流能力，特别是情感交流能力。游戏过程中要求父母或训练者使用夸张的语调、音量、语速、肢体语言等"间接提示"来吸引孩子的注意力。它倡导建立丰富多彩的

"RDI"式家庭生活模式，重视治疗和训练中的生态学效度，体现了当前心理和教育领域中人本主义和现实主义取向，在国外已有实践证明这是一种卓有成效的训练方法。

2. 地板时间疗法（DIR）

地板时间的全称是基于发展、个别差异和人际关系的干预模式（Developmental Individual differences Relationship-based model，简称 DIR），创始人是美国精神病学家斯坦利·格林斯潘（Dr. Stantey Green Span）。近二十年来，"地板时间"疗法在美国迅速传播，成为孤独症干预的主要技术之一。

顾名思义，地板时间疗法就是坐在地板上跟儿童进行互动交流，建立起融洽和谐的关系，让儿童通过游戏来学习建立起目光交流、共同注意、逻辑思维能力、语言交流以及情感之间的交流。

斯坦利·格林斯潘认为把儿童的发展割裂成几个不同的部分如认知、语言等，不利于儿童的整体发展，应该把儿童发展的各个部分综合起来考虑，因此提出了"功能情感发展能力"，把各个领域的发展都概括在其中。"功能情感发展能力"包括六个水平，地板时间训练的目的就是提升这六个水平。这六个水平包括：

① 对世界产生兴趣，也就是面对周围环境、声音等刺激，能有效地表达自己的兴趣和感受，具备情绪体验和自我调节的能力；

② 与父母或养育者等重要的人能建立起友好和信任的关系，具有体验这种"亲密感"的能力；

③ 与他人进行双向交流、互相影响的能力；

④ 进行复杂的交流，丰富的表情（动作或语言）表达的能力；

⑤ 通过想象和游戏产生有关情感的概念，能将特定的情感与特定的情景联系起来，能够理解他人的意图；

⑥ 能够抽象地思考情感，并有逻辑性的表达情感。

同 RDI 一样，地板时间疗法也是以人际交往和社会交往作为训练主体，在游戏中提升儿童的社会交往能力，但是与 RDI 不同的是，在训练的过程中，必须以儿童为主体，要根据儿童的活动和兴趣决定训练的内容，并遵循以下原则：

① 以儿童的兴趣和活动为目标，把所有的注意力放到儿童身上，并追随他们的目标去做；

② 无论他们出现什么行为和活动，都要把这些行为和活动看成有意义的；训练者要追随他们的目标，帮他们完成他们想要做的事；

③ 不管他们做了什么活动，模仿了什么样的行为，干预者都要投入到他们的活动中去；

④ 能够察觉自己的情绪感受；

⑤ 要能随时调控自己的声音和动作；

⑥ 要跟随儿童的兴趣和指向，保持活动的连续性；

⑦ 灵活调节活动，以适应儿童多层次发展的需要；

⑧ 严格避免活动中出现攻击和伤害的行为。

地板时间训练场所不是固定在某间教室，而是在日常生活中各个时段，这种训练对老师和训练者的要求更高。

🔖 扩展阅读 2-1

感觉统合训练对改善儿童情绪与行为障碍的作用

感觉统合治疗的目的在于针对儿童存在的大脑对外界信息处理不良的问题进行矫治，增加感觉信息的输入，尤其是前庭刺激的输入，打开通往神经系统部分的通路，从而达到改善脑功能的目的。

赵亚茹等研究发现儿童行为问题与感觉统合失调关系密切，经过感觉统合训练后，儿童的行为问题得到了明面的改善。此外，有研究表明，行为问题儿童都伴有前庭功能协调障碍。《北京市城区 1994 名学龄儿童感觉统合失调的调查报告》结果表明，感觉统合轻度失调率与重度失调率为 35.9% 和 10.3%；情绪与行为问题儿童中伴有轻度与重度感觉统合失调（76.1% vs 34.2%）的均明显高于非行为问题儿童（29.2% vs 6.7%）。

随着国内独生子女的增多，孤独症发生率有逐年上升的趋势。通过感觉统合训练临床观察发现，儿童的神经心理及神经审理的调整功能，运动协调能力、多动、注意力不集中及情绪稳定方面在经过训练后有非常显著的改善。采用感觉统合训练方法是根据儿童所存在的感觉和动作发育不良给予相应的刺激，运用游戏式的运动控制感觉的输入，特别是从前庭系统、肌肉关节及皮肤等刺激的感觉输入，并同时做出适应性反应。训练中大量的前庭刺激的输入，使前庭功能得以改善，一定程度上起到了对因治疗的作用。随着儿童感觉统合的改善，其消极行为、多动、注意力不集中、情绪不稳、社会退缩改善等行为与情绪问题相应减少。感觉统合训练注重儿童动作的整体性和协调性，有助于孩子培养活泼开朗、热情奔放的性格，有助于人际关系的建立。《感觉统合治疗 481 例临床疗效分析》结果表明，感觉统合训练对儿童情绪稳定的总改善率达 87%。

总之，感觉统合训练对儿童的认知功能、注意力、学习能力、人际交往能力等行为与情绪障碍均有明显的改善。为减少儿童行为问题的发生，必须关注儿童感觉统合能力的发展。要了解一个儿童的行为，特别是正在发育中儿童的行为，既要注意心理因素，又要注意社会因素及家庭因素。感觉统合理论发现导致儿童行为和情绪问题的基本原因，也对这些问题的缓解提供了行之有效的途径，使对儿童的教育与培养更符合实际。

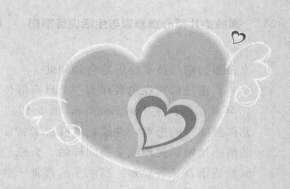

第三章
孤独症的诊断

第一节
孤独症诊断的发展与原则

纵观几十年来流行病学调查结果，所报道的孤独症发病率越来越高，并且增长速度越来越快。据世界各国的调查，孤独症发生率与种族、民族、社会发达程度没有关系。但由于诊断能力不同，各国对于孤独症发病的统计数据有较大的差异。在我国，对于孤独症成人和孤独症儿童没有做过专门调查，只能根据若干依据推算其发生的大概规模。国际社会普遍认同和应用最广的，是全球孤独症平均发生率占人口总量的4‰，以这个数据推算，中国孤独症患者数量是全世界最多的，为523万人。这意味着有523万个家庭要面对孤独症这种疾病所带来的痛苦和压力。虽然按照患病比例来说，孤独症的发病率要远远低于脑瘫、智力障碍等被人们熟知的其他疾病，但孤独症患者成年后给社会和家庭带来的精神、经济压力要比后者大很多。为此，对孤独症患者的早期发现、及时诊断、训练康复及科学养护方面的积极探索将具有深远的社会意义。

一、孤独症诊断的发展历程

童年孤独症作为具有异质性的特殊个体似乎古已有之，从传说中对那个"仙女换下的"非常漂亮但又陌生而与人类疏远的孩子的描述以及对"Juniper兄长"朝圣路上故事的描绘，到18世纪伊泰尔（Itard）医生关于"阿维龙野孩"（wild boy of Averon）的记载都使我们看到了某些类似于孤独症特征的影子。但是，这些描述通常是零散的，人们只是把它们当作特殊的异常个案而感到饶有兴趣，却很少有人会想到别的孩子也可能会是如此。

　　真正把孤独症患者作为一个具有群体异质性的临床实体来描述的，是 20 世纪40 年代美国医生 Leo Kanner，他于 1943 年报告了 11 例由其首次命名为 "早期婴儿孤独症" 的患者，并描述这群患者特征（即 Kanner 标准）为：严重缺乏与他人的情感接触；强烈地坚持同样的、自选的、通常是怪异的、重复性的仪式或常规；缄默或语言显著异常；高水平的视觉—空间技巧或机械记忆能力与在其他方面学习困难形成对比；聪明、机敏且具有吸引力的外貌表现。其实 autism（自闭症、孤独症）一词并非为 Kanner 首创，1911 年精神病学家 E. Bleuler 将其作为精神分裂症四个基本症状（即所谓 4A 症状）之一加以描述，意指精神分裂症患者退缩于自己的幻境之中；E. Minkowski（1927）更将其阐释为 "Autisme Pauvre"，意思是说，如果你能敲开精神分裂症病人紧闭着的交际之门，你会发现他的内心世界实际上什么都没有。Kanner 借用 autism 一词意在强调他所描绘的这种障碍的社交缺陷，但不幸的是，它混淆了与精神分裂症之间的区别。

　　起初人们对 Kanner 所报告的这种特殊的儿童精神障碍的兴趣并不十分浓厚，但随后至今的数十年里，儿童孤独症作为广泛性发育障碍的典型代表，受到了世界范围的普遍关注和重视，现在已成为许多不同国家儿童精神卫生问题教育和研究的中心课题之一，以下将按年代分别阐述孤独症在诊断方面的历史发展和研究概况。

（一）20 世纪 40～60 年代的孤独症诊断

　　自 Kanner 首次将童年孤独症作为临床实体描述以后的近二十年，是专家、学者们陆续发现和比较这一临床实体特征、臆测病因、提出问题与假说的时代。正是在这一时期，一些研究者按照 Kanner 标准发现了一系列与 Kanner 所描述的类似而又有某些不同的亚群，为示鉴别，冠以各自创用的名称，诸如 "儿童精神分裂症" "不典型儿童" "不典型孤独症" "Asperger 综合征" 等等。可以讲，这些描述在一定程度上弥补了 Kanner 关于童年孤独症描述的偏倚和局限，丰富了学术界对童年孤独症临床表现的认识，并为后来关于 "孤独样障碍" 与 "广泛性发育障碍" 的亚分类奠定了基础。但是，当时人们对这些描述尚缺乏足够的重视，亦未形成相对统一的认识。与此期研究情况粗浅相应的，国际疾病分类（ICD-6、ICD-7）与美国疾病诊断统计手册（DSM-Ⅰ）均一概地将童年孤独症列入 "儿童精神分裂样反应" 这一儿童精神与行为障碍的 "废纸篓" 当中，并且没有作出相关的描述。

　　在病因诊断方面，由于受当时盛行的精神分析理论的影响，包括 Kanner 本人在内的大多数人认为：孤独症是一种情感性的而非躯体性的障碍，父母的抚养方式导致了该疾病的发生。在 Kanner 的描述里，父母都是高层次、事业心很强而又显得冷漠无情的人。这一描述在当时颇具代表性和影响力。其后果是灾难性的：它增加了父母对拥有一个他们无法理解其行为的孩子的不安心情，破坏了他们可能存有的能帮助孩子的任何信心。

（二）20 世纪 60～70 年代的孤独症诊断

对正常儿童以及 Kanner 综合征（童年孤独症）儿童发育和语言的研究，使对孤独症病因诊断方面出现了新的观点，尤其是 Michael Rutter 和他的同事的工作，给孤独症病因诊断带来重大变化。这些研究工作表明：孤独症的行为如果被认为是从出生到童年早期的发育障碍所致更为合情合理。随着对大脑发挥功能的方式及可能出现问题的知识的积累，逐渐搞清楚了孤独症是一种躯体性的、与父母抚育方式无任何关联的发育障碍。相应的，在此期间出现了一些关于孤独症生物学病因的研究，Rimland（1964）首开纪录。但是，旧有的影响依然很大，新的研究发现和成果并未受到应有的重视。国际疾病分类（ICD-8）与美国精神疾病诊断统计手册（DSM-Ⅱ）仍然只是把童年孤独症作为"精神分裂症儿童型"的一种表现形式。这主要可能还是受 19 世纪末期精神病学家 Henry Maudsley 认为"精神病"可能出现于儿童的影响。"精神病"这一名词通常并无精确内涵，但倾向于作为奇特怪异行为的标签，而孤独症患者的行为往往是"不能被人理解的"。

尽管 ICD 与 DSM 诊断分类系统对孤独症的归属与描述不尽如人意，却并没有妨碍渐渐兴起的人们对孤独症的研究兴趣，除了经典的 Kanner 标准之外，此期最为有影响力的孤独症的诊断标准当属 Lotter（1966）的标准了。Lotter 的标准除了强调社会交互作用、语言与交流、重复性活动三个方面作为基本的标准之外，纠正了 Kanner 标准中可能包含偏倚的"特殊技能与吸引人的外貌"两项；将起病年龄拓宽至 7～8 岁，从而基本上包含了孤独症及其各种不典型亚分类。在此基础上，进行了广泛的流行病学调查研究。现在所普遍接受的孤独症发病率为 4～5/万人即是该时期的显著成果。

（三）20 世纪 70～80 年代的孤独症诊断

随着对孤独症的社会性关注和宣传，人们对孤独症的注意与研究开始走向繁荣。在此期间，人们基本上摒弃了孤独症所谓"父母抚养方式不当"的病因假说。无论是孤独症生物学病因探讨还是临床实体的识别与描述；无论是相关症状群的分型还是研究与其他精神障碍的联系，均揭示了对孤独症研究的一个全新时代即将到来。此期，孤独症诊断分类的一个重要研究成果就是明确了孤独症与精神分裂症的区别，将孤独症从精神分裂症的框框里解脱出来。其中，Israel Kolvin 和他的同事在该时期的一系列研究显示了孤独症与罕见的起病于儿童的精神分裂症之间的不同。有证据表明童年孤独症与成年精神病性障碍，尤其是成年精神分裂症没有关系。这些研究成果反映在国际疾病分类（ICD-9）中就是不再把童年孤独症作为"精神分裂症儿童型"来对待。尽管仍然笼罩在"精神病"的阴影之中，但明确说明它不同于精神分裂症、躁郁症等精神病性障碍。

虽然有关孤独症是一种在认知、情感、社会性发展及行为等广泛的心理发育方面的障碍学说尚未被吸收到官方的诊断分类系统中去，但随着各个专门领域里研究的深入，这一点已渐渐达成了共识。各个孤独症研究小组在甄别孤独症时分别采用了各自的诊断标准，这些标准虽然各以不同的形式强调了某些必要特征，但在内容上都高度集中于社会和语言的缺陷。如 Rutter（1978）强调社会关系与语言发展的缺陷、坚持同一、抵制变化是诊断孤独症的关键性特征。

（四）20 世纪 80 年代以来的孤独症诊断

20 世纪 80 年代以来，对孤独症的研究进入全面开花的时代。在此期间，在诊断分类系统的研究方面，最突出、最醒目的成就是，为适应临床交流和研究的目的，国际疾病分类（ICD）与美国精神障碍诊断统计手册（DSM）相继更换版本、增删内容，从而具有广泛的实用性与可比性。孤独症的诊断分类研究也相应达到了空前的统一性。

现以出版年限为依据分别叙述：DSM-Ⅲ（1980）首次将童年孤独症视为一种广泛性发育障碍（PDD），从而继区别于精神分裂症之后，进一步明确了与"精神病"的分离。其次，对每一障碍均提供一套操作性诊断标准，并且这些标准首次建立在现象学描述的基础之上，而不是建立在缺乏实践验证的病因学理论的基础上。DSM-Ⅲ 诊断孤独症标准如下：

① 起病在头 30 个月以内；

② 广泛缺乏对他人的反应（自闭）；

③ 语言发展方面有重大缺陷；

④ 语言具有诸如下述的特殊形式：即刻或延迟的回声语言、隐喻性语言、人称颠倒；

⑤ 对环境各方面的怪异反应，如抵制变化、对生命物或无生物的特殊兴趣与依恋等；

⑥ 没有幻觉、妄想、联想松弛、思维不连贯等精神分裂症的特征。

在 PDD 分类上，DSM-Ⅲ 仅将其划分为三类，即婴儿孤独症、童年起病的广泛发育障碍、不典型广泛发育障碍。前两者的区别主要在于起病年龄：前者要求在头 30 个月以内，而后者所有异常都必须在 30 个月以后、12 岁以前出现。

DSM-Ⅲ-R（1987）：DSM-Ⅲ-R 将精神发育迟滞、PDD 以及特殊发育障碍合并在一个新的分类系统之下——"发育障碍"。DSM-Ⅲ 中将婴儿孤独症与儿童起病的广泛发育障碍主要鉴别点建立在起病年龄的依据上被认为是不合适的，因为相继发现了某些晚发病例，并且判断确切的起病年龄的确很有困难。因此 DSM-Ⅲ-R 将二者合而为一，命名为"孤独样障碍"，诊断标准进一步丰富、扩展，描述更为具体详尽，以覆盖不同年龄阶段的临床表现，并首次将不同的临床症状归聚为三类核心缺陷，即：社会交互作用质的缺陷、言语与非言语的交流及想象性游戏方面质的缺陷、显著局限化、重复性的活动和兴趣。DSM-Ⅲ-R 对 PDD，尤其是孤独样障碍临床症状的聚类与详尽描述是孤独症诊断历史发展中一个重要的里程碑，但 DSM-Ⅲ-R 硬性地将本来分类就相当粗糙的 DSM-Ⅲ 中"婴儿孤独症"与"童年起病的广泛发育障碍"合并，显然增加了"孤独样障碍"诊断的异质性。这种异质性既包括孤独症内部之典型与非典型的不同，又包括孤独症与其他广泛性发育障碍，诸如 Rett 综合征、Asperger 综合征等的不同。

ICD-10（1992）：ICD-10 首次采用了字母—数字的编码形式，极大地扩充了精神障碍分类的可能容量。它与 DSM-Ⅲ-R 不同，将精神发育迟滞单独编码，而将 PDD 以及特殊发育障碍划归在"心理发育障碍"编码之下。与 DSM-Ⅲ-R 相比，明显的优点在于将 DSM-Ⅲ-R 中可能包容过杂的"孤独样障碍"进行了亚分类，即：F84.0 童年孤独症；F84.1 不典型孤独症；F84.2 Rett 综合征；F84.3 其他童年瓦解性障碍；F84.4 多动障碍伴发精神发育迟滞与刻板动作；F84.5 Asperger 综合征。并且对这些亚分类分别给予具有鉴别意义的描述和定义，而不像 DSM-Ⅲ 那样，仅仅以年龄为分水岭划分孤独症与儿童起病的广泛发育障碍。

DSM-Ⅳ（1994）：DSM-Ⅳ 与 DSM-Ⅲ-R 相比，保留了对孤独样障碍的描述，但就具体项目和总的诊断标准上作了如下修订：

① 通过诊断，标准由 16 条减为 12 条，并进一步明确每一条的陈述，使临床实用性得以提高；

② 增加了与 ICD-10 诊断标准的一致性以供研究之目的；

③ 重新强调起病年龄以与临床应用相适应并增加该分类的同质性。

在 PDD 分类上则摒弃了 DSM-Ⅲ-R 包容过杂的做法，吸收并借鉴了 ICD-10 的优点，并且对每一亚分类的描述更为详尽且一一提供了操作性诊断标准，临床实用性进一步提高。但 DSM-Ⅳ 不倾向于在孤独样障碍中进一步分类为典型与不典型，而是将后者放到 299.80 广泛性发育障碍 NOS 中。

我国在 1989 年《中国精神障碍分类与诊断标准（第二版）》（CCMD-2）中首次有了"儿童孤独症"的诊断，当时虽然将其归属于"儿童精神病"的分类名目下，但其后注明为广泛发育障碍。而 CCMD-2-R（1995）则将儿童孤独症明确归属于广泛性发育障碍，在诊断标准的选择和制定方面直接借鉴和吸收了 ICD-10 和 DSM-Ⅳ 的经验。2001 年出版的 CCMD-3 在结构和内容上都较 CCMD-2-R 更接近于 ICD-10，进一步符合了国际疾病分类和学术发展思想。

进入 21 世纪以来，有关孤独症的报道日趋增多，相继引进和介绍了结构化教育、分析行为疗法、关系型发展干预等训练方法，国内各地相继出现了许多民间孤独症康复治疗机构。近年来，高校和研究机构对高功能 PDD 的关注与报道增多，其他相关机构的介入亦多了起来。一系列相关研究揭示，孤独症是遗传因素，如多种易感基因和环境复杂因素共同作用而导致的，其遗传特性很难用孟德尔遗传模式来解释，这似乎与近年来有关 PDD 发病率在递增的观点存在关联。

综上所述，在儿童孤独症诊断的历史发展中，主要经历了如下重大变化：
① 由社会心理病因论为主导转向躯体的生物学病因论为主导。
② 疾病分类诊断由精神分裂症、精神病向发育障碍（广泛性发育障碍）转变。
③ 由单一综合征（Kanner 综合征）向孤独症候群认识的转变。

二、孤独症的诊断原则

儿童孤独症主要依据详细而客观的病史，全面的精神检查，必要的心理评估，躯体、神经系统检查及必要的辅助检查和诊断标准作出诊断。

① 采集详细而客观的病史，详细了解患儿的生长发育过程，包括运动、言语、认知能力等的发育。然后针对发育落后的领域和让家长感到异常的行为进行询问，注意异常行为出现的年龄、持续时间、频率及对日常生活的影响程度，同时也要收集孕产史、家族史、既往疾病史及就诊史等资料。

② 全面的精神检查，主要采用观察法，对有言语能力的患儿应结合交谈，观察患儿对陌生环境、陌生人和父母离开时的反应；患儿的言语理解及表达能力是否与年龄相当，有无刻板重复言语、模仿性言语，是否能围绕一个话题进行交谈以及是否能听从指令；目光对视如何，能否利用手势动作、摇头、点头及面部表情进行交流；是否对周围的物品和玩具感兴趣，玩具的使用方式及游戏能力如何；有无刻板动作、强迫性仪式性行为及自伤行为；患儿智力发育水平是否与年龄相当，是否有特殊能力等。

③ 为了更好地了解儿童发展的水平，可选择适合于儿童的相关量表对其发育水平进行评定，可用于发育评估的量表有丹佛发育筛查测验（DDST）、盖泽尔发展诊断量表（GDDS）、波特奇早期发育核查表和心理教育量表（PEP）。常用的智力测验量表有韦氏儿童智力量表（WISC）、韦氏学前儿童智力量表（WPPSI）、斯坦福－比内智力量表、Peabody 图片词汇测验、瑞文渐进模型测验（RPM）等。同时可选择适当的量表对儿童孤独症的症状进行评定，如上述各级筛查量表，从而协助诊断。

④ 对儿童进行躯体、神经系统检查，以除外视、听觉等障碍对儿童交往和交流的影响，必要时可对儿童进行头颅 CT、MRI（磁共振成像）、脑电图及染色体核型分析、脆性 X 染色体、遗传代谢病筛查等检查，用于寻找可能的病因及确定共存的躯体或神经系统疾病。

如前所述，孤独症的诊断是建立在对个体特有行为模式的观察和了解基础上的，为了增加可操作性，近三四十年来，学者们根据通用的孤独症诊断标准，发展出了一批信度、效度较高的诊断量表。可以通过直接、间接观察患儿行为及对相关人员的结构化访谈等对患儿的情况做出定量分析。量表评定是目前孤独症诊断最主要的工具。

第二节
孤独症的诊断标准

孤独症是以行为特征来诊断的一组症候群，ICD-10、DSM-Ⅳ和CCMD-3在孤独症的诊断标准中均包括三个主要方面的行为异常：社会交往、沟通和局限的重复行为。

国际疾病分类第10次修订本（ICD-10）给出的孤独症的诊断标准为描述性诊断标准，诊断要点如下：病前常没有绝对正常的发育期，即使有，在3岁以前也已出现明显异常。相互性社交总是有损害，其表现形式为对社交情绪线索评价不当，对他人的情绪也就缺乏反应，不能根据社交场合调整自身的行为，不能利用社交信号，对社会、情绪和交流行为的整合能力弱，尤其缺乏社交—情绪的相互性应答。交流的性质损害同样普遍存在，表现为不能应用任何已掌握的语言技能；不能在扮演和模仿游戏中正确地充当角色；在交谈中跟不上思路，缺少应对；言语表达缺乏灵活性，思维相对缺乏创造性和幻想性；对他人的语言或非语言性启示缺乏情绪反应；不能运用语调和语气的变化来适应交谈的气氛；在口语交谈中同样缺乏手势以强化或加重语气。

本病还以行为、兴趣和活动的局限、重复与刻板为特征。倾向于采用僵化刻板、墨守成规的方式应付各种各样的日常活动；在新添活动、旧有习惯和游戏中都是如此。可依恋某种少见的，通常是不柔软的物体，在童年早期尤其如此。可能坚持履行无意义的特殊常规行为仪式；可能会刻板地专注于日期、路径或时间表；常有刻板动作；常对物品的无功能成分（如气味和质感）产生特殊兴趣；拒绝改变日常生活规律或个人环境的细枝末节（如移动居室内的装饰品或家具）。

除了这些特殊诊断指征外，孤独症患儿还常出现其他一些非特异性问题，如害怕/恐怖、睡眠和进食紊乱、发怒和攻击。自伤（如咬手腕）较常见，伴严重精神发育迟滞时尤为如此。大多数孤独症患儿对闲暇的安排缺乏自发性、主动性和创造性，在工作中也难于运用概念作出决定（即使这些任务是他们力所能及的）。孤独症的特征性缺陷的特殊表现形式随患儿年龄增长而有所变化，但这种缺陷一直延续到成年，类似的问题可表现在更广的范围内，如社会化、沟通和兴趣类型。仅在3岁以前就已出现发育异常的患儿才可确诊该病，但在各种年龄阶段都可以作出诊断。

孤独症患儿的智商可高可低，约3/4的患儿有显著的精神发育迟滞，包括孤独性障碍、婴幼儿孤独症、婴幼儿精神病和Kanner综合征。

《精神疾病诊断手册第四版》（DSM-Ⅳ）为在社会交往方面有：

① 非语言性交流行为的应用有明显障碍。

② 与同龄或相似年龄儿童缺乏应有的同伴关系。

③ 缺乏自身寻找与分享乐趣或成功的机会，不会表露、携带或指出感兴趣的物品或对象。

④ 缺乏社交与感情。

在言语交流方面有：

① 口语发育延迟或缺损，不能以其他交流方式代替或表示自己的意思，如手势、姿势等肢体语言。

② 有一定的语言能力，但不能与他人开始或坚持一段时间的语言交流。

③ 刻板地重复某一语言或奇怪的句法。

④ 缺乏儿童自发的或社交性的游戏活动。

在行为动作方面有：

① 沉溺于一种或数种刻板、重复、有限的兴趣范围，其注意力却异乎寻常地集中。

② 固执地坚持某种较特殊而没有实际价值的行为。

③ 刻板重复的装相行为，如手指扑动或身体扭转等动作。

④ 持久地陶醉于物体的某个部位。

我国采用的《中国精神疾病诊断手册第三版》（CCMD-3）与上述相接近，共17个条目、3大项。患儿必须有人际交往障碍、语言交流障碍及兴趣狭窄和活动方面的症状，并规定最少要符合其中7条方可初步诊断。其中规定的严重标准为社会交往功能受损，病程标准为通常起病在3岁以内，并排除阿斯伯格综合征（AS）、Rett综合征、童年瓦解性精神障碍、特定感受性语言障碍和儿童精神分裂症后，方能初步诊断。对DSM-Ⅳ和CCMD-3中的具体症状诊断标准介绍如下（表3-1、表3-2）。

表 3-1　DSM-Ⅳ 的孤独症症状诊断标准

1. 在以下（1）、（2）、（3）三个项目中符合6条，其中在（1）项中至少符合2条，在（2）和（3）项中至少符合1条。

（1）性质上的社会交往缺损，至少表现为下列中的两条：

①目光对视、面部表情、身体姿势和社交姿势等多种非语言交流行为方面存在显著缺损。

②不能建立适合其年龄发展水平的伙伴关系。

③缺乏自发性地寻求与他人共享快乐、兴趣和成就的表现。（例如：不会向他人显示或指向感兴趣的物品）

④缺乏互动性的与人或感情交流。（例如：不会主动参与游戏活动，喜欢独自玩，视玩具为"工具"）

（2）在交往方面存在质的缺陷，至少表现为以下1条：

①口头语言发育延迟或完全缺乏，且并没有用其他交流形式，例如利用身体姿势和手语来代替的尝试。

②在拥有充分语言能力的患儿中，缺乏主动发起或维持与他人对话的能力。

③语言刻板和重复或有古怪语言。

④缺乏多种多样的，自发性的，适合其年龄水平的装扮性游戏或模仿性游戏。

续表

（3）有限的重复或刻板行为体现、兴趣和活动，至少表现为以下 1 条： ①个人被包围在一种或多种狭隘和刻板的兴趣中。其强度或注意集中点与常人不同。 ②不可改变、固守地执行某些特别而无意义的常规行为或仪式行为。 ③刻板重复的运动技能动作。（例如：手的挥动、手指扑动或复杂的全身动作） ④持久地沉浸在某种物体的部件而不是整体
2. 在以下 3 个方面，至少有 1 个方面的功能发育迟滞或异常，而且起病在 3 岁以前。 （1）社会交往； （2）社交语言的运用； （3）象征性或想象性游戏
3. 患儿的障碍表现无法以瓦特障碍（Rett）或童年瓦解性精神障碍（CCD）加以解释

表 3-2　CCMD-3 的孤独症症状诊断标准

1. 在下列（1）、（2）、（3）项中，至少有 7 条，且（1）项中至少有 2 条，（2）、（3）项中至少各有 1 条。 （1）人际交往存在质的损害，至少有 2 条： ①对集体游戏缺乏兴趣，孤独，不能对集体的欢乐产生共鸣。 ②缺乏与他人进行交往的技巧，不能以适合其智龄的方式与同龄人建立伙伴关系，如仅以拉人、推人、搂抱作为与同伴的交往方式。 ③自娱自乐，与周围环境缺少交往，缺乏相应的观察和应有的情感反应（包括对父母的存在与否亦无相应反应）。 ④不会恰当地运用眼对眼的注视以及用面部表情，手势、姿势与他人交流。 ⑤不会做扮演性游戏和模仿社会的游戏。（例如：不会玩过家家等） ⑥当身体不适或不愉快时，不会寻求同情和安慰；对别人的身体不适或不愉快也不会表示关心和安慰。 （2）言语交流存在质的损害，主要为语言运用功能的损害。 ①口语发育延迟或不会使用语言表达，也不会用手势、模仿等与他人沟通。 ②语言理解能力明显受损，常听不懂指令，不会表达自己的需要和痛苦，很少提问，对别人的话也缺乏反应。 ③学习语言有困难，但常有无意义的模仿言语或反响式言语，应用代词混乱。 ④经常重复使用与环境无关的言词，或不时发出怪声。 ⑤有言语能力的患儿，不能主动与人交谈，维持交谈，或应对简单。 ⑥言语的声调、重音、速度、节奏等方面异常，如说话缺乏抑扬顿挫，言语刻板。 （3）兴趣狭窄和活动刻板，坚持环境和生活方式不变，至少具有下列中的一项。 ①兴趣局限，常专注于某种或多种模式，如旋转的电扇、固定的乐曲、广告词、天气预报等。 ②活动过度，来回踱步、奔跑、转圈等。 ③拒绝改变刻板重复的动作或姿势，否则会出现明显的烦躁和不安。 ④过分依恋某些气味、物品或玩具的一部分，如特殊的气味、一张纸片、光滑的衣料、汽车玩具的轮子等，并从中得到满足。 ⑤强迫性地固执于特殊而无用的常规性或仪式性动作或活动
2. 通常起病于 3 岁以内
3. 排除 Asperger 综合征、Heller 综合征（童年瓦解性精神障碍）、Rett 综合征、特定感受性语言障碍、儿童分裂症

CCMD-3 还指出，若患儿症状不典型（只能部分满足上述孤独症症状标准），或发病年龄不典型（如在 3 岁后才出现症状），则可考虑诊断为不典型孤独症。

第三节
孤独症的常用诊断工具

从诊断性质的角度看，对孤独症儿童的评估可分为定性分析和定量分析，前文介绍的诊断标准可以看作是对孤独症的定性分析，而学者们根据这些标准制定发展出的一些诊断量表可以看作是对孤独症的定量分析；从诊断的方式看，孤独症儿童的诊断评估工具可分为直接评估工具和间接评估工具。直接评估指直接针对儿童，实测者根据对儿童行为的观察或任务表现评分，间接评估指熟悉儿童的家长、教师等根据其对儿童的观察和了解作出评分；从诊断目的看，诊断工具则大致可分为心理教育学评估工具和病理学评估工具两类。心理教育学评估主要包括智商测试、言语语言测试、适应能力测试、综合测试等方面。这类量表有些不是专门针对孤独症儿童制定的，但借助心理教育学评估可以对他们各方面的发展情况有所了解，为教育干预训练计划的制定提供参考。病理学评估工具的目的是检查受试儿童是否具有孤独症症状。本节主要介绍目前常用的几种孤独症病理评估量表及对孤独症儿童各方面发展加以评估，为制定个别化教育方案提供参考的心理教育量表。需强调的是，各类量表的使用均需由受过训练的专业人员进行。

一、婴幼儿孤独症检查量表

婴幼儿孤独症检查量表（CHAT）是英国学者综合先前研究发展出的一种早期评估工具（Baron-Cohen，1996）。CHAT 量表由两部分组成。第一部分为家长自填问卷，问卷由 9 道问题组成，问题均以是/否来回答，涉及社会兴趣、运动发育、假想游戏、要求性指向等多个方面；第二部分为 5 个观察项目，由全科医生或初级保健医生来执行，包括目光注视、眼神跟随、陈述性指向等。此量表适用于 18 个月龄的幼儿。诊断者通过简要观察，结合患儿的反应进行简短的访谈后作出判断。

Baron-Cohen 等运用 CHAT 对 16235 名 18 个月龄的儿童进行筛查并跟踪随访至 7 岁，结果显示 CHAT 筛查孤独症的敏感度为 0.38，特异度为 0.98，此量表也可以发现广泛性发育障碍以及语言或其他发育障碍的儿童。由于 CHAT 的低敏感度，美国康涅狄格大学心理系的学者们（2001）对其进行了改良，形成了 M-CHAT 量表。此量表省去了 CHAT 量表的第二部分观察项目，仅由 23 道问题组成（包含 CHAT 第一部分的 9 道问题），适用于 18～24 个月龄的儿童。通过对 1293 名儿童进行筛查，得出 M-CHAT 的敏感度为 0.87，特异度为 0.99，阳性预测值为 0.80，阴性预测值为 0.99，是一个很好的孤独症早期发现的筛查工具。但调查内容仅由父母提供，这可能是 M-CHAT 的一个不足之处，如表 3-3 所示。

表 3-3　婴幼儿孤独症检查量表（CHAT）

A 部分：询问父母

1. 您的孩子喜欢坐在您的膝盖上被摇晃、跳动吗？　　　　　　　　　　　　　　　　是　否
2. 您的孩子对别的孩子感兴趣吗？　　　　　　　　　　　　　　　　　　　　　　　是　否
3. 您的孩子喜欢爬高，比如上楼梯吗？　　　　　　　　　　　　　　　　　　　　　是　否
4. 您的孩子喜欢玩"躲猫猫"游戏吗？　　　　　　　　　　　　　　　　　　　　　　是　否
5. 您的孩子曾经玩过"假扮"游戏吗？如假装打电话、照顾玩具娃娃或假装做其他事情。　是　否
6. 您的孩子曾经用过食指去指，去要某件东西吗？　　　　　　　　　　　　　　　　是　否
7. 您的孩子曾经用过食指去指，去表明对某件东西感兴趣吗？　　　　　　　　　　　是　否
8. 您的孩子会恰当地玩玩具（如小汽车、积木）吗？而不是只是放在嘴里、乱拨或乱扔？　是　否
9. 您的孩子曾经拿过什么东西给您看吗？　　　　　　　　　　　　　　　　　　　　是　否

B 部分：评定者观察

1. 在诊室里，孩子与你有目光接触吗？　　　　　　　　　　　　　　　　　　　　　是　否
2. 吸引孩子的注意，然后指向房间对面的一个有趣的玩具，说："看，那里有一个×××
　（玩具名）。"观察孩子有没有看你所指的玩具？　　　　　　　　　　　　　　　　是　否
3. 吸引孩子的注意，然后给孩子一个玩具小茶杯和茶壶，对孩子说："你能倒一杯茶吗？"
　观察孩子，看他有无假装倒茶、喝茶，等等。　　　　　　　　　　　　　　　　　是　否
4. 问孩子："灯在哪里？"或问："用手指灯给我看。"孩子会用他的食指指灯吗？　　　是　否
5. 孩子会用积木搭塔吗？（如果会，积木的数量：　）　　　　　　　　　　　　　　是　否

说明：孩子在你指的时候必须看着你的眼睛。

B2 确信孩子没有看你的手，但是看你指的物品，这个项目记录"是"。

B3 在其他一些游戏中能诱发假装的例子，这个项目记录"是"。

B4 如果孩子没有理解"电灯"这个词，重复说"玩具熊在哪里"或其他一些拿不到的物体。孩子能做到，这个项目记录"是"。

评分标准：

① 明显高危儿童的标准。5 个关键项目不能通过，包括有意向性用手指：A7 和 B4；眼凝视：B2；玩的意向：A5 和 B3。

② 一般高危儿童的标准。5 个关键项目不能通过，包括有意向性用手指：A7 和 B4 或不满足明显高危儿童的标准。

国内也对 ASD 的早期发现和筛查进行了相关的研究。香港地区的 Virginia Wong 等通过病例—对照研究，对 M-CHAT 进行了本土化研究，设计了 CHAT-23 筛查量表。此量表包含汉化版的 M-CHAT 问卷和 CHAT Section B 观察项目。此项研究筛查了 87 名孤独症患儿和 125 名非孤独症儿童，最终确定了新的核心项和初筛阳性判断标准。此量表适用年龄为 18～24 个月智龄。上海的邬方彦等通过运用 CHAT-23 筛查量表对上海市卢湾区 484 名 18～24 个月的儿童进行孤独症谱系障碍的筛查，结果显示 CHAT-23 孤独症筛查量表灵敏度和特异度均较高（0.941 和 0.884），是一种适用于初级医疗保健机构的孤独症筛查量表。

二、儿童孤独症评定量表

儿童孤独症评定量表（CARS）是由 Schopler（1980）编制的，虽然基于 ICD-10 和 DSM-Ⅳ之前的孤独症概念，但内容接近现代对孤独症的认识，共包括 15 个

项目，由经过培训的专业人员通过观察而评定，量表内部一致性、评定者信度及效度均较好，适用于儿童、少年和成人孤独症的辅助诊断，界限分为 30 分，也有学者建议对于很小年龄的儿童应稍微上调界限分，对于高功能孤独症的青少年和成人应稍微下调界限分。CARS 信度、效度较好，不仅能区分弱智和孤独症，也能对孤独症的轻重程度加以判断，因此具有较大的实用性。该量表已被译为多种语言，广泛地应用于孤独症临床和研究工作之中。

　　CARS 量表由评定者使用，包括 15 个评定项目。每一项都有附加说明，让评定者有统一的观察重点与操作方法。本量表按 1、2、3、4 四级评分。每级评分的意义依次为"与年龄相当的行为表现""轻度异常""中度异常""重度异常"。每级评分又有具体的描述性说明，以保证不同评分者之间的一致性（表 3-4）。

表 3-4　儿童孤独症评定量表（CARS）

一、人际关系

1 分　　与年龄相当：与年龄相符的害羞、自卫及表示不同意或家人诉说的或观察到的一些轻微的害羞、烦躁、困扰，但与同龄孩子相比程度并不严重。

2 分　　轻度异常：缺乏一些眼光接触，不愿意、回避、过分害羞，对检查者反应有轻度缺陷，有时过度依赖父母。

3 分　　中度异常：有时儿童表现出孤独冷漠，引起儿童注意要花费较长时间和较大的努力，极少主动接触他人，常回避人，要使劲打扰他才会有反应。

4 分　　严重异常：强烈地回避，总是显得孤独冷漠，毫不理会成人所作所为，儿童对检查者很少有反应，只有检查者强烈地干扰，才能产生反应

二、模仿（词和动作）

1 分　　与年龄相当：与年龄相符的模仿。

2 分　　轻度异常：大多数时间内能模仿简单的行为，偶尔在督促下或延迟一会儿能模仿。

3 分　　中度异常：部分时间能模仿，但常在检查者极大的要求下才模仿。

4 分　　严重异常：很少用语言或行为模仿别人

三、情感反应

1 分　　与年龄相当：与年龄、情境相适应的情感反应（愉快、不愉快）和兴趣，通过面部表情的变化来表达。

2 分　　轻度异常：偶尔表现出某种不恰当的情绪类型和程度，有时反应与客观环境或事物毫无联系。

3 分　　中度异常：不适当的情感的示意，反应相当受限或过分，或往往与刺激无关。

4 分　　严重异常：对环境极少有情绪反应，或反应极不恰当

四、躯体运用能力

1 分　　与年龄相当：与年龄相适应的运用和意识。

2 分　　轻度异常：可见一些轻微异常，诸如笨拙、重复动作、协调性差等情况。

3 分　　中度异常：有中度特殊的手指或身体姿势功能失调的征象，例如摇动旋转，手指摆动，脚尖行走。

4 分　　严重异常：出现于 3 分中的一些异常运动，但强度和频率更高，即使受到别人制止，或儿童在从事另外的活动时均持续出现

五、与非生命物体的关系

1 分　　与年龄相当：适合年龄的兴趣运用和探索。

2 分　　轻度异常：对东西缺乏兴趣或不适当地使用物体（程度较轻），像婴儿一样咬东西，猛敲东西，或者迷恋于物体发出的吱吱叫声或不停地开灯、关灯。

3 分　　中度异常：对多数物体缺乏兴趣或表现有些特别，如重复转动某件物体，反复用手指尖捏起东西，旋转轮子或对某部分着迷，这些行为可部分地或暂时地纠正。

4 分　　严重异常：对物体产生不适当的兴趣，进行不适当的使用和探究（程度较重），如上述情况频繁地发生，很难转移其注意力

六、对环境变化的适应

1分　与年龄相当:对环境改变产生与年龄相适应的反应。

2分　轻度异常:对环境改变产生某些改变,倾向维持某一物体活动或坚持相同的反应形式,但很快能改变过来。

3分　中度异常:儿童拒绝改变日常程序,对环境改变出现烦躁、沮丧的征象,当干扰他时很难被吸引过来。

4分　严重异常:对改变产生严重的反应,假如坚持把环境的变化强加给他,该儿童可能生气或极不合作,以暴怒作为反应

七、视觉反应

1分　与年龄相当:适合年龄的视觉反应,可与其他感觉系统反应整合。

2分　轻度异常:有时必须提醒儿童去注意物体,有时全神贯注于"镜像",有时回避眼光接触,有时凝视空间,有时着迷于灯光。

3分　中度异常:经常要提醒正在干什么,喜欢观看光亮的物体。即使强迫他,也只有很少的眼光接触。盯着看人或凝视空间。

4分　严重异常:对物体和人存在广泛严重的视觉回避,也可能表现出上面描述的特异性视觉模式,着迷于使用"余光"

八、听觉反应

1分　与年龄相当:适合年龄的听觉反应。

2分　轻度异常:对听觉刺激或某些特殊声音缺乏一些反应或反应可能延迟,有时必须重复声音刺激,有时对大的声音敏感或对此声音分心,有时会被无关的声音搞得心烦意乱。

3分　中度异常:对声音的反应常出现变化,往往必须重复数次刺激才产生反应,或对某些声音敏感(如很容易受惊、捂上耳朵等)。

4分　严重异常:对声音全面回避,对声音类型不加注意或极度敏感

九、近处感觉反应

1分　与年龄相当:对疼痛产生适当强度的反应,触觉和嗅觉正常。

2分　轻度异常:儿童可能不停地将一些东西塞入口中,也许一次又一次地闻、尝不能吃的东西,对捏或其他轻微痛刺激出现忽视或过度反应。

3分　中度异常:儿童可能比较迷恋触、闻、舔物品或人。对痛觉也表现出一定程度的异常反应,过度敏感或迟钝。

4分　严重异常:儿童迷恋嗅、舔物品,而很少用正常的方式去感觉、探索物品,对痛觉可能过分敏感或迟钝

十、焦虑反应

1分　与年龄相当:对情境产生与年龄相适应的反应,并且反应无延长。

2分　轻度异常:轻度焦虑反应。

3分　中度异常:中度焦虑反应。

4分　严重异常:严重的焦虑反应,儿童在与人交谈的一段时间内可能不能坐下,或很害怕,或退缩,且安抚他们是极端困难的,有时又会分辨危险

十一、语言交流

1分　与年龄相当:适合年龄的语言。

2分　轻度异常:语言迟钝,多数语言有意义,但有一点模仿语言或代词错用。

3分　中度异常:缺乏语言,或有意义的语言与不适当的语言相混淆(模仿言语或莫名其妙的话)。

4分　严重异常:不能应用有意义的语言,而且儿童可能出现幼稚性尖叫或怪异的、动物样声音,或者是类似言语的噪声

十二、非语言交流

1分　与年龄相当:与年龄相符的非语言性交流。

2分　轻度异常:非语言交流迟钝,交往仅为简单的或含糊的反应,如指出或去取他想要的东西。

3分　中度异常:缺乏非语言交往,不会利用非语言交往,或不会对非语言交往作出反应。也许拉着成人的手走向自己所想要的东西,但不能用动作来表明自己的愿望,或不能用手指向要的东西。

4分　严重异常:特别古怪的和不可理解的非语言的交往

续表

十三、活动水平

1 分　与年龄相当:活动水平,正常不多动亦不少动。

2 分　轻度异常:轻度不安静,或有轻度活动缓慢,但一般可控制。

3 分　中度异常:活动相当多,并且控制其活动量有困难,或者不活动,或运动缓慢,检查者很频繁地控制或以极大努力才能得到反应。

4 分　严重异常:极不正常的活动水平要么是不停,要么是冷淡的,对任何事件很难有反应,差不多不断地需要大人控制

十四、智力功能

1 分　与年龄相当:正常智力功能,无迟钝的证据。

2 分　轻度异常:轻度智力低下,技能低下表现在各个领域。

3 分　中度异常:中度智力低下,某些技能明显迟钝,其他的接近年龄水平。

4 分　严重异常:智力功能出现严重障碍,某些技能表现迟钝,另外一些在年龄水平以上或不正常

十五、总的印象

1 分　与年龄相当:不是孤独症。

2 分　轻度异常:轻微的或轻度孤独症。

3 分　中度异常:孤独症的中度征象。

4 分　严重异常:非常多的孤独症征象

　　本量表最高分为 60 分。总分低于 30 分则可排除儿童孤独症;总分等于或高于 36 分,并且至少有 5 项的评分高于 3 分,则评为重度儿童孤独症;总分在 30～36 分,并且低于 3 分的项目不到 5 项,则评为轻至中度儿童孤独症。

三、孤独症行为评定量表和克氏孤独症行为量表

1. 孤独症行为评定量表

　　孤独症行为评定量表(ABC)由 Krug(1978)编制,其信度、效度均较好,阳性符合率可达 85% 以上,两位评分者之间的相关系数为 0.94,统一评分者先后评定的一致性为 0.95。ABC 量表包括 57 个描述孤独症儿童的感觉、行为、情绪、语言等方面异常表现的项目,可归纳为 5 个因子:①感觉;②交往;③躯体运动;④语言;⑤生活自理。问题数量适中,由患儿父母或与患儿共同生活达两周以上的人评定,评定只需 10～15 分钟便可完成,见表 3-5 所示。

表 3-5　孤独症行为评定量表(ABC)

项　目	评分				
	S	R	B	L	S
	I	II	III	IV	V
1. 喜欢长时间的自身旋转			4		
2. 学会做一件简单的事,但是很快就"忘记"					2
3. 经常没有接触环境或进行交往的要求	4				
4. 往往不能接受简单的指令(如坐下、来这儿等)				1	

续表

项　目	评分				
	S	R	B	L	S
	I	II	III	IV	V
5. 不会玩玩具等(如没完没了地转动或乱扔、揉等)			2		
6. 视觉辨别能力差(如对一种物体的特征——大小、颜色或位置等的辨别能力差)	2				
7. 无交往性微笑(无社交性微笑,即不会与人点头、打招呼、微笑)		2			
8. 代词运用颠倒或混乱(如把"你"说成"我",等等)				3	
9. 长时间总拿着某件东西			3		
10. 似乎不在听人说话,以致怀疑他/她有听力问题	3				
11. 说话无抑扬顿挫、无节奏				4	
12. 长时间摇摆身体			4		
13. 要去拿什么东西,但又不是身体所能到达的地方(即对自身与物体距离估计不足)	2				
14. 对环境和日常生活规律的改变产生强烈反应					3
15. 当他和其他人在一起时,对呼唤他的名字无反应		2			
16. 经常做出前冲、脚尖行走、手指轻捎轻弹等动作			4		
17. 对其他人的面部表情或情感没有反应		3			
18. 说话时很少用"是"或"我"等词				2	
19. 有某一方面的特殊能力,似乎与智力低下不相符合					4
20. 不能执行简单的含有介词的指令(如把球放在盒子上或把球放在盒子里)				1	
21. 有时对很大的声音不产生吃惊的反应(可能让人想到儿童是聋子)	3				
22. 经常拍打手			4		
23. 发大脾气或经常发点脾气					3
24. 主动回避与别人进行目光接触		4			
25. 拒绝别人接触或拥抱		4			
26. 有时对很痛苦的刺激(如摔伤、割破或注射不引起反应)	3				
27. 身体表现得很僵硬,很难抱住(如打挺)		3			
28. 当抱着他时,感到他肌肉松弛(即他不紧贴着抱他的人)		2			
29. 以姿势、手势表示所渴望得到的东西(而不倾向用语言表示)				2	
30. 常用脚尖走路			2		
31. 用咬人、撞人、踢人等来伤害他人					2
32. 不断地重复短句				3	
33. 游戏时不模仿其他儿童		3			
34. 当强光直接照射眼睛时常常不眨眼	1				
35. 以撞头、咬手等行为来自伤			2		
36. 想要什么东西不能等待(一想要什么就马上要得到什么)					2

续表

项 目	评分				
	S I	R II	B III	L IV	S V
37. 不能说出 5 个以上物体的名称					1
38. 不能发展任何友谊(不会和小朋友来往交朋友)			4		
39. 有很多声音的时候常常盖着耳朵	4				
40. 经常旋转碰撞物体				4	
41. 在训练大小便方面有困难(不会控制住小便)					1
42. 一天只能提出 5 个以内的要求				2	
43. 经常受到惊吓或非常焦虑、不安			3		
44. 在正常光线下斜眼、闭眼、皱眉	3				
45. 不是经常帮助的话,不会自己给自己穿衣					1
46. 一遍一遍重复一些声音或词				3	
47. 瞪着眼看人,好像要"看穿"似的		4			
48. 重复别人的问话和回答				4	
49. 经常不能意识到所处的环境,并且可能对危险情况不在意					2
50. 特别喜欢摆弄并着迷于单调的东西或游戏、活动等(如来回地走或跑、没完没了地蹦、跳、拍敲)					4
51. 对周围东西喜欢触摸、嗅和/或尝			3		
52. 对生人常无视觉反应(对来人不看)	3				
53. 纠缠在一些复杂的仪式行为上,就像缠在魔圈子内(如走路一定要走一定的路线,饭前或睡前或做某件事之前一定要把某件东西摆在什么样地方或做什么动作,否则就不睡、不吃等)			4		
54. 经常毁坏东西(如玩具、家具)			2		
55. 在两岁半以前就发现该儿童发育延迟					1
56. 在日常生活中,至今会用 15 个但又不超过 30 个短句来进行交流				3	
57. 长期凝视一个地方(呆呆地看一处)	4				
总分:S+R+B+L+S					

评分方法:

本量表共列出患儿的感觉、行为、情绪、语言等方面异常表现的 57 个项目,请在每项做"是"与"否"的判断,判断"是"就在每项标示的分数打"√"符号,判断"否"不做标记,不要漏掉任何一项。〔注:感觉能力 (S)、交往能力 (R)、运动能力 (B)、语言能力 (L) 和自我照顾能力 (S)。

按每项在量表中的负荷大小而分别给评"1""2""3""4"分。如第×项分值是"3",所以,只要儿童有该项表现,无论症状表现轻重都评"3"分。使用时,首先让家长根据孩子近期的表现,在 ABC 量表上每个项目的相应数字上画"√",然后计算各项测验的分数和量表总分。如果受测者的量表总分等于或高于 31 分,可怀疑为患有孤独症;如果受测者的量表总分等于或高于 62 分,可以诊断为患有孤独症。

2. 克氏孤独症行为量表

克氏孤独症行为量表 (CABS) 由 Clancy 于 1969 年编制的,克氏孤独症行为量表是国内外使用比较多的儿童孤独症筛查量表之一，由 14 个项目组成。该量表针对 2～15 岁孤独症的筛查，克氏认为总分 7 分为划界分，可有效区分孤独症儿童和对照组儿童（包括正常儿童、脑性瘫痪、听力障碍和精神发育迟滞的儿童）。台湾谢清芬等 1983 年将克氏孤独症行为量表试用后由克氏的"二分法"修改为"从不"、"偶尔"及"经常"三种反应强度，从而成为 1、2、3 分的三分法。由于其敏感度高而特异性不高，因此规定 14 分以上，"从不"项目在 3 项以下、"经常"项目在 6 项以上可作为诊断儿童孤独症的参考依据，见表 3-6 所示。

表 3-6 克氏孤独症行为量表（CABS）

行 为 表 现	反应强度		
	从不 (0分)	偶然 (1分)	经常 (2分)
1. 不易与别人混在一起玩			
2. 听而不闻，好像是聋子			
3. 教他学什么，强烈反抗，如拒绝模仿说话或做动作			
4. 不顾危险			
5. 不能接受日常习惯的变化			
6. 以手势表达需要			
7. 不喜欢被人拥抱			
8. 莫明其妙地笑			
9. 不停地动，坐不住，活动量大			
10. 不望对方的脸，避免视线的接触			
11. 过度贪爱某些物品			
12. 喜爱旋转的东西			
13. 反复又反复地做些怪异的动作或玩耍			
14. 对周围漠不关心			

用表说明：（1）用于孤独症儿童的筛查。

（2）由 14 项组成，行为出现频率分"从不""偶尔"和"经常"三级，分别评分为"0""1""2"分。

（3）累计≥14 分且"从不"≤3 项，"经常"≥6 项者，可能为孤独症，分数越高，可能性越大。

（4）该表灵敏度高，但特异度不高。（即易发现，但又不准确）

四、孤独症诊断访谈量表和孤独症诊断观察量表

目前，由于孤独症的诊断尚缺乏特异的生物学病理标志予以确诊，因此，在临床实践中，经验诊断仍是孤独症诊断的主流；但经验诊断的不统一性无疑是孤独症研究进展的一大障碍。近年来，随着人们对孤独症认识的加深，又发展出了一些较新的诊断量表，其中较受推崇的当属由美国芝加哥大学精神病学劳德（Lord）教授等制定的孤独症诊断访谈量表修订版（ADI-R，1994）和孤独症诊断观察量表（ADOS，2006）。ADI-R 及 ADOS 是目前国外广泛应用的辅助诊断量表，在许多国家被誉为诊断的"金标准"。

孤独症诊断访谈量表（ADI）集中体现了当今孤独症临床描述的发展。该量表

使用者需要经过培训，通过观察对儿童交流、交往、游戏、想象力进行评定，是一个标准化、半定式的评定量表。由 ADI 的制定者所修订的最新版 ADI-R，不仅具有原量表的优点（即有一定的客观性和操作性强等），而且更为精简，方便应用。ADI-R 是根据 ICD-10 对孤独症的定义，发展出的针对父母或儿童主要抚养人的一种标准化访谈问卷，约需时 90～120 分钟。该量表包括三个核心部分：社会交互作用方面（16 项）质的缺陷（B 类），语言及交流方面（13 项）的异常（C 类），刻板、局限、重复的兴趣与行为（8 项；D 类），判断起病年龄（5 项；A 类）及非诊断记分（8 项；O 类）；另有 6 个项目涉及孤独症患儿的一些特殊能力或天赋（诸如记忆、音乐、绘画、阅读等）。量表的评分标准与方法因各个项目而异，一般按 0～3 四级评分，其中评 2 分或 3 分表示该项目的异常明确存在，只是程度的差异；评 1 分表示界于有/无该类症状之间的情况，0 分为无异常。

评测需由经过专门培训的医生主持，要求父母（或者患儿的主要看护人）就每一个项目向医生提供患儿的具体行为细节，而非仅仅作出有或无的笼统判断。在欧美一些国家，为尽可能保证评测的可靠性，一般要求至少三名专业人员参与评估，各自独立评定后再进行综合判断。

孤独症诊断观察量表（ADOS）由 Lord 教授于 1989 年设计编制，是一种标准化、半结构化的诊断工具，用于孤独症谱系障碍核心特征性症状的评估，重点观察沟通、社会互动、游戏、局限兴趣和刻板行为 4 个领域的表现。ADOS 共分为 4 个模块，每模块需用时 35～40 分钟，根据受试者的发育和表达性语言水平可选择不同模块进行评估。每个模块均包含不同的活动组合，4 个模块相结合可用于从前语言阶段到语言流利的儿童、青少年及成人的评估。每一模块有不同的评分项目，评分标准因不同项目而异，按 0～3 四级评分。受试者的得分须同时符合沟通、相互性社会互动及两者总分的相应切截点，即可做出 ADOS 分类，包括典型孤独症、广泛性发育障碍未注明（pervasive developmental disorder-not otherwise specified，PDD-NOS）及非孤独症谱系障碍。

Lord 教授等于 2000 年将原版不适合无语言儿童使用的 ADOS 和适用于学龄前无或有少许语言的《语言前期孤独症诊断观察方案》（Pre-Linguistic ADOS）合并，并经过若干次修订而形成现在的 ADOS。目前使用的版本是 2006 年 11 月修订的最新版本。因此它适用于从无语言的幼儿到语言流畅、智力正常或更高智商的成人。该量表使用者需要经过培训，通过观察对儿童交流、交往、游戏、想象力进行评定，是一个标准化、半定式的评定量表，评定者信度、重测信度、内部一致性均较好，效度也较好，日益广泛地用于孤独症临床和科研工作之中。

五、孤独症心理教育评定量表

教育诊断评估对于特殊需要儿童个别化教育计划的制定，接受适合的早期干预、教育训练，提高特殊教育及教学的质量，提升特殊教育的管理水平，促进特殊教育研究的开展都具有重要意义。特别是对个体症状差异较大的孤独症儿童进行系统的教育诊断评估比其他障碍类型的特殊需要儿童更为重要。而要成功地对患儿进行早期教育介入，就必须要客观、全面、动态地把握儿童不均衡的发展情形，准确评估儿童的强项和弱项，制定出适合患儿的个别化教育计划。由于孤独症儿童在症状和严重程度上具有很大的复杂性和个体差异性，加之他们在言语理解和遵从指令上的能力限制，特别需要专门为孤独症儿童而设计的具有评估发展和诊断异常行为的标准化测验工具。

目前，在特殊儿童有关的评估工具中，一般性的智力测验通常只能得出一个总的智商分数，并不能反映孤独症儿童在不同功能领域的相对强弱，因此它在教学领域，尤其是制定个别化教育计划方面所能发挥的作用十分有限。另一方面，孤独症儿童因其有限的注意力和言语理解、表达能力，有许多儿童无法在测验情境下接受标准化测验，他们经常被冠以"无法施测"之名，而错失适当的教育机会。为弥补此类测验的缺憾，制定在相对自由和结构化的情境下，借助轻松、弹性的测验方式而获得患儿全面发展功能的测验则很有意义。

心理教育量表（PEP）是由美国 Schopler 和 Reichler（1979）编制的，用于孤独症及相关沟通障碍儿童治疗与教育（TEACCH）项目中的一种新型发展量表。包括两个部分，其中发展量表用于评定儿童的发展水平，病理量表用于评定孤独症症状的严重程度。最适用于孤独症及相关发育障碍儿童的个别化评估，评估内容包括孤独症儿童各方面的情况：模仿、知觉、精细动作、粗大动作、手眼协调、认知表现及口语认知等七大功能领域（95 项）的发展水平。它不仅能提供有关患儿目前发育水平的信息，指出患儿偏离正常发展的特征与程度；而且可为临床医生、特教工作者及家长制定下一步的个别化教育方案提供科学依据，其诊断与教育效果已得到世界多国专家及患儿家长的广泛认同。为了适应我国孤独症儿童教育的需要，辽宁师范大学和北京大学精神卫生研究所的学者们已共同完成了 C-PEP（The Chinese version of Psycho-educational Profile-revised）的修订。

（一）C-PEP 量表的内容

C-PEP 量表分为功能发展量表和病理行为量表。功能发展量表由 95 个项目组成、病理量表由 44 个项目组成，主要测量以下功能领域。

1. 功能发展量表

功能发展量表由 95 个项目组成，主要测量以下 5 个功能领域。

① 模仿：共计 10 个项目，用于测量孩子语言及动作的模仿能力，如动作模仿（操作万花筒、举胳膊、摸鼻子等）、发音模仿（动物声音、口语）等。

② 知觉：共计 11 个项目，用于测量视觉、听觉两种功能。如目光追随泡泡、拼图注视、寻找杯中物、声音定位等。

③ 动作技能：共计 21 个项目，其中精细动作有 10 项，如穿珠子、用剪子剪东西、拧开泡泡瓶等；粗大动作有 11 项，如抛球、踢球、单脚独立、上楼梯等。所有项目均为孩子在最初几年应掌握的一些基本技能。

④ 手眼协调：共计 14 个项目，此领域主要与写字、绘画能力有关，如着色、临摹图形、堆积木等。

⑤ 认知表现及口语认知：这两部分以测试认知和语言为中心，因关系密切，部分项目有一定的交叉。其中认知表现有 20 项，口语认知有 19 项，二者虽都需要语言的理解，但认知表现侧重于表现或达成项目的能力，而口语认知则侧重于对口语的反应能力。孤独症儿童大都会在此两个领域存在障碍。

2. 病理行为量表

病理量表由 44 个项目组成，用来识别和评估患儿的病理行为及严重程度，包括以下 5 个领域：情感、人际关系及合作行为、游戏及材料的嗜好、感觉模式和语言。测试后用数量表示的病理学行为的总数目表明该儿童不良行为的严重程度，可以用于跟踪行为方面的变化，还有助于根据行为的严重程度在临床上作有意义的分类。正常儿童在此量表中的个别项目上也会表现出轻度异常，但往往会随着年龄的增长而消失，并不会表现出其他孤独症的特异性症状，因此病理学量表也可以作为诊断量表。

（二）C-PEP 量表的实施与评分

评估人员在实施 C-PEP 之前，应熟悉测试材料、测试说明、评分标准及程序等。新测试者应在有经验的测试者的指导下，实施 C-PEP 5 次以上才能独立实施。测试者还需与患儿的家长、教师作充分的沟通，了解患儿的一些情况，以便与患儿建立信赖关系。C-PEP 的测试时间无严格限制，但考虑到孩子的具体情况，通常在 60 分钟左右。项目实施时可视孩子的具体情形选择口头说明、用手势表达任务、示范或手把手一起操作等方式让其理解的方式进行。

C-PEP 功能发展量表的评分系统分为"通过（P）""中间反应（E）""不通过（F）"三个级别。基本的评分原则为"通过"（记 1 分）——孩子能成功地完成任务而不需主试演示；"不通过"（记 0 分）——孩子不能完成任务的任何一方面，或者即使在反复示范之后，被试仍不试图去完成；"中间反应"——孩子对完成任务似乎有所领会，但不能表现出功能行为（不会做），或不全会，或需主试示范才能部分完成。中间反应项可以直接转化为个别化训练目标，但不作为统计项。测试完成后，将评分表上记录的各项得分画到功能发展侧面图上，便可显示儿童目前可能的发展区域。

C-PEP 病理行为量表的评分原则采用临床判断，使用的是"与年龄相适应的""在正常范围内"等相关术语，评分分为三个级别，分别为："没有（A）——孩子的行为是与其年龄相适应的"；"轻度（M）——孩子的行为明显不适应，但很可能在比他年龄小的儿童身上看到这些行为";"重度（S）——孩子的行为在强烈程度、性质、特点上明显地表现出不同与特异"。测试者在评定此部分项目时，应先了解正常儿童在其相应年龄内的行为表现，并牢记在心。同时也应掌握孤独症儿童的相关知识，才能做出较准确的判断。病理项目在记录时，不仅要记录行为的等级程度，还要记录具体的行为表现。将各病理领域出现的不适当行为按不同等级加以分类统计，再画于病理量表的侧面图上，就可以显示出患儿的病理领域和程度。

总体而言，C-PEP 量表一改以往测验整齐划一的测验情境，实施过程在时间限制、项目顺序呈现以及实施方法上都具有灵活性，特别适合于教师和家长的平日评估和积累。量表所使用的材料丰富，如泡泡瓶、拼图、万花筒、手偶、胶泥等，儿童容易对材料发生兴趣而在短时间内主动参与测验。C-PEP 的项目由一套玩具材料及游戏活动所组成，在要求被试完成任务的指导语及被试作出反应需用的语言两个方面，C-PEP 量表都降低到最低限度，因而特别适合语言交际有严重障碍的孤独症及有相关发育障碍儿童的测量。此外，根据 C-PEP 功能量表和病理量表完成的功能发展侧面图和病理侧面图，可以直观地指导个别化训练方案的制订和行为矫正，比较适用于个体差异极大、能力发展高度不均衡的孤独症儿童的评估。

第四章
孤独症儿童的认知特征

<hr/>

第一节
孤独症儿童的感知觉

　　孤独症儿童表现出来的学习和行为问题是由感知和处理感觉信息障碍引起的。这些困难可能涉及任何一种感觉通道或是这些感觉通道的某种组合，包括听觉、视觉、触觉、味觉、嗅觉。孤独症儿童最常见的问题之一是他们没有能力把来自不同感觉通道的信息统合起来，正确地获得外界环境的图像。

一、孤独症儿童的感知觉特征

　　感觉和知觉是我们人类认识世界，认识自我的开端，是获得经验的源泉，"是人类一切心理活动的基础"。感觉和知觉存在着不可分割的联系。感觉是知觉的基础，知觉是在感觉基础上产生的。

（一）感知觉的定义

　　感知是"感觉"与"知觉"的统称。感觉是人脑对直接作用于感觉器官客观事物的个别属性的反映。简单说，就是事物的个别属性通过感受器进入大脑，并在大脑中引起的心理活动。感觉分为：外部感觉，即听觉、视觉、触觉、味觉和嗅觉；内部感觉，即本体感觉（也叫运动觉，是指人对自己身体的肌肉、关节、韧带的活动及身体的位置、姿势的感觉）、平衡感觉（是指人对自己整个身体所处的位置、方向及其变化的感觉）、内脏感觉（是指人对身体的内脏器官的状况的感觉，比如饥饱的感觉、干渴的感觉等）。

　　知觉是人脑对直接作用于感受器官的客观事物的各个部分和属性的整体反映。

婴幼儿期的几种主要知觉为空间知觉和时间知觉。空间知觉是对物体的空间关系的知觉，包括方位知觉、形状知觉和深度知觉。方位知觉是人以自己的身体为核心，对物体所处位置的认识。形状知觉能力是阅读以前的必要准备；深度知觉对人动作的调控有重要意义。

（二）感知觉的特征

1. 孤独症儿童的绝对阈

当感觉器官接受的刺激引起任何感觉经验之前必须达到某一最低强度，这种刺激感觉系统所需的最低物理量，称为绝对阈。绝对阈有下绝对阈及上绝对阈的区别。刺激强度很低时，很可能不会发觉刺激的存在，刺激强度增加到某一程度，就能发现它的存在，这样的刺激强度就是下绝对阈。当刺激继续增加时，感觉强度也随着增加，刺激强度增加到某一程度。超过这一程度，可能就失去原来的感觉，有时甚至只有痛觉，该程度的刺激强度称为上绝对阈。正常感觉系统所能承受的范围就是介于这两个界限中间的刺激强度。孤独症儿童感觉系统出现异常，是绝对阈上下限出现位移。这种绝对阈上下限的位移有六种情况。

（1）绝对阈上下限整体下移 刺激强度很低，还未达到常人绝对阈的下限，孤独症儿童就已经发觉刺激的存在。随着感觉强度的增加，刺激强度仍处于常人绝对阈区间范围内时，孤独症儿童有时甚至可能已经只有痛觉了。正是由于孤独症儿童绝对阈上下限整体下移，使得本没有达到常人的感觉下限的刺激可以被我们的孤独症儿童所感知到；而本没有达到常人的感觉下限的刺激却使得孤独症儿童根本就无法忍受，对于他们而言，这种刺激量所带给他们的只有痛苦。

（2）绝对阈上下限整体上移 刺激强度已经达到常人绝对阈下限，孤独症儿童却对这种强度的刺激根本没有一点儿反应；随着感觉强度的增加，刺激强度增加到某一程度，常人感觉已经很明显的刺激，孤独症儿童可能刚刚感觉到；随着感觉强度继续增加，常人对于刺激强度已经感觉到有些痛苦了，但孤独症儿童对这种刺激感觉是一般的。由于孤独症儿童绝对阈上下限整体上移，刺激并未超出孤独症儿童的绝对阈区间，没有达到刺激的绝对阈上线。很大程度上由于上下限过高，很多刺激不能令其感觉。

（3）绝对阈下限单独上移 刺激强度已经达到常人绝对阈下限，孤独症儿童却对这种强度的刺激没有一点儿反应；随着感觉强度的增加，已经达到常人的绝对阈上限，此时也达到了孤独症儿童绝对阈的上限。也就是说孤独症儿童的上下绝对阈区间向上，较常人的区间范围小。

（4）绝对阈下限单独下移 刺激强度很低，还未达到常人绝对阈的下限，孤独症儿童就已经发觉刺激的存在，随着感觉强度的增加，已经达到常人的绝对阈上限，此时也达到了孤独症儿童绝对阈的上限。也就是说孤独症儿童的上下绝对阈区间向下，较常人的区间范围大。

（5）绝对阈上限单独下移　孤独症儿童绝对阈下限与常人无异，但随着感觉强度的增加，刺激强度仍处于常人绝对阈区间范围内时，孤独症儿童有时甚至可能已经只有痛觉了，此种刺激已超过了孤独症儿童的绝对阈上限。也就是说孤独症儿童的上下绝对阈区间向下，较常人的区间范围小。

（6）绝对阈上限单独上移　孤独症儿童绝对阈下限与常人无异，随着感觉强度的增加，已经达到常人的绝对阈上限，此时并未达到孤独症儿童绝对阈的上限。也就是说孤独症儿童的上下绝对阈区间向上，较常人的区间范围小。

2. 孤独症儿童的差异阈

能让人感觉出不同的两个刺激的最小差异量称为差异阈。两个刺激的差异如果小于差异阈，就分辨不出这两个刺激的不同，只有两个刺激的差异等于或大于差异阈时，才能分辨这两种刺激。

孤独症儿童差异阈极为特殊，有时明明存在很大差异的两种刺激，对于孤独症儿童来说根本就没有差异；然而有时两种刺激的差异极不明显，但孤独症儿童却能够很明确地发现其中的差异。

（三）孤独症儿童"五感"分析

1. 视觉

孤独症儿童有视觉优势，有选择地注视事物，视觉形象的形成所需时间较长，并有弱视、斜视问题。孤独症儿童同正常儿童一样可以通过定向反射引起兴趣，利用视觉去观察事物，定向反射使得孤独症儿童注意到大的噪音、明亮的光线和不熟悉的物体。但孤独症儿童在扫描规则的运用上与同龄正常儿童存在明显差异。孤独症儿童能发现环境中的某些有趣部分，但同样也忽略了其他部分，特别是孤独症儿童注意物体的边缘，而通常情况下会排除物体的内部。例如有些孤独症儿童看到球和橙子时，都会说是球。这就是由于孤独症儿童利用扫描规则时只注意到了物体的轮廓与边缘而忽略了物体的内部细节造成的。孤独症儿童几乎很少能够维持对一件事物的兴趣，不能够通过规律判断下次物体出现的大概方位，并且对于旋转移动的物体极为感兴趣。同龄正常儿童生来就有注视人脸的偏好，但是孤独症儿童根本就不去注视人脸，这使得孤独症儿童在社会知觉方面较正常儿童明显存在差异。由于差异阈造成有些孤独症儿童在经过无高低差异、只有色泽或质地不同的地面时会产生视觉悬崖的幻觉，或在上下楼梯时没有形成高度差异。

2. 听觉

同龄正常儿童听觉区间大概处于 $1000\sim3000\,Hz$，这个频率段正是人声音的频率段，因此同龄正常儿童对于人声、特别是母亲的声音极为敏感。但孤独症儿童由于绝对阈区间上移或下移，所以孤独症儿童大多数对于人声无反应或反应不明显。常人听觉承受能力为 $140\,Hz$，同样由于绝对阈区间的位移使得孤独症儿童往往不能忍受常人可以接受的声音。正常儿童在四个月大时就已经具备运用声音进行定位的能力，但孤独症儿童往往在三四岁时仍不具备这种能力。孤独症儿童有选择地倾听，对特定声音极为敏感，但有时却像聋子；有些孤独症儿童还有音乐天赋，节奏感极强。

3. 触觉

正常儿童对身体接受到的触觉信息有一定的耐受度。但由于绝对阈区间上移或下移，造成大多数孤独症儿童都有触觉过敏或迟钝现象。很多孤独症儿童害怕被触摸，或对于身体的触摸一点反应也没有，更有些孤独症儿童的痛觉极为迟钝。

4. 味觉

正常儿童味觉因人而异，对于同样强度的味觉刺激，有的反应强烈，有些则无动于衷。这跟生活环境和耐受度有一定关系。但由于差异阈的特异性，孤独症儿童可以轻而易举地分辨常人不能分辨的味觉。对于常人可以接受的味觉却又不能接受。

5. 嗅觉

正常儿童的嗅觉差异与物体气味和距离儿童远近有关。但孤独症儿童却喜欢特异的气味，如脚的味道或报纸的味道等。

孤独症儿童大多有感觉超载现象。由于孤独症儿童得到的信息是没有联系的，只是一个一个的点，一粒一粒的珍珠，并不像常人是一串一串的项链。对于外界的海量信息，孤独症儿童无法承受，总是试图逃避、拒绝接受。

二、孤独症儿童感知觉的训练

(一) 感知运动训练的意义

①脑的发育需要丰富的刺激。对于自闭症儿童来说，感知运动训练是弥补大脑功能缺损，促进全面发展的有效内容。②大运动有助于孤独症儿童了解自己的身体各部分以及身体与周围环境的关系，改善大肌肉发育不良，发展平衡及协调能力，提高肌肉的力量、控制力，为他们的进一步学习提供条件。③强化的运动训练，能减轻孤独症儿童的刻板及异常行为。④有组织的运动训练，能使孤独症儿童的感知觉范围得以扩大，感知内容不断增加，认识能力不断提高，思维得到发展。⑤感知运动训练有助于发展孤独症儿童的听觉与视觉的有意注意，并从训练中学会听指令。⑥精细运动训练，通过摆弄、操作物件可帮助孤独症儿童发展认知和改善触觉，同时也促进其他方面能力的发展，包括自理能力、写画技能、手语及职前技能。

(二) 感知运动训练要注意的问题

1. 运动训练要有一定的强度、速度，姿势要正确

运动训练的强度、速度和动作的姿势是训练是否有成效的几个重要因素。美国的一项专门治疗多动及注意力不集中的 STNR（对称颈紧张反射）运动（由几组爬行活动构成），首先要求姿势的正确，"猫咪坐"（模仿猫的坐姿）、"箱子型"（摆成箱子状的爬行姿势）是练习的第一步，然后是"抗力摇摆"（加一定阻力的前后摇摆）练习，每次 30 次，接下来是几组加阻力的爬行练习。爬行 5 米长的距离，花

15～20 秒钟，缓慢、平稳，抬头看着前面目标爬，往返六次。一组活动要花 15 分钟时间，每次练习 5 次，经过 6～7 个月的练习，对改善多动及注意力不集中有很好的效果。目前各种训练机构几乎都有爬行这一训练项目，但怎样才能达到应有的效果却很少有人去注意。运动训练应是严密的、有组织的，有一定的时间，还要有一定的量。时间太短了，量太少了，效果有限；时间太长了（超过两小时），量太大了，较小的孤独症孩子可能无法适应，效果也不见得好。

2. 感觉学习很重要

一些孤独症儿童由于理解问题的能力有限，本体感觉发育不良，模仿能力也差，所以在运动训练中，往往是听了指令却做不来动作。即使有时训练者做了示范动作，他们也无法完成。因为人对自身的肌肉、关节、韧带的活动及身体位置的感觉需要经验来逐步积累。因此，在训练中首先是手把手地辅助孤独症儿童去完成动作，然后辅助逐步撤离，直到他能独立地去完成一个个动作。如在家庭训练的指导中，有的孩子不会双脚跳。那么我们可以在孩子不是特别反抗的情况下，用宽布带把孩子的双脚绑住，让他被动地把双脚并拢，然后把孩子放在稍高（小凳子）的地方，在前方拉着他的脚往下用力跳下，让他初步去感受"双脚并拢跳"的状态。经多次练习，都能解决儿童的这个问题。

3. 提供舒适的感觉刺激

孤独症儿童的感觉问题，有一些要用行为训练来解决，比如听觉与视觉的有意注意、呼唤反应是孤独症儿童训练的重要目标。注意力的训练是非常重要的第一步。而另一些感觉问题则要用感觉的方法去解决。就是说首先我们要给孤独症儿童舒适的感觉刺激，来慢慢改变他们对各种刺激的不良反应，改变他们的感觉阈限。

在视觉方面，环境的布置要整洁，色调要明快，东西要摆放有序。使用的照明灯光要明亮、柔和，应避免使用管灯和旧的快要坏的灯泡，因为灯光的闪动及管灯发出的声音会使自闭症儿童不安，甚至会使他们无法容忍。学习材料的选择也要注意。所有材料应是色调明快，对比强烈，轮廓清楚。卡片及小读物要选背景不复杂、图案清晰、线条明快的那一类。很多孤独症孩子不喜欢儿童读物的原因之一是因为这类读物的背景太复杂、太零乱，给他的视觉刺激很不舒服。

在听觉方面，要注意不要把音响和电视的声音放得很大，说话声音要避免太响或频率太高。在较安静的环境里，轻声地对着孤独症儿童说话，教他们学习语言会有较好的效果，舒适的环境能够平息他们的不安。实际上，听觉统合治疗的原理也是首先给孤独症儿童提供舒适的（经过调配和过滤过度敏感的频率）声音刺激，然后使他们的听觉逐渐地脱敏。

在触觉方面，虽然大多数孤独症儿童躲避拥抱和抚摸，但是我们仍然能找到他们喜欢接纳的方式。当孤独症孩子拒绝拥抱时，可以轻轻地抚摸他，在和他玩得很开心时，要不经意地去抚摸他，或者抱他坐在你的膝盖上，摇动他，和他做"拉大锯、扯大锯"的游戏。不经意地去抱一下他，这样做他不会反感。当我们要求孤独症孩子看着我们的时候，不要使劲去抬他的下巴，要很轻地托一下下巴就可以了。排斥穿某一类衣物的孩子，不要硬性强迫他穿，或者责骂他，要试着用鼓励、诱导、条件交换的方法使他慢慢地能接纳不同质地的衣物。总之，给孤独症孩子舒适的感觉刺激是我们在帮助他们的过程中必须注意的一个重要问题。

案例

小肖是一个典型的孤独症儿童，他对声音表现出特有的敏感，当他听到刺耳的声音就会吓得大哭。但是他喜欢拿着一张纸在耳边抖动，听纸的抖动发出脆脆的声音；他喜欢听柔和的音乐，只需听一遍就能毫不走调地把歌的旋律哼出来。老师和他讲话的时候，不能贴近他的耳朵大声讲，否则他会害怕。针对这一特点，康复师就抓住其特长，对他进行认知训练时先从听觉训练开始，教他识别各种声音。比如：先听一听大公鸡、知了的鸣叫声，再倾听大自然的声音，如下雨、刮风的声音。渐渐地，在听觉上，他丝毫不比普通孩子差。经过听觉训练以后，视觉、嗅觉训练也采用了类似的方法。

（三）对感知觉统合训练的设计与实施

感知觉统合训练是通过科学有效的方法，促进儿童大脑神经和周围神经系统协调发展的活动形式，是通过机械训练、游戏活动等科学方法，促进人体自身感觉和知觉的有机协调发展的活动形式。感知觉统合训练对孤独症儿童的感知觉发展是一种行之有效的训练方法。

首先，进行发展性评估。孤独症儿童个体间的差异很大，因此，要了解他们，必须对他们进行发展性评估，做到真正了解教育对象的发展阶段和发展水平，同时了解他们存在的主要问题，并据此为他们制定个别化教育训练计划。

其次，孤独症儿童有社交障碍、言语发育迟缓和语言交流障碍等问题，显而易见，言语发展迟缓是其主要问题。我们要让孤独症儿童听懂教师发出的口令，就必须要注重他们的言语训练和听觉统合的训练。

第三，根据孤独症儿童的心理发育年龄决定教学内容，围绕其社会性发展，通过儿歌、游戏等形式对其言语进行训练。

最后，在发展其平衡、协调能力方面，以提高其自我控制能力为轴线，合理设计物理训练的内容，如套圈、插棒、绘画等内容，激发其活动的兴趣和好奇心，从而提高训练效果。

孤独症儿童的康复训练中可以采用以下一些方法。

1. 视觉的训练

孤独症儿童存在注意力短暂，特别是目光对视有困难，追视能力弱等问题，我们可以进行以下训练：

① 看固定物品，如玩具、图片、实物等；

② 看移动物体，如滚动的球、飞舞中的彩蝶、移动的灯光等；

③ 看复杂图案，从图中寻找指定物，从图中找相同与不同之处等；

④ 目光对视，双手夹着孩子的头，亲切地叫他的名字，深情地看他，拿出他喜欢的物品给他看，当儿童注视该物品时马上拿开物品改为目光追着孩子看等。

2. 听觉的训练

① 听喜欢的歌、声音；

② 听简单的声音；

③ 听简单的指令；

④ 听、找移动的声源；

⑤ 模仿声音，如自然界里的声音，小动物叫声等。

3. 味觉的训练

采用味觉瓶，让儿童品尝各种味道。

① 辨别单纯味道，如酸、甜、苦、辣、咸的调味品；

② 辨别两种以上味道，品尝锅巴、鱼片、炒菜、拌菜等。

4. 嗅觉的训练

孤独症儿童对嗅觉的反应常常比较迟钝，在训练中，用嗅觉瓶来练习，如嗅一嗅香油、酱油、醋和酒等。当烹煮鱼、肉时，也提示他们嗅一嗅是什么味道。

5. 触觉的训练

利用身体与外界物体的接触，使儿童去感觉客观事物的存在与变化。

① 通过手的触摸，分辨物体的大小、多少、形状、软硬、干湿、轻重、粗糙与光滑等。

② 肢体的接触，通过对人体的抓、拍、打、掐、捏、挤、压、刷、绑及按摩等方法，使孤独症儿童在身体接触中体会痛、痒和舒服等感觉。

6. 口部活动的训练

口部活动的训练是语言训练的一部分，使没有语言的孤独症儿童学会发音、说话。在训练中可采用语言训练操对儿童进行口部训练。语言训练操共分五个部分：

① 口部运动，有噘起嘴、咧开嘴、鼓起腮和呷呷唇四节。

② 舌部运动，有伸收舌、舔嘴唇、舔嘴角、弹响舌、舔绕唇和顶两腮六节。

③ 下颌运动有四节，张口闭口、左右移动、前后移动和上下扣齿。

④ 发音儿歌，根据发音时舌的位置编成儿歌，儿歌中涉及了舌尖音、舌面音、舌根音及卷舌音，让儿童边说儿歌边做动作来辅助发音，提高儿童的兴趣。

⑤ 口部按摩有六节，抹口轮、捏下颏、擦下巴、弹颧腮、揉面颊和轻拍面部。

7. 肢体活动的训练

对孤独症儿童进行肢体活动能力的训练，就是大家常说的粗大运动与精细运动能力的训练。在开展感觉运动训练中，是指运动觉的训练，它在训练中占主要部分。

① 手部精细动作的训练包括：拿、放、捡、穿、插、捏、拧、摆、写、画、撕、拔及剪刀、锤子、启子等简单工具的使用。

② 上肢力量及协调的训练有：抱、拍、打、投、接、传、抛、推、拉、拽、扛等。

③ 下肢力量及平衡能力的训练有：站立、行走、跳跃、跑步、跳打物品、上下楼梯等。

④ 全身运动能力的训练有：爬。

扩展阅读 4-1

孤独症儿童早期视觉训练个案研究

一、基本情况

1. 基本行为描述

涵雨（化名），男孩，5 岁。进校时，没有语言，只会无意义地发出一些声音；能听懂吃饭、睡觉、解小便等很简单的常用语，但基本无指令接收能力；精神亢奋，随意性较大，很难安静地坐在椅子上；缺乏正确的表达方式，有自伤现象，着急时会撞自己的头。

2. 视觉障碍描述

与其他人在一起时，对呼唤他的名字的行为无反应，害怕与人目光接触，过分留意窗帘、灯、手电筒及其光线转移等；喜欢长时间盯着转动的风扇、车轮，对其他事物视而不见；眼神飘移明显，不能追踪目标物；视觉辨别能力差，如对一种物体的大小、颜色、位置等特征辨别能力差。

二、训练计划

从涵雨的基本情况来看，康复师认为他的主要问题在于视觉通道还没有打开，进而影响他的认知功能。针对他的状况，制定了第一学年的视觉教育训练计划，这个计划主要从 5 个方面入手。第一，指令接收训练。着重训练他服从指令，能较安静地坐在椅子上。第二，目光对视训练。听到指令"看着我"，能与老师对视 10 秒。第三，视觉追踪训练。能在一定范围内追踪移动目标物。第四，视觉搜寻训练。促进视觉搜寻，找到一个物品。第五，视觉记忆训练。提高视觉记忆能力。

三、方法步骤

1. 指令接收教育训练，使孤独症儿童能安静地坐好

指令接收教育训练是整个训练的突破口和关键，必须贯穿训练的整个过程。但每个指令接收训练的重点是不一样的，有的重在改变不良行为问题，有的重在对视能力的训练，有的重在训练安坐，有的重在训练服从指令等。而每个儿童的每一阶段的训练重点也是不一样的，老师要准确把握训练重点，这样才能

使他们接收指令的能力稳步提高。

最初为涵雨设计的指令接收能力训练的内容是安坐15分钟，分5个步骤进行。①在辅助下，能坐在桌旁5分钟。②能安坐10分钟。老师辅助他，将他的手和脚稳住，保持2分钟不动，逐渐延长时间。③安坐15分钟。老师辅助他手脚不动，保持更长时间，并开始授课。④独立安坐15分钟，听到指令"抱臂"时，能自己抱臂保持5秒钟，直至更长时间。⑤独立安坐15分钟，听到指令"抱臂"时，能自己抱臂保持一段时间，并开始授课。

训练到第五步时，指令接收教育训练基本完成，可进行其他训练。但在接下来的训练中，一直都要配合进行此训练。

2. 目光对视教育训练，使孤独症儿童能看着老师的眼睛

老师必须在确定孩子与你对视的情况下发出指令，孩子才能意识到你说的话与自己有关，自己必须去执行这个指令。因此，对孤独症儿童进行目光对视训练至关重要，但切不可强迫施行，应在建立感情、信任的基础上，逐步展开训练。

涵雨独立安坐，老师拿出他感兴趣的食物，如葡萄干。他很想吃，他的目光集中在葡萄干上，这时康复师抓住时机，发出指令"看着我"。在发出指令的同时，将葡萄干移到康复师的两眼之间，他的目光也就追视葡萄干移到老师的两眼之间，这时立即给予强化，奖励葡萄干。然后，重复上述过程。

经过1周的目光对视训练，涵雨能盯住葡萄干1～2秒。经过两个月的反复强化训练，涵雨能盯住葡萄干5～6秒。训练6个月时，涵雨能持续盯住葡萄干10～15秒。这时，康复师将葡萄干收起来，将食指指向自己两眼之间，同时发出指令"看着我"，此时涵雨仍能盯住我的指尖10～15秒，立即给予强化，奖励葡萄干。

孤独症儿童不能"自然"地学习，常需要辅助才能完成。但训练的目的是孤独症儿童能在无任何辅助下完成任务，因此，老师要及时减少并最终消除辅助。涵雨在手势辅助下目光对视达10秒时，就可完全消除辅助。发出指令"看着我"，涵雨听到指令后，立刻抬头看着老师的眼睛。此时，康复师在心里默数10秒，立即奖励葡萄干，并且表情夸张地表扬他。

3. 视觉追踪教育训练，使孤独症儿童能追踪移动目标物

每个动作完成后，都给孩子奖励，并逐渐减少奖励刺激，最后只奖励他独立完成的反应。这样，他为了再次得到奖励就会跟着去做，这就是行为矫正法中的"正强化"。

与涵雨面对面坐在桌子旁，把3个托盘放在他们中间。把托盘并排摆开，中间大约有6厘米的距离。拿出一粒葡萄干说："看！"在孩子视野里来回摆动，一旦涵雨看着葡萄干，就把葡萄干慢慢地放在某个托盘里。但涵雨的注意力处

在与康复师目光对视的状态，并没有注视托盘里的葡萄干。这时就要吸引涵雨的注意力，用手引导他看着托盘里的葡萄干。开始只要看 1 秒就立即将托盘里的葡萄干奖励给他吃，同时对他进行抚摸表扬。

多次重复这个活动，直到涵雨开始观察康复师的手，看着康复师把葡萄干放在哪个托盘里，能够盯住葡萄干 5 秒，直到康复师发出指令"吃吧"，然后在没有辅助的情况下，从这个托盘里拿起葡萄干吃掉。

家长在家里也可进行视觉追踪训练。如晚上关掉家里所有的灯，家长将手电筒对准墙面打开。光斑一出现在墙上，孩子会立刻盯住光斑，这时熄灭手电筒，再打开，孩子会非常高兴。家长慢慢小幅度移动光斑，孩子的眼球也跟着光斑慢慢转动；当光斑从一面墙到另一面墙大幅度地上下左右移动时，孩子会长时间地追踪光斑。

4. 视觉搜寻教育训练，使孤独症儿童能用视觉搜寻到物品

孤独症儿童的学习常会陷入一个非常具体或特定的形式中，难以适应在变化了的环境中学习，而泛化可以帮助孩子在变化的环境中应用新学到的技能。一旦在一个环境（如教室）中教会一个技巧，就要将他转移到变化了的环境中进行泛化。要使一个教学方案达到有效性，就要系统地进行泛化训练。

与涵雨面对面坐在桌子旁，桌子上放着苹果、小筐和一块布。发出指令"看"，将苹果藏在小筐里，用布盖起来；发出指令"找一找苹果"，如果涵雨没有反应，则用手辅助他将布掀起来。当涵雨看到苹果时，康复师表现得很激动："找到喽！找到苹果喽！"将苹果作为强化物奖励给他，多次重复直至消除辅助。事先将苹果藏在小筐里用布盖好，放在远一点的桌子上，发出指令："涵雨，找一找苹果"，辅助他走远一点找到苹果，进行强化，重复直至消除辅助，孩子能独立完成。

当涵雨在个训室里能独立找到物品时，康复师将该内容泛化到游戏课上，地点转移到康复训练室，游戏的名字叫"藏猫猫"。让涵雨看着妈妈藏到窗帘后面，领着涵雨一边找一边说，"涵雨，找一找妈妈""妈妈在哪里"。然后，辅助涵雨掀起窗帘找到妈妈，这时妈妈一定要抱起孩子亲一亲，说："涵雨，真棒，找到妈妈喽！"并给孩子强化物。接下来，让妈妈事先藏好，露出胳膊或腿，然后再让孩子去找，多次重复。该游戏可多个孩子同时进行。

5. 视觉记忆教育训练，加强孤独症儿童视觉记忆能力

孤独症儿童的视觉记忆存在障碍，不能正确地筛选和过滤重要信息与不重要信息。这主要与他们的兴趣异常有关，他们对事物的非适用性特征记忆很强，如有的孩子对数字着迷，对数字有着惊人的机械记忆力，沉迷于日期推算。

与涵雨面对面坐在桌子旁。

活动的第一部分，使用 3 个不同的茶杯或其他容器。把茶杯放在涵雨面前

的桌子上，拿出涵雨特别喜欢的葡萄干，说："看!"当确信他正在看时，把强化物放到一个茶杯的下面。不要移动茶杯或改变它们的位置，说："吃吧!"同时手指着那个茶杯，使涵雨明白他要找到葡萄干。涵雨看起来不明白，康复师用手辅助他拿起下面有葡萄干的茶杯。当发现葡萄干时，要表现得非常激动，把葡萄干作为强化物奖励给他。

活动的第二部分，当涵雨在一套看起来不同的茶杯面前能够注意我的手，并且找到葡萄干时，就使用一套完全相同的茶杯，确保涵雨这时也能注意康复师的手，并能找到葡萄干。

活动的第三部分是用两个相同的茶杯，在把葡萄干放在其中一个下面后，改变它们的位置或放置的方式。

运用直观的教具对孤独症儿童的视觉记忆进行训练，对孩子认知的学习有很大的帮助。个训课给涵雨读苹果卡片，读完收起来，5秒钟后问："你刚才看见什么了?"如果不能回答，则将读过的卡片再次出示；如果涵雨说"苹果"，则要及时进行强化。然后，更换卡片重复上述过程。

四、结果与反思

在经过一学年有计划的视觉专注力训练后，涵雨的视觉专注力提高很明显。只要有人喊他的名字，他都会停下来与其对视并回答"哎"；基本上可以理解老师的指令与问话；生活自理能力有了明显改善。对涵雨的视觉专注力训练实践使我认识到，对孤独症儿童的视觉训练必须做到整体构思、分段安排、循序渐进，同时要做到"巩固—强化—再巩固—再强化"。

家长反应较好，很支持老师的训练，积极配合老师创设多种情景模式供孩子练习，涵雨在家的表现也有了改善和提高。开展孤独症训练，教师起主导作用，家长起主要作用。专业教师要指导并给家长做示范，使家长在家也能对孩子进行训练，持之以恒，才能收到事半功倍的效果。

孤独症孩子个体间的差异非常明显，打开他们感觉通道的方式、渠道都不同。所以，老师在制定个别训练计划时，要充分考虑孩子的不同特点、不同能力，使用不同的策略。

第二节
孤独症儿童的注意、记忆

孤独症谱系障碍儿童可以对自己喜欢的物体或事物保持很长的注意力；他们大都是视觉学习者，但视线所及主要聚焦在物体的局部而很少看到整体；虽没听觉问题，但很少应答别人的呼唤，所以总让人怀疑其听力有问题；记忆上呈两极分化之态，即不少孤独症谱系障碍儿童有超常的机械记忆能力，但整体上他们的意义记忆非常薄弱，在大脑中存储的大都是断片式的信息，很难将这些信息整合起来保持。

一、孤独症儿童的注意特征

（一）有关注意的基本概念

注意是心理活动对一定对象的指向和集中。它不是一种独立的心理过程，而是一切心理过程的开端，保证并维持着心理活动顺利、深入地进行，一旦注意发生转移或分散，相应的心理过程就随之中断或改变。因此注意力是儿童学习的基本条件。几乎所有的孤独症儿童都存在共同注意障碍，因此注意的技能发展对于孤独症儿童语言和社会技能的发展有重要的影响作用；孤独症儿童在注意力的稳定性和转移能力上存在障碍，表现为注意力分散或极其专注而不能有效转移；孤独症儿童兴趣异常狭窄可能与其注意的广度较小，或对特定物体的注意敏感性过高相关，而忽略了其他更广泛的事物。因此提高孤独症儿童的注意力，既可提高其学习能力，亦可改善兴趣与行为异常，提升语言和社会交往能力。

（二）注意的特点

1. 指向性和集中性

指向性就是在某一瞬间人的心理活动或意识选择了某一对象而离开了另一些对象。例如，在运动室，大班的某个孩子正在拍球。孙老师说集合了，这个孩子马上把球放回球池，排队等待做操，而不是还在拍球。而集中性是指心理活动或意识在某个对象上的集中，即全神贯注。集中性反映的是心理活动的强度和紧张度。因此，在人高度集中注意的时候就消耗掉大量的体力和精力。对于我们孤独症的孩子来说，往往是在指向性和集中性上存在困难。有的孩子是无法将注意指向目标物，而有的孩子是无法将注意集中在目标上。

2. 有意注意和无意注意

注意分为有意注意和无意注意。有意注意指的是个体对一定事物是有目的的，需要一定意志努力的注意，它是个体积极主动的注意。无意注意是个体没有目的的，不需要意志努力的注意。其中，有意注意对于我们来干预孤独症儿童来说，意义更重要。孤独症儿童的注意缺陷主要就是有意注意的缺陷，即无法按预定的目的将注意指向一定的对象，或因意志努力程度不够而无法将注意集中这一对象上。例如：在个训课上，老师要求孩子注意指向老师手里雪花片，而孩子不能很好地控制自己，关注了架子上的玩具汽车，那么他学习的效果自然受到了影响。

（三）注意的基本特征

1. 注意广度

有研究者指出，孤独症儿童注意广度狭窄，只注意感兴趣的信息，而对其他信息置若罔闻，而且更容易集中于细节处而忽略整体。

2. 注意转移和稳定性

孤独症儿童在注意转移方面存在显著困难，孤独症儿童会长时间专注自己喜欢的东西，所以孤独症儿童常常坚持自己喜欢的活动，很难进行活动的转移，而对于不喜欢的事物，其注意力则很难维持。

孤独症儿童经常出现注意力过于分散，或极其专注而不能有效转移，受情绪等影响注意力短暂，易离开座位等问题；比别人需要更多的时间在听视觉信息之间转移注意力，在和人过多联系时就会紧张和不舒服；对某些刺激过分敏感，对其他刺激则表现出"视而不见、听而不闻"，实际上是注意不能有效选择；在持续与切换注意上有困难，受视觉登记、记忆等其他心理要素的影响，他们对新刺激的定向和分类都有问题。

此外，由于脑干觉醒系统的过分活动，相应减少了此部分筛减刺激的高度警觉性，即经常出现都注意或都不注意的情形。这种注意力缺陷在能力更好的高功能患者身上比较少见。

3. 共同注意

也称为联合注意，是指儿童追随成人或其他个体的注意而使得两个人，比如大人和孩子，一起注意同一物体的过程。一般情况下，通过家长或是孩子的指点或是语言，孩子和家长可以注意到同一样事物，但孤独症儿童很少回应或是主动发起这样的行为。

共同注意是一种使用感官与他人分享喜悦的社交能力，对正常儿童来说，8～12个月的婴儿会显示出共同注意这一社会能力。比如，当他们看到可爱的玩具时，会用手指向那些玩具，力图和他周围的人分享这种兴趣。但是，相关的比较研究认为，大多数自闭症儿童表现出定向反射的迟钝，缺乏对一定对象的指向和集中，注意的组织和维持作用差，也不能产生共同注意。另外，孤独症儿童在注意方面的表现往往是非常矛盾的，有时对外界的刺激表现出漠不关心，有时又出现明显的"过度选择"，即面对多种刺激时，只能过度专注于其中的某一刺激，仅能对这一刺激作出反应。比较而言，孤独症儿童更倾向于对物的注意而不是人的注意。

二、孤独症儿童的记忆特征

（一）记忆的基本概念

记忆是一种和其他心理活动密切联系的基本心理过程，它参与人类的各项心理活动。当我们感知周围事物时，记忆为我们提供过去的经验，使我们能够分辨和确认各种感知刺激；在解决问题的时候，记忆为我们提供知识经验，提供解决问题的方法；在个体的身心发展过程中，不管是动作技能的学习和掌握，还是语言的学习和掌握，或是日常的行为习惯的养成，都需要记忆来保存习得的技能和经验。更为重要的是，记忆连接着个体的心理活动的过去和现在，是人们工作、学习和生活的基本功能。失去了记忆功能，人们就无法学习和掌握新的技能，只能凭借本能生存。

记忆是思维的基础，如果一个人没有记忆，他将会怎样呢？如果不会记忆，又该是何等痛苦啊。人们的记忆是将生活中所见过的、听过的、想过的或做过的事情记在脑子里，以后能回忆起来，也就是把过去经历的事情在头脑中重新反映出来。对于正常儿童来讲，随着年龄的增长，接触的事情越来越多，知识积累也越来越多，记忆会越来越容易。凡是能理解的东西就记忆得快，记得牢。如教孩子理解名词和动词，孩子将图片中的相应实物、动作能力联系起来，并通过自己的实践去理解相应词的内容，通过现实生活表达出来，具有意义上的记忆能力。

而孤独症儿童的记忆特点则不同，他们往往对数字及文字的机械记忆力很强，却缺乏与具体的现实生活的联系。由于他们发育不均衡，因此缺乏对事物之间的联系和理解。例如，有的孩子只是机械地重复和模仿一些无意义的数字，对数字的加减乘除的机械运算、推导以及对日历的推算表现出惊人的兴趣；对城市天气预报及某些城市名字的顺序从不颠倒，有明显的记忆能力；但他们的语言表达、记忆却出奇差。有的孩子上了一天的幼儿园，回家妈妈问他吃什么饭了都记不住，也不能正确回答，以致上幼儿园一个学期了连小朋友的名字、自己在哪班都记不住。他们有明显的语言及交往障碍，对周围的环境及人物采取了视而不见、听而不闻的漠然态度，所以对身边应该记住的一些简单事情，或曾经反复教过的一些简单词汇也难以记住。

（二）记忆的分类

对记忆分类的依据有很多，可以从不同的角度进行分类。根据记忆的内容，可以把记忆分成四种。

（1）形象记忆　形象记忆就是把感知过的事物的形象作为内容的记忆。例如，你看到大街上跑的汽车，就会对汽车的形状有记忆。

（2）逻辑记忆　逻辑记忆就是把概念、公式和规律等逻辑思维过程作为内容的记忆。例如，你对数学公式、物理定理的记忆。

（3）情绪记忆　情绪记忆就是把体验过的情绪和情感作为内容的记忆。例如，你对和好朋友外出游玩时的高兴心情的记忆就是情绪记忆。

（4）运动记忆　运动记忆就是把做过的运动或者是动作作为内容的记忆。例如，你对游泳、骑自行车的动作的记忆。

根据记忆保持时间长短的不同，可以把记忆分成短时记忆和长时记忆两种。

（1）短时记忆　短时记忆是指一分钟以内的记忆。例如，你从朋友那里听来一个电话号码，马上根据记忆来拨号，过后就记不住了。另外，听课时边听边记笔记，也是依靠短时记忆。

（2）长时记忆　长时记忆是指从一分钟以上直到许多年甚至终身保持的记忆。

与短时记忆相比，长时记忆的能量非常大。其实，长时记忆是对短时记忆反复加工的结果。也就是说，对短时记忆进行重复，短时记忆就会成为长时记忆。

长时记忆又分为两种：情景记忆和语义记忆。

情景记忆　是指人根据时空关系对某个事件的回忆，这种记忆与个人的亲身经历分不开。由于情景记忆受一定时间和空间的限制，信息的存储容易受到各种因素的干扰，因此记忆不够稳固，也不够确定。

语义记忆　是指人对一般知识和规律的记忆，与特殊的时间、地点无关。它表现在单词、符号、公式、规则、概念这样的形式中。语义记忆受一般规则、知识、概念和词的制约，很少受到外界因素的干扰，因而比较稳定。

（三）孤独症儿童的记忆特征

（1）机械记忆优势明显　大部分孤独症儿童对数字、文字符号的机械记忆较好，特别是语言能力强的在这方面更有尚佳表现。孤独症儿童通常能背诵很多东西，有的能背很多诗词，有的能背万年历，有的能背很多地名，机械记忆力较好。

（2）视觉记忆能力较强　孤独症儿童视觉记忆能力较强，他们对直观的非言语材料识记好，有时对于家里物品的摆放了如指掌，稍微有所改变就能发现。对抽象的事物短时记忆差，如对药剂量、计算单位等信息的识记有困难，对小朋友的长相和名字的配合记忆不好，特别是情景记忆很差。

（3）语义记忆　有研究者提出，可能由于孤独症儿童对于词汇的含义理解程度较弱，所以孤独症儿童倾向于按词汇的顺序回忆，而普通儿童则倾向于回忆出那些有语义联系的词，比如"美丽"和"花"。

（4）情景记忆　情景与语义的联合记忆更是十分薄弱，如有的儿童外出游玩回来后，问他玩了某大型玩具没有？当时的感受如何？经常是没有反应，好像没发生此事一样；给出几个与刚才游戏有关的词让他选，也经常乱选一气。有些抽象事物的记忆是借助中介完成的，比如美国的孤独症患者天宝（Temple）在自传中坦言，她要记住"巍峨"一词就先记住"城堡"，然后通过记"巍峨的城堡"来记住"巍峨"，这是语言能力强的孤独症患者通常采用的策略，语言能力差的基本不会应用此策略。

（5）工作记忆　工作记忆是一个负责同时进行信息加工和储存的系统，它将调控儿童当前的认知活动。有研究发现，孤独症儿童在计划、控制、抑制等方面存在问题，随着任务复杂性的增加，他们的工作记忆会出现缺陷。

孤独症患儿通常在新经验与储存的旧经验的整合上有困难，有意识地提取与新经验有关的旧经验所用时间长。

三、孤独症儿童的注意力与记忆力的训练

（一）注意力的训练

注意力不集中，是孤独症儿童普遍存在的问题。在对他们进行康复训练时，要

根据各个孩子注意力不集中的情况，施以不同的解决方案。遵循孤独症儿童训练中以"儿童为本"的原则，结合孩子的实际因材施教。

1. 帮助孤独症儿童改善注意力

注意力短暂、易分散，是孤独症儿童在学习中最突出的问题。注意力的形成和发展与神经系统的发育有关，也与后天的教育有关。因此，我们还是可以通过教育训练来改善孤独症儿童的注意力。

（1）培养儿童关注周围世界的行为习惯　要想改变儿童"视而不见""听而不闻"的行为习惯，教育者就必须有一个强烈的教育意识，善于引导儿童去听、去看、去触摸周围的世界，而绝不能对他的行为"熟视无睹"。在日常的家庭生活中，你无论给他什么东西，首先要叫孩子看一看，摸一摸。你在日常生活的各个环节中（起床、穿衣、洗脸、吃饭），要一边帮助孩子，一边要求孩子注意正在进行的活动，而不能让孩子像个小木头人一样任凭你伺候他。在外出的各种活动中，你要带着巨大的热情去诱导孩子，帮助孩子观察周围的人、物、发生的事情。他不懂，你可以讲给他听，并拉着他的手去指、去触摸。也可以带上他学过的卡片，在大背景下去配对，去辨别他已经初步了解的事物，慢慢养成孩子关注周围世界的行为习惯。

（2）利用无意注意去发展有意注意　孤独症儿童的无意注意（没有自觉目的的注意）好于有意注意（有自觉目的的注意）。比如，他会长时间地专注于某项活动（如看旋转的物体）或玩他自己的游戏，或者特别钟情一件依恋物，但却很难让他有意识地去注意人或某件物品。在教学中，我们可以利用儿童喜欢的物品（包括食品），用条件交换的方式（如果服从，就可以得到喜爱的物品）去引导儿童注意学习目标。在他注意力集中的瞬间发出指令，使他马上注意学习目标（人、物、活动）。做出正确反应之后，立即给予奖励。上课开始，用他喜欢的物品去调整情绪。下课后，又把那些物品作正强化物奖励给他。对于理解力较好的孩子，则可以采取事先许诺的方式，告诉他，完成后可以得到什么，去帮助他学会控制自己的注意力。

（3）设计训练注意力的活动　与注意力训练有关的活动有：追踪移动的物体——气球、泡泡、滚动的球；寻找被藏起或被掩盖住的物品；投球、套圈、打保龄球；走迷宫等。

（4）充分利用桌面活动　所有桌面的活动（如插片、涂色、辨别、配对、分类）都具有训练注意力的功能，只是要充分利用它们。在训练中，教者要手疾眼快，看到孩子的注意力分散了（东张西望、懒洋洋地做），要马上调整。除了言语辅助，说"看着"外，更大量的是需要用身体"辅助"，用手挡一下他的视线。

2. 采取必要的刺激和引导方式来满足孤独症儿童的注意的欲望

下面介绍几种关于孤独症儿童注意训练的小技巧。

（1）逗　很多孤独症儿童对别人的呼叫、指示的反应少，我们在训练的过程中往往会以强调指令或声音的刺激来引起他们的注意，从而忽视了以"逗"的形式来引起孤独症儿童的注意。在逗引的形式中应该强调的是以身体的接触来进行，如拥抱。这种"逗"引的方式有的儿童会害怕，有的会喜欢，不管是害怕的还是喜欢的，他们都是会注意教者的，当儿童注意教者时进行相关的教学能起到一定的效果。

（2）唱　孤独症儿童对儿歌都情有独钟，唱儿歌能很好地吸引他们的注意力，并可借助儿歌进行相关教学活动，如唱"一只青蛙一张嘴，两只眼睛四条腿"儿歌时做相应的动作供儿童模仿，可借助这首儿歌教他们认识嘴、眼睛和腿。在唱的活动中进行教学，其教学内容易让儿童掌握，且能很好地注意教者，以达到训练目标。

（3）抢　孤独症儿童看到他们的喜爱物时往往会伸手去抢，这是他们对喜爱物的注意力高度集中时候。作为教者应学会与其"抢"，在"抢"的过程中进行教学。如你拿出一辆儿童很喜欢的小汽车，训练目标是要教儿童认识小汽车的名称，我们要通过反复的语言刺激强调"小汽车"名称，一边将车交给儿童。当儿童拿着小汽车非常关注它时，教者可当着他的面把小汽车抢过来，再次强调小汽车的名称，并故意让儿童来抢，如此反复的行为，儿童的注意力会随之增强。

（4）藏　大部分孤独症儿童都会有他们的喜爱物，并且希望得到喜欢的东西。此时教者在"藏"的过程中进行相关教学的话，儿童会在无意识的情境中学习到你想教他的东西。但我们在藏的时候不是要真正地藏起来不让儿童看到，这个"藏"是不离开儿童视线范围内的"藏"，如左右手交换拿儿童的喜爱物，当注意左手时藏至右手，当注意右手时藏至左手，这样他们也会很关注喜爱物的去向。

3. 改善儿童感知觉异常

感觉的"偏好"和感觉的"厌恶"是孤独症儿童感知觉发展方面的主要问题。我们可以采取一些措施去帮助他们。

运动训练课可以改善孤独症儿童的感知觉异常，感知觉的发展有赖于儿童动作（粗大动作、精细动作）的充分协调发展。除大动作中的爬、走、跑、跳、投掷，及精细动作中的手腕、手指活动的多样性的训练，扩大了儿童的听觉、视觉、动觉、触觉的感知范围，使儿童获得了多方位的丰富刺激。在动作训练过程中，教者要有很强的意识去引导孩子注意看人、看物、看各种学习材料，引导孩子注意听指令并做出正确反应，逐渐地使他由被动地感知刺激物到主动自觉地去注意刺激物。多项动作协同配合的动作训练非常重要。比如，拍球、双脚踩直线走、跳绳、骑三轮车、游泳、滑旱冰等项活动。

（二）记忆的训练

孤独症儿童基本上都存在识记缓慢、保持不牢固、再现不准确等记忆障碍。因此，提高孤独症儿童记忆力，有助于他们进一步的康复训练，势在必行。

1. 兴趣激励，提高记忆

嗅觉记忆，顾名思义，就是用我们的鼻子闻气味来进行记忆，为生活经验的积累打下了基础。

在嗅觉记忆的教学中借助言语中五官的学习，了解了鼻子，知道了鼻子的作用，鼻子可以闻气味。在认识了解了生活中常见的食物和物品之后进行嗅觉记忆。

在训练中先从短时记忆、一种物体的记忆开始，并以生活中常见的食物为主，如好吃的面包、火腿肠，这些教学具的选择是孤独症儿童喜欢和平时常接触的，它们能让孤独症儿童在学习上更加顺利。这些教学具的选择能更好地激发孩子们参与的兴趣。其中设计了每位参与的孩子在回答正确后都能吃到相应的食物，在此情况下，孩子们都有了兴趣，喜欢参与学习的劲头也就提高了。这能更好地让孩子们的记忆有所提高，有所进步。

兴趣是最好的老师，有了兴趣孩子们就乐于参与，从而在教学中学习就会认真，学习就会有所收获。

2. 记忆从理解开始

在记忆训练进行到听觉记忆时，如果孤独症儿童对身边小伙伴的声音还算熟悉，那么他也形成了初步的记忆。同时，如果孤独症儿童对生活中常见的小动物的声音并不熟悉，甚至是有些分不清、不知道。据此，可以在训练计划的制订上以最简单的小动物的声音为一级，使孩子们的记忆由浅入深。

但是，在我们进行教学训练的时候，如果看到孤独症儿童对小动物非常喜欢，我们应从心里感到高兴，可是对于这些小动物，他们却大多数叫不出名字，只是用手指指点点。根据这种现有的水平，我们知道，要想提高记忆力，首先是让孤独症儿童理解、认识这些小动物，有初步的概念，即使不能叫出名字，能听指也是很好的。因此，认识、理解就要放在记忆之前。让孤独症儿童先有了初步的掌握，在记忆的环节我们就能顺利进行，孩子们也能较快地掌握。

记忆从理解开始，有了认知才能更好地进行学习，让孤独症儿童根据小动物的特征，认识小动物、了解小动物，知道小动物的叫声。根据小动物的特征和孩子们的认知水平，让孩子们从听指到认识再到理解。

有了理解，孤独症儿童的记忆时间就能延长，从而更好地提高他的记忆力。

3. 建立链接，调动记忆

由于记忆与观察力相关，以具体的形象为主。那么，可以尝试让多感官刺激来培养孤独症儿童的记忆力，能获得最好的尝试记忆效果，加深尝试后对知识的记忆。由于记忆与观察力联系密切，我们要教给孤独症儿童一些记忆的方法，使他们能把新旧知识有机联系起来，在物体之间建立逻辑关系，以拓宽记忆的广度。

动作记忆，结合了律动，让孤独症儿童不断地尝试练习，利用游戏和模仿动物动作的方法，让动作和孩子之间建立起链接，加深孤独症儿童的记忆。特别是在学习《神奇的手指》时，看起来比较难的动作记忆，由于我们为孤独症儿童做了易接受的链接，让学习内容逐渐变得简单。当音乐响起的时候，生动的动物图像出现的时候，孩子们的积极性马上被调动起来，同时也不断巩固记忆的效果。根据遗忘规律，我们要及时进行多次复习，来让孤独症儿童记住很多的动作，从而也就提高了他们的记忆力。

4. 顺序连贯，增加记忆

听觉记忆力的训练是在孤独症儿童倾听的基础上保持回忆的一般听觉信息的能力。对于这些特殊的孩子，往往你让他们做一件事情但他们却听而不闻。也许是声音太小没能让他们听到，但大部分是他们没有注意，没有听清你刚才说的是什么。如何来提高他们的听觉及记忆的能力？以听辨记忆敲门声、电话声及鞭炮声为例，结合生活中的实例创设一个生活中的场景进行对声音记忆的训练。由鞭炮声引出过年了，进行听辨鞭炮声及记忆声音。过了年我们得拜年，可以打电话拜年或是登门拜年，以此引出敲门声及电话的铃声。在此环节中，让学生亲身体验敲门，听辨敲门的声音，这样让学生亲身体验，加深对敲门声的记忆。让学生们拨一拨电话，了解电话的声音，了解了声音之后进行分辨记忆力。通过对环节的重现，让学生整理记忆的声音，可让学生按情节顺序进行说出。在教学中结合生活中学生们常听到的声音开始训练，由形象到抽象、由熟悉到陌生、由易到难地对学生进行训练，让学生养成认真听的习惯。多给学生创造听的条件，多让学生听，听得到比听得懂更重要。让学生多听一听生活中的声音，并随时提醒他们去听，时间长了，他们自然而然地就养成了听的习惯，并不自觉地对声音进行记忆。

5. 强化训练，提高记忆

（1）循序渐进，扩充记忆广度

目的：利用下述活动测试孩子工作记忆广度。记住，尽量鼓励孩子发挥潜能，千万不要认为他可以做得更好，而给予过多压力。譬如说，他一次只能记三个数字，那就是三个，可不要异想天开，要求他一次记五个，应该是循序渐进，慢慢扩充记忆广度，最好不要一开始就让孩子吃到苦头。

材料：数字卡片、注音符号卡片、生活用品等各式图卡。

方法：先从三个数字开始，让孩子一次看一组数字，记忆时间就等于数字量。比如说，三个数字为3秒、四个数字为4秒，看完后，请他按照顺序重复，共有两回测试机会，第一次不对，就再看一次、测一次，总之，最佳记忆广度便是他可以一字不差讲出来的最多数字量。

（2）短期记忆训练

目的：训练短期记忆。

材料：彩色笔。

方法：先在纸上画出几个不同颜色的圈圈，比如说红、蓝、黄、绿，给孩子看过后，再藏起来。

① 以三个颜色为限，让孩子看数秒后，请他按照顺序说出颜色名称，接着以四个颜色为限，请他按照顺序说出颜色名称，请他按照相反顺序说出颜色名称。

② 以七个颜色为限，请孩子按照顺序、或反向说出颜色名称，也可以让孩子去掉一个颜色，按照顺序说出剩下的颜色名称，比如说，黑、蓝、红、黄、绿，去掉红色，会变成黑、蓝、黄、绿。

③ 以七个颜色为限，请孩子按照顺序写下颜色名称，或是请孩子以别的颜色代替某个颜色，比如说，一看到蓝色，就变成红色，所以，原本是黑、蓝、红、黄、绿，就成为黑、红、红、黄、绿。

（3）空间记忆训练

目的：训练空间记忆。

材料：房间内的各种物品。

方法：将房间内的物品与数字配对，比如说，椅子是数字1、桌子是2、台灯是3等。

① 以三个数字为限，请孩子按照数字要求，依序碰触指定物品，接着以四个数字为限，请孩子按照数字要求，依序碰触指定物品。

② 将孩子的身体部分与数字配对，比如说右手为1、左脚为2、右脚为3、左手为4等，请他按照要求，依序移动指定肢体，如1、2、3、4——右手、左脚、右脚、左手。

③ 将孩子的身体与数字配对，你的身体则与字母配对，比如说他的右手为1、左脚为2、头为3，你的右脚是A、左手是B、头是C，请他按照要求，指出并说出正确的身体部分，像2、3、B——他的左脚、他的头、你的左手。

（4）动作顺序能力训练

目的：训练动作顺序能力。

材料：无。

方法：与孩子面对面坐在桌前，请他按照示范做出指定动作，A代表掌心朝下、B代表掌侧贴桌子、C代表握拳，所以ABC表示掌心朝下、掌心朝下、掌侧贴桌子。

① 先用单手执行动作，一开始以两个指定动作为限，慢慢地增加动作数量。

② 以四个指定动作为限，但为双手轮流，比如说右手AA和左手BC。

（5）句子终结者

目的：促进中央执行系统。

材料：阅读材料。

方法：如下所示。

① 念几个句子给孩子听后，请他重复每句的最后一个字，第2级以两句为限，第3级则为三到四句。

② 请孩子大声念出几个句子后，请他重复刚刚念过句子的最后一个字，先从四句开始，再逐渐往上增加，看他最多可以记住几个。

（6）记忆犹新

目的：增加探触长期记忆的机会。

材料：无。

方法：基本上，这个活动需要父母全力配合，经过访谈，帮助孩子回答日常生活相关问题。能力较差者，问题要较简单；能力较好者，问题就要经过特别设计，可参考以下例句。

① 能力较差者：今天早餐吃什么？今天早上几点起床？老师今天穿什么颜色的衣服？

② 能力较好者：妈妈今天穿的是什么衣服？今天在学校碰到的第一个人是谁？昨天穿的衣服是什么颜色？

（7）指手画脚

目的：训练顺序记忆。

材料：无。

方法：请参考下面提供的动作模式：将右手往旁边举高、点点头、抬高左脚、往前弯腰、双手往前伸直。先以两个动作为限，再慢慢增加动作数量，起始姿势为双手置于身体两侧，与孩子面对面双脚并拢站着，每完成一个动作，就要回到这个起始姿势，请孩子按照示范，依序做出指定动作。

（8）举一反三

目的：训练中央执行系统。

材料：在纸上列出字词。

方法：先请孩子念出一串字词，若他不会念，那你就念给他听，等他记住后，把纸翻过来盖住，接下来，告诉他一个字词，问他这个字词跟刚刚记住的字词是不是为同一种类。比如说裤子、裙子、鞋子为同一类，车子当然不算同一类，但若是毛衣，就算在内，也可以问他这个字词刚刚是不是有出现过，比如说鞋子，答案便是肯定的，毛衣则否，以下提供几个例子。

① 汽车、公共汽车、脚踏车、卡车。

② 篮球、棒球、足球、网球、沙滩排球。

③ 草地、杂草、花、树。

④ 铅笔、圆珠笔、粉笔、蜡笔。

⑤ 狗、猫、熊、狮子、牛。

（9）小脑和工作记忆训练

目的：训练小脑和工作记忆。

材料：利用名词制作卡片，先从一张三个开始，再慢慢进展到一张七个。

方法：先以 4 秒一张的频率展现卡片，然后时间缩短到 2 秒一张，请孩子复诵上面名词，并说出常用动词，比如说苹果和吃、汽车和开、人和跑。

（10）最佳落点

目的：视觉空间训练。

材料：黑板、纸、笔。

方法：在格子内写个"×"，让孩子看 2 秒，请他按照指令在自己的格子的相应位置画出"×"。

（11）双重任务

目的：训练中央执行系统。

材料：黑板、纸、笔。

方法：先让孩子用 4 秒钟看一排颜色，如红、蓝、黄、绿，然后请他以对或不对回答下述问题，譬如说：蓝色在红色和黄色之间？绿色在黄色的后面？建议先从四个颜色开始，随着孩子能力的进展，逐渐增加到五个颜色。除了颜色之外，也可以用数字、注音符号、英文字母代替。

扩展阅读 4-2

自闭症画家的故事

也许你很难相信，一幅长达 5.5 米的纽约全景巨幅画作竟出自一位自闭症患者之手。

2009 年 9 月，应美国哥伦比亚广播公司之邀，英国自闭症画家斯蒂芬来到纽约，向美国人展示了他惊人的绘画才能：他在直升机上用 20 分钟时间浏览纽约全景后，仅花 3 天时间就绘制出了这幅相当复杂的巨幅画卷，而且画中的每一幢建筑物都符合比例，摩天大楼楼层的层数也十分准确。而他使用的工具不过是一套绘画笔。换言之，他完全依靠大脑中照相机般精确的记忆力，将一掠而过的纽约全景描绘了出来。

这不是斯蒂芬创作的唯一的城市全景图。事实上，早在 2005 年 5 月，他在乘坐直升机飞过东京城市上空后，在 7 天的时间内，凭记忆在约 16 米长的画布上绘制了东京全景图。从那时起，他一直在巨大的画布上绘制世界各地的城市风景，包括罗马、香港、法兰克福、马德里、迪拜、耶路撒冷和伦敦。在他绘制的罗马城全景图中，连万神殿中有几根柱子也画得分毫不差。

有人称斯蒂芬为"人体摄像机"，但了解斯蒂芬过去 15 年绘画创作生涯的人都知道，斯蒂芬的绘画创作过程并非如此简单。他是一位真正的画家，有着自己独特的视角和风格，创造性地想象着周围的世界，而不是机械地重复记忆中的东西。在作画时，他总是先用铅笔勾勒出大致布局，然后按比例画出较大的标志性建筑，最后再补充细节。他在绘画时有条不紊，并在很短的时间内爆发出创作激情。

对于一位自闭症患者来说，斯蒂芬所取得的成绩是非常了不起的。自闭症患者常被困在自己的个人世界中，其中有特殊天赋者的比例为百分之一。

在很小的时候，斯蒂芬就被诊断患有自闭症。他不会说话，像哑巴一样沉默。由于别人无法了解他的想法，他只能用发脾气来表达自己的挫败感。他不能与母亲的眼睛对视，与其他人的接触交流对他来说几乎是不可能的。特别是在他3岁生日前，他的父亲死于一场摩托车事故，他一直蜷缩在角落里，身体前后摇晃，不时地发出尖叫，只有铅笔和纸才能让他安静下来。事实上，正是他的绘画天才促使他开始学习与他人沟通。他曾在家人的鼓励下制作了26幅编了号的图片，每幅画对应于英文字母表中的一个字母，他借助这些图片帮助自己练习说话。6岁时，他以超越年龄的绘画手法和风格，准确地画出了一家百货公司的正面图。8岁时，他卖掉了以索尔兹伯里大教堂为题材的第一幅画作，他开始与人沟通，走出了独立生活的第一步。之后，在一所特殊儿童学校里，老师故意拿走他的绘画纸，迫使他大声喊出"纸"这个词。老师通过他对绘画和建筑物的爱好，不断开发他的语言能力。

斯蒂芬为什么会选择建筑物作为他最初的绘画题材呢？自闭症专家认为，可能是因为建筑物是静止不动的，无论你何时看它们，它们都保持着原来的样子。患有自闭症的人喜欢缺乏变化的单一事物，喜欢重复。

在被诊断为自闭症30年之后，现在的斯蒂芬已不再是一个完全将自己与外界隔绝的人了。虽然在与人谈话时，他有时会出现停顿，甚至答非所问，但作为自闭症患者，能够与人交流已经算得上是奇迹了。现在，当有人问他在听什么时，他会毫不迟疑地回答："广播1台。我喜欢听音乐。"当有人问他是否喜欢跳舞或是否有其他爱好时，他会露出迷人但稍微有些冷漠的习惯性微笑回答："当然。"他已经变得相当自信，能够轻松面对人生，甚至会想象自己未来独立生活的前景。

斯蒂芬已经举办了自己的作品回顾展，出版了4本画册。2006年，他因对绘画艺术做出杰出贡献而被授予大英帝国勋章。现在，他已在英国皇家歌剧院拱廊开设了个人画廊。在公众的眼里，斯蒂芬无疑是一位非凡的天才画家。

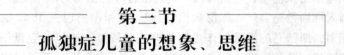

第三节
孤独症儿童的想象、思维

想象和思维作为两种高级的认知活动，是孤独症儿童进行智力开发所必不可少的部分。孤独症儿童缺乏想象力，很难进行想象性的游戏，他们的思维发展一般停滞在直观动作思维和具体形象思维阶段，逻辑推理能力和理解力都表现不足。因此，在培养孤独症儿童的想象力和思维能力时，要抓住他们在这方面的特点来设计活动和进行训练。

一、孤独症儿童的想象特征

想象是人在头脑里对已储存的表象进行加工改选形成新形象的心理过程。它是一种特殊的思维形式。它是人类特有的对客观世界的一种反映形式，它能突破时间和空间的束缚，达到"思接千载""神通万里"的境域。孤独症儿童的想象力很弱，表象是具体的。比如你问其关于狗的相关问题，其回答是以某一只具体的熟悉的狗作为参照的。在电影《自闭历程》里，当他人提到某一事物时，患有孤独症的主角的脑海里立即呈现的是一件件具体的她曾经历过的此种事物，如提到一扇门，她的脑海里会马上呈现一扇扇她曾经见过的门。由此可见，对于孤独症儿童来说，他们的想象具有以下几种特征。

1. 想象力缺乏，不能灵活地思考问题

孤独症儿童缺乏想象力，不能灵活地思考问题，也不会想象事情可能会是什么样子。假想和想象使我们的思维灵活而有创造力，不会局限于事物本来的面目中。我们可以把某一件事情想象为另一件事情，从另一个角度去计划、参与和处理它。通过想象力，我们可以假想自己正穿着别人的鞋子。当孩子们开始做模仿游戏（如过家家、兵抓强盗）时，就意味着想象力在孩子身上开始形成。形成想象力的进程在孤独症孩子身上进行得很慢，或者与常人不同，也有可能根本不能形成想象力。

孤独症患病程度的幅度很大，因此，由此产生的学习障碍也会有很大区别，想象力的障碍也会在很多不同的方面出现。有些患儿从来不对玩具感兴趣，既不知道那是什么，也不知道它们代表什么。他们只对物理意义上的特征或细节感兴趣。其他患儿也许会玩茶具玩具，或者把玩具车推进推出车房。但是，他们不会做一些有前因后果、较复杂的模仿游戏。有时候，一些患儿偶尔会在模仿某个情节或扮演某个角色。但是这个情节可能是从录像或书上学来的，而且他们会重复地玩许多次。如果其他孩子也参加了这个游戏，他们得不断扮演相同的角色。

2. 不能自然地介入想象性的或模仿性的玩耍

模仿几乎是人的天性。例如大多数孩子在不到一岁的时候就会跟大人学着伸舌头或挥手再见等。孩子们通过模仿进行交流，得到感情满足。他们也通过模仿进行学习，增进技能。但孤独症儿童在这方面又有所不同，他们很少模仿别人的动作。这一特征在很早的时候就表现出来。比如在一岁左右，孤独症儿童不像其他孩子那样跟大人学挥手再见。他们似乎对于其他人的示范根本就缺乏注意，有时反而模仿物体或机器的运动状态，因而显得很古怪。

对于正常儿童，由模仿性的玩耍会发展到想象性的玩耍。比如他们常常会"假装"用玩具当工具去"修理"什么。孤独症儿童很少具有想象力，也不会进行想象性的玩耍。举例来说，他们也许会用真的杯子喝水，但他们可能不会"假装"用玩具容器当杯子去喝水。换句话说，有些孤独症儿童在做一些具体动作时还可以，但他们的动作很少是想象性的或有代表意义的。就如同孤独症儿童在沟通方面有语言重复的问题，他们在玩耍方面也往往表现出行为的重复。他们的玩仅仅是对也已做过的动作的重复，其中缺乏他们自己的独特想象。

3. 重复的行为和习惯

重复的行为和习惯也是孤独症患者的一项特征。这项特征是由于缺少想象力造成的。孤独症患者不能灵活地思考问题，也不会想象事情可能会是什么样子。所以，他们不能构思将来。但世界好像并没有什么是绝对肯定的，他们只好通过建立在掌握之中的生活规律和模式取得安全感。世界上很多东西他们都不能理解，特别是人们及其语言。最简单的解决方法就是用重复的活动和狭隘的兴趣把他们自己隔绝于世界之外。

重复行为的问题会在很多方面出现，取决于孩子的年龄、孤独症的严重程度以及有没有其他学习上的障碍。重复性的动作可以是不断地转圈或甩手，有时这些重复动作也会作用到物品上。他们常常捻玩、轻敲或旋转玩具。患儿可能会专注于某种特别的兴趣或活动，例如总是看同一盒录像或者只谈某几类话题。通常他们的学习方法非常"呆板"，尽管在某一地点学会做某件事，但不会把这种方法应用到另一种情景里。

二、孤独症儿童的思维特征

思维是对事物的概括的和间接的反映，或是对事物的本质与内部联系的反映，即人运用表象和概念进行分析、综合、判断、推理等认识活动的过程，是智力的最高级和最核心的部分。思维发展的顺序是从直观动作思维到具体形象思维再到抽象逻辑思维。直观动作思维是依赖动作进行的，当动作停止或转移，思维也跟着停止或转移。在具体形象思维阶段，思维依赖于事物的具体形象进行，具体形象思维在儿童时期占主要地位。抽象逻辑思维是思维的最高水平，以语言为媒介，进行概念学习、判断和推理。在儿童时期，抽象逻辑思维开始萌芽。孤独症儿童思维的早期发展类似于正常儿童，先发展直观动作思维再到具体形象思维，但是他们思维的发展停滞在直观动作思维和具体形象思维阶段，抽象逻辑思维出现时间晚，发展水平低并且发展缓慢。

而对于孤独症的孩子，他们的思维方式与我们普通人有着很大的不同，可以说几乎所有患有孤独症和阿斯伯格症的人都非常关注细节，那么，他们的思维方式是怎么样的呢？

1. 间接性、概括性和对经验的重组上

思维的特征表现在其间接性、概括性和对经验的重组上。孤独症儿童的思维多是形象性的，他们需要依靠视觉图像来认知和理解事物。理解能力作为思维能力的体现，是对事物本质特征和内在规律的把握和认识。孤独症儿童的理解能力有限，对一连串言语信息的理解能力很差；难以理解抽象的概念和符号，数学学习有困难；他们也无法理解非语言的沟通线索，对沟通情境理解有困难。因为他们在认知上有先入为主地关注事物某些部分或细节的偏好，所以难以把握整体，缺乏把相关事物与事情联系起来的归纳能力，缺乏逻辑性，不能理解因果关系；缺乏整体计划的能力，较难同时完成步骤相对繁多的训练要求（一般不能同时完成3步以上的要求），因此，他们不会制订计划和进行有策略的思考，从而达到目标。在学习的过程中，由于概括能力低，他们难以找到不同问题的共同性，概念和经验的泛化能力弱。

2. 逻辑推理能力上

孤独症儿童思维能力的不足还体现在其逻辑推理能力上，逻辑推理能力体现了思维的间接性。孤独症儿童很难了解物与物、人与物、人与人之间的相互关系。通过"心理理论"的研究，高功能孤独症儿童也很难建立起"站在他人的角度考虑问题、了解他人的想法、预测他人的行为"的能力，他们善于分析，不善于综合，不擅长进行假设推理，不擅长领会和处理与情景有关的信息（常常环境改变而孤独症儿童的处理方式不变）。当前有研究结果表明，智力正常的孤独症患者能进行具体推理但不能进行抽象推理，当推理涉及同时考虑两个方面的维度时仍存在困难。

三、孤独症儿童想象力与思维能力的训练

在我们的生活中，时时处处都需要想象。孩子的逻辑思维能力的发展离不开想象，孩子解应用题、讲故事、写作文、与人沟通等都离不开想象力。有了想象力，就能知道下一步将发生什么，知道前后事情的联系，就能主动地调整自己的规划，感受到生活的多彩和美妙。孤独症儿童的想象力相对匮乏，需要我们运用多种训练方法来提高他们的想象力。

（一）想象力训练中的注意事项

一些能力较高的孤独症儿童确实能够表现出较多的、看上去像是具备想象力的行为。但是，经过观察可以发现，儿童一遍又一遍地重复过去的动作，经历同样的顺序，没有任何变化。那些能够从事重复"装扮"游戏的孤独症儿童，包括那些能够根据录像带或其他来源扮演角色的儿童，可能会过度潜心于一项活动，从而替代了其他所有的活动。因此，训练者要限制孤独症儿童花在这种游戏上的时间，并寻找替代这种重复游戏的其他活动。

如前所述，想象性游戏主要体现在两种能力上，一是能够用一种物品代替另外一种物品；二是能在某种物品不存在的时候假装这种物品存在。因此，训练者可以

有意识地培养孤独症儿童的这两种能力，告知其为什么可以做和怎样做这样的替代和假装，使儿童理解这种替代和假装，从易到难训练这两种能力。

大多数孤独症儿童不会引起其他儿童的兴趣，然而，如果他们引起了其他儿童的兴趣，他们会要求其他的儿童参与他们的重复活动，但不会参与其他儿童的想象性游戏。由于孤独症儿童"心理理论"的缺失，不能理解他人的想法、信念和动机，因此他们很难学会有其他儿童共同参与的互动式的想象性游戏。他们对故事的内容也许能逐字逐段地复述和模仿，但是他们对故事的情节并不具备富有想象力的理解。因此训练者要帮助孤独症儿童慢慢理解他人的想法、信念和动机等，从而发展其想象和猜想的能力。

真正的想象力和创造性的价值在于，把过去的经历和现在的经历联系起来，为未来制定计划，包括普通的"明天要做些什么事情"到整个人生的宏伟计划。因此，训练者要注意培养孤独症儿童想象的预见性，让他们渐渐学会利用过去和现在的经验计划以后的生活，能够对未来有憧憬。同时，让他们获得并认识到创造性的想象力所带来的快乐和满足。

（二）想象力的训练

1. 通过生活实际进行培养

培养孤独症儿童联结意图理解和想象的能力可以通过生活本身来实现。如，吃过早饭后，让孤独症儿童回忆一下，"今天早餐吃了什么？吃的是面包还是油饼？"在去逛超市之前，让他们想一想，说一说，"咱们要去什么超市买东西？你想去超市买什么？"等。解决生活中的这些实际问题的过程，就是儿童想象力的基础训练的过程。

2. 通过动作表演进行培养

动作表演是相对直观形象的，孤独症儿童对观察和判断动作的含义是比较感兴趣的，如空手道游戏。桌子上摆了很多好吃的食物，让孤独症儿童看训练者的动作表演来拿东西。可以做出"剥皮、吃"的动作，儿童可以展开想象，拿橘子或香蕉等。可以画一个圆形，经过儿童自己想象后，拿饼干或苹果等。再如，看表演猜图片游戏。摆放一些动作性强的图片，训练者不要说话，让他们观察训练者的动作表演后，自主想象拿图片，如吃饭、睡觉、喝水、跑步等。

（三）思维能力训练中的注意事项

孤独症儿童除了在语言和社会交往方面存在着较为严重的障碍之外，思维能力的滞后也是其较为明显的特征之一，具体表现为常常有一些刻板的行为，包括物品摆放位置、回家路线等，尤其不懂得变通，思维呈单一式发展。

对于此类问题的出现，并不是孩子故意在跟家人作对，而是他们的思维方式就是这样的，不会去多方面考虑，因此，父母需要以冷静的态度来面对患儿的这类问题，从多方面加以引导，逐步地增强患儿的思维能力。

由于孤独症儿童的思维主要是直观动作思维和具体形象思维，他们理解事物往往依赖于感知、动作和具体的形象或表象，而抽象逻辑思维能力很差。所以要想提高他们的思维能力，首先要尊重他们的思维特点，充分发展他们的直观动作思维和具体形象思维，只有这样才能更好地发展其抽象逻辑思维。但是，又不能消极地等待孤独症儿童抽象逻辑思维的出现，在培养他们直观动作思维和具体形象思维的同时，要循序渐进地培养其抽象逻辑思维，以促进抽象逻辑思维尽早发展。

孤独症儿童可以认识个别的事物，但他们很难理解事物之间的联系。他们更多的是看到事物的细节或单个的事物而忽视了整体的意义，从而影响了他们的理解能力和逻辑推理能力的发展。因此，在训练儿童思维能力时要注重培养儿童的整体意识，让他们学会把握事物之间的关系。

训练者要灵活地运用多种方式和手段发展孤独症儿童的抽象逻辑思维。例如，孤独症儿童对概念的理解有困难，他们难以接受和理解抽象的概念，经常将空间、数目、颜色、尺寸等混淆，不能正确认识和区分。如果训练者在教学时能够灵活地借助于手势、表情和姿势来传达信息，有助于他们接受这些概念。如在教学反义词组高—矮、大—小、胖—瘦、长—短、粗—细、对—错等概念时，可以充分利用手势的暗示作用，帮助儿童来掌握和理解这些概念。另外，由于孤独症儿童的理解能力有限，训练者要确保自己的指导语简洁、明确、易懂。

（四）思维能力的训练

1. 课堂中的引导训练

课堂中训练者在对孤独症孩子进行训练的过程中，尽量利用比较直观的教具，比如在教孩子学习说"苹果"的时候可以将苹果的模型拿出来，让孩子形成较为直观的概念，将实物和概念结合在一起训练，以此来提高患儿的概念思维。

2. 实践活动的训练

多鼓励孤独症孩子参加一些实践活动。比如多带孩子去超市购物，让孩子自己尝试着选取物品、结账等等，或者带孩子参加一些亲子活动。任何一项活动都有它开展的意义和作用，家长要多鼓励患儿参加各种形式的活动，不要因为自己的孩子总是落后于他人而不敢去，只有让孩子参与到活动的过程中去，不断地去适应，才能有助于患儿转动大脑，激发其潜在的思维能力。

3. 游戏、音乐的训练

做游戏可以锻炼患儿的思维能力。游戏与儿童的生活密不可分，既是孩子娱乐的主要方式，也可以让他们在游戏中激发自身的积极性。比如家长在家里可以陪孩子玩儿丢手绢的游戏，在游戏过程中故意假装将手绢丢在孩子后面，这样逐步引导，让孩子明白游戏的规则与玩法，这个过程本身就是思维能力得到提升的过程。

用音乐等其他艺术形式来启发孤独症儿童的思维。训练者或者家长可以每天定时地为孩子播放音乐来缓解患儿的情绪，在听音乐、学唱歌的同时也可以缓解精神疲劳、开阔孩子的思维和想象力。

　　孤独症孩子思维能力的发展对于其社会交往有着重要的意义，也是患儿进步、康复的重要标志之一，因此，在生活中父母和训练者要有意识地引导孩子锻炼其自身的思维能力，促进孤独症儿童融入社会。

🔄 扩展阅读 4-3

不要扼杀孤独症儿童的想象力

　　在对孤独症儿童的研究中，发现他们拥有优秀的局部加工的能力，但整体加工的能力很薄弱；具有良好的表象思维能力，但抽象思维能力和语言加工能力很低下等。有一部分孤独症儿童发展了孤立的而且常常是超凡的才能，远远超过正常的同龄儿童的水平，如不少患者在音乐、绘画等方面还拥有特殊的才华。所以，家长不宜过多干涉孤独症儿童做自己喜欢做的事情。

　　每一个孩子天生都有创造力，孤独症儿童也不例外。只是大家都忽略了一个重点：创新思维是不能过度教的，否则将扼杀其创新意识。孤独症康复专家指出，所谓知识可以教，但是一个孩子的创意思维不能教。创意是一个才情，要想让孩子可以将这种创意发挥得淋漓尽致，就必须让他自己去自由发挥、想象和体验其奥妙所在。当然，前提需要为孩子提供一个创作的良好空间。

　　别让你的插手变成孩子的缩手。很多家长都喜欢干涉孩子做自己想做的事情，但是却不知道插手将会带给孩子的是什么。比如绘画，就是因为家长的干涉和介入，成为打破孩子构思的对象，可想而知，最初的创意不复存在。

　　老师和孩子在一起画画，重点是老师不可以指导孩子去画什么，要让孩子们自己去勾画自己心中最美好的画面。这种让孩子尽情自由涂鸦的方式，不仅仅可以让每位小朋友展示自己最初的天性本能，还能体现孩子小小内心世界的精彩，把原有的本能潜力激发出来，带着轻松愉悦、没有约束的心情去创作属于自己的画作。

　　其实每个人都是自己生命的创造者，在孤独症儿童幼期给予自由抒发的空间，可以让他养成自我探索的内在动力，这些自主发挥学习的潜能是一种自然必经的过程，所以家长别急于干预，别因为一不小心的介入，剥夺孩子体验天马行空的自由想象，即便是今后可以将画作临摹得有模有样，但再也没有原创性的生机魅力。

　　孤独症儿童的思想单纯简单，他们涂鸦的画作体现的是他的内心，他的潜力特点，让他尽情自由绘画吧！相信在没有插足干涉下，他的画才是最为本质的真真切切。

第四节
孤独症儿童智力开发的意义

为什么智力是社会性发展的基础？对人际关系、社会规范和社会生活事件的认识都需要相应的智力水平，智力水平低下造成了孤独症儿童社会认知的困难，阻碍了社会性的发展。孤独症儿童千差万别、各具特色，其中，智力损害的程度不同，是造成孤独症病情程度不同的重要原因之一，也是影响孤独症儿童康复水平的重要因素。智力损害程度轻的孤独症通常也称为"高功能"孤独症，智力损害严重的通常称为"低功能"孤独症。智力水平制约着孩子的社会性发展，即使孩子不是孤独症，智力水平低下，也同样会造成社会认知水平低下，从而造成社会性发展落后。因此，在孤独症儿童的康复训练中，必须重视智力开发。

一、孤独症儿童智力发展的特点

什么是智力？目前中外心理学家还不能给智力下一个大家都认可的定义，很多时候，人们把"智力""智能""认知能力"作为同一概念来使用。通常意义上，智力、智能、认知能力这三个概念的含义是相似的。在孤独症儿童的康复训练中，我们更习惯使用"认知训练"这个概念，严格地讲，应该叫做认知能力训练，也可以叫做智力训练。智力是人们在认识事物的过程中表现出来的身心潜能。智力不是知识，而是获取知识、运用知识解决实际问题的能力，也可以说，智力就是综合运用感知、记忆、思维、想象、注意、语言等心理能力获取知识经验的心理潜能。我国多数心理学家认为，智力包括观察能力、记忆能力、注意能力、语言能力、想象能力和思维能力等几个基本因素。

人们获得知识的过程开始于感觉和知觉，感觉是对事物个别属性和特征的认识，如感觉到颜色、声调、气味、粗细、软硬等。知觉是综合多种感觉，对事物整体属性的认识活动。感觉和知觉又可以统称为感知觉。感知觉获得的知识经验，在刺激停止以后没有马上消失，而是留在头脑中，并在需要的时候能够再现，这种积累和保存经验的心理过程就是记忆。所有的智力活动都离不开注意力，而这种"注意"主要是指依靠意志努力维持的有意注意。人不仅能直接感知事物的外在特征，还能间接地、概括地认识事物，揭示事物的相互联系和内在规律，这就是思维能力。思维就是运用表象和概念进行抽象概括、判断推理的认识过程。思维是智力的核心，而语言是思维的重要工具。智力是一个人认识世界的一般能力，人们认识任何事物，都是一种智力活动，不同的人会在智力活动中表现出自己的个性特征，使智力活动的质量具有显著差异。这一普遍规律对孤独症儿童同样适用。

孤独症儿童无论其各自的障碍程度如何，有一点是相同的：他们的智力都不同程度地受到了损伤。孤独症儿童的智力发育呈现出明显的异常状态，他们的智力在各个方面都与众不同。第一，孤独症儿童在听觉、视觉、触觉、味觉、运动觉等方面与众不同，具有不同程度的感知觉异常。另外，由于自我封闭，孤独症儿童严重缺乏对客观事物的观察兴趣，造成了他们的感知觉贫乏。第二，注意力短暂、分散，注意缺乏指向性，缺乏持续性，有意注意难以维持，无法支持一般认识活动的进行。第三，有出色的机械记忆能力，而策略记忆能力缺乏。第四，思维能力差，局限于事物外部特征的认识，在理解事物之间的相互关系上出现严重困难；抽象概括能力、判断推理能力发展滞后；在思维品质上缺乏灵活性，显著刻板化。第五，缺乏想象力，不会做"假装游戏"，难以扮演一个表演角色。第六，语言表达显著落后。

孤独症儿童与正常的儿童相比在认知方面存在以上诸多缺陷，但在不同的孤独症儿童身上有不同的表现。很大程度上，孤独症是一种特异性的障碍——虽然有些认知功能受到损害，但却保留了一些其他的功能，甚至还十分出众。一些孤独症儿童常常具有所谓超凡的"能力孤岛"，例如出色的机械记忆、数学计算、日期推算能力和音乐、绘画、拼图技能等。这些在某方面表现出超常能力的孤独症儿童被称为孤独症专家（autistic savants）。但是他们往往不能解释自己独特的技能，而且这些技能的范围也经常受到限制，例如，只能演奏某一种类型的曲子或者只能对某一段时间进行日期推算等。可以看到，孤独症儿童的智力如同一块贫瘠的土地，因此，对孤独症儿童的智力开发越发必要。

二、孤独症儿童智力开发的重要性

在孤独症儿童这块贫瘠土地之上的耕耘，需要加倍努力！智力和社会性发展有什么关系呢？我们发现，智力发展比较好的孤独症儿童，如果教育引导得当，其社会性发展很可能也比较好。也就是说，发展孤独症儿童的社会性，必然要提高其智力水平。人的社会性包括三个方面：社会认知、社会情感、社会行为。社会认知是社会性发展的基础，没有正确的"知"，就没有健康的"情"，因而也就没有正常的社会行为。社会性直接受到社会认知的制约，而社会认知又和一般智力密切相关，不管孩子是否有孤独症障碍，当智商低于一定程度以后，其社会性发展必然要受到影响。从这个意义上来说，要提高孩子的社会性发展水平，就必须重视智力的培养。开发智力有利于发展孩子的社会认知，社会认知又促进了社会性发展。这就是智力开发的重要性，这就是智力和社会性发展的关系。

任何领域的认识活动都要以一般智力为基础，在物理世界中获得的认识能力，经过教育引导，迁移到对社会生活的认识。虽然认识对象不同，但是所需要的心理能力是相同的。在对孤独症儿童的教育中，以物理世界为起点的认知活动，其终点必须要转化为对孩子社会性发展的支持。例如，认识颜色的教育开始于婴幼儿时期，在对颜色这一事物的物理属性的认识过程中，需要抽象概括，孩子必须撇开物体的形状、材质、功能、大小等特征，抽象出颜色这个唯一的属性，将某一范围波长的视觉刺激概括为"红色"。这一抽象概括能力同样也可以应用在对动物、植物的认识过程中。当孩子形成"兽类动物"的概念时，已经忽略了动物的身体颜色、生活习性、体态大小等具体特征，而抽象出了身上长皮毛、四条腿、有牙齿、胎生等主题的共性生物特征。虽然认识对象不同，但是，认识的心理过程是相同的，以此类推，从社会属性的角度可以把不同职业特点的人概括为"医生""教师""工人""农民"等，依然需要抽象每一类角色的共同特点。将这种能力延伸到对社会生活、人际关系的认识，那么就是社会认知。

按照认识对象的不同，认识活动可以分为对自然界的认识和对社会的认识。什么是社会认知？社会认知是指人对人际关系、社会群体、社会规范和社会生活事件的认知。社会认知以一般智力为基础，它是智力在社会生活领域的具体运用。智力水平制约着对社会的认识水平，也必定制约社会性的发展。虽然社会认知需要以一般智力为基础，但是，因为社会认知对象的特殊性，使得社会认知过程具有自己独特的地方，相对来说难度较大。第一，社会认知具有复杂性和不确定性。社会认知的核心是理解人与人之间的关系，而人与人的关系是依据双方的动机、情感、观点的不断变化，处于一种互动性的变化之中，这种变化是复杂的，带有很大的不确定性。第二，社会规则具有抽象性。人与人之间的关系具有内隐性。人际关系是内在动机和情感、观点支配下的互动关系，而情感、观点和动机都具有内隐性，互动双方需要相互理解和判断对方的目的、动机、观点，从而调整自己的行为。第三，人在社会认识领域中，主观性比较强，这一点与对物理客体的认识不同。人们往往从自己的角度评价别人，评价事件。因为角度不同，因而产生的评价就很不同，甚至截然相反。而人们对物理世界的认知却具有相对客观性。总之，人与人之间的社会关系缺乏特定的可以直观感知的物理特征，并且处于广泛的联系和不断的变化中，认识社会生活需要思维能力做支撑，这点恰好是孤独症儿童的"智力软肋"。可以说，没有思维的发展，孤独症儿童就很难理解人与人之间的复杂关系，就谈不上社会性的发展。

对孤独症儿童来说，若其认知能力得不到提高，则根本不能自理自立，更加不可能适应社会，独立生活。孤独症儿童的出生，往往会给这个家庭带来长期的经济负担和身心压力。因此，开发孤独症儿童的智力，提高其社会适应能力，不仅对其自身，而且对其家庭、社会都显得非常重要。要提高孤独症儿童的能力，不仅需要良好的家庭、学校教育，还需要广泛的社会支持。然而，孤独症是一种终身疾病，将伴随孤独症患者的一生。对孤独症儿童的持续、积极、正确的引导和教育虽能使他们渐渐获得部分社会适应能力，但是孤独症儿童还是很难像正常人一样回归主流社会，因此，教育者要有足够的耐心和合理的期待。

三、孤独症儿童智力开发的着手点

人们常常用知识和动作技能的获得来衡量智力开发的结果。然而，知识和技能并不等同于智力，有些孤独症儿童拥有大量的信息和丰富的知识，但不能应用这些知识去解决实际问题，获得社会适应能力，他们缺乏必要的思维理解能力，他们的思维能力并没有发展起来。因此，对孤独症儿童进行智力开发要特别注意其认知特点，让他们的相对优势能力得以发展，并针对他们的弱项提供特别的辅导，帮助他们提高社会适应能力。

1. 智力开发应当全面

智力的开发需要从注意力、观察力、记忆力、想象力、思维能力等多方面着手，促进孤独症儿童认知能力的全面发展。另外，孤独症儿童的主要认知障碍在于他们只注意到局部，不能看到整体，更不能理解局部和整体的关系、理解深层次的含义、建立社交关系，所以在开发孤独症儿童智力时要特别注意培养这一方面的能力。

2. 从最基本的感知觉训练入手

以孤独症儿童感兴趣的感知觉方式进行训练。感知觉异常是孤独症儿童的特征之一，有的儿童偏爱视觉刺激，有的喜欢听觉刺激，有的习惯触觉刺激等。以他们偏爱的感知觉方式为起点，不断增加新的刺激，既能增加其参与的积极性，又能防止其注意力涣散。同时，进行相同活动的时间不宜过长，要增加活动的多样性和变化性，以防止孤独症儿童出现重复刻板的行为。

3. 思维能力训练应该是孤独症儿童智力开发的重点内容

思维是智力的核心，孤独症儿童智力损伤最严重的是对思维能力的损伤，因而，在智力开发中，思维训练应该是重点，当然也是难点。只要按照思维训练的规律，从易到难，循序渐进，选择合适的训练方法，任何程度的孩子都会在自己原有的智力水平上得到提高。

4. 注意处理好知识学习和智力发展的关系

将知识教育和智力开发融为一体，切忌将两者割裂开来。

5. 注重结合社会生活中实际问题的解决进行智力训练

生活中的智力训练内容、材料、场合丰富多彩，生动活泼，有利于提高孩子的认知兴趣，有利于减少孩子的逆反心理，有利于克服孤独症儿童的认知刻板化。生活化的训练、在解决问题中训练，更容易给孩子带来成就感。另外，生活中的智力训练突破了课堂的局限，能够做到随时随地进行，化整为零可以有效地利用时间，提高效率，最大限度地促进孤独症儿童的社会性发展。

四、孤独症儿童智力开发的误区

在孤独症儿童的教育训练中，智力开发、认知训练常常被作为重要内容，孩子学会了什么，往往是家长评价训练效果的重要指标。在孤独症儿童的智力开发中，需要解决的问题是：首先，对智力开发尚缺乏完整科学的理解，以动作技能训练和知识传授替代智力开发的现象很普遍。制约孤独症儿童社会认知发展的是思维理解能力。知识不等于智力，有些孤独症儿童的大脑里储备了某方面的许多知识，但是，思维能力并没有发展起来，孩子不能用这些知识解决实际问题，知识不能转化成孩子的社会适应能力，这是用教知识代替教思维的误区；某些单纯的动作技能也不等于智力，没有思维能力的整合，孤独症儿童的动作技能同样也不能转化成解决问题的适应能力。其次，将"智力训练"狭义地理解为"课桌学习"的固定形式，使本来可以丰富多彩的智力训练单调、呆板，很容易造成孩子的逆反。

总之，对孤独症儿童的智力开发要以对物理世界的不断认知为起点，慢慢迁移到社会生活中，最大限度地促进孤独症儿童的社会性发展。

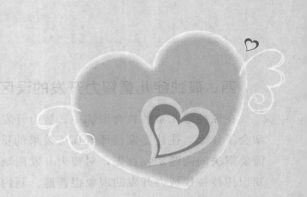

第五章
孤独症儿童的情绪调整与情感发展

孤独症儿童除了在语言交流和社会交往方面存在着较为严重的发展障碍之外，情绪和情感障碍也是孤独症儿童的特有障碍之一。孤独症儿童的情绪常常像汹涌跌宕的激流，他们的情感世界又如同没有绿洲的荒漠。情感是在情绪的基础上发展起来的。情绪是人对环境刺激产生的激越的心理状态和态度体验，而情感则是社会化、稳定化、复杂化的情绪体验和态度反映。情绪带有情景性，而情感带有长期性和稳定性。从世界上现有的文献看，要克服孤独症儿童的情绪问题和情感障碍，是十分艰难的。但是，无论孩子能力的高低，无论障碍的多少，都是可以进行教育和干预的，从而促进孤独症儿童正常的情绪调整与情感需要出现，并在一定程度上学会认识自己和他人的情绪，控制自己的情绪，并享受到情感交流的乐趣，这是可行的，也是我们对情绪与情感进行教育和干预的目标追求。

第一节
孤独症儿童的情绪、情感特点

孤独症儿童由于存在明显的语言发育落后及社会交往能力的障碍，他们往往只会哭闹、叫喊、发脾气，以及自伤、攻击他人，或用冲动来表达他们的情绪反应。当父母离开或出现家庭变故的时候，他们不会表现出焦虑、恐惧、害怕或紧张。对父母的离去，他们也并不表现出任何的依恋，而是不关心、毫无反应，如同没看见一样。有的孩子把父母看成是陌生人，如果父母因工作需要暂时离开，再次相见时，他们就好像从来不认识一样。他们在幼儿园或集体中也不能与伙伴发展友谊，周围环境的改变也难以引起他们的注意。相反，也有少部分孩子对环境的改变表现出烦躁不安，难以适应。由于他们的语言发育落后，只会通过哭闹、叫喊或以饮食、睡眠的改变代替他们的情绪反应。他们多数缺乏与人对视、交流、沟通的眼神，而且很少去关心和体验亲人的表情及情感反应，他们与正常儿童有着明显不同的情绪体验。

一、情绪和情感的性质与功能

孤独症儿童的情绪和正常儿童明显不同，既冷漠麻木，又暴躁易怒。他们在社会交往中的许多怪异行为都与其情绪失常有关。

（一）什么是情绪和情感

情绪和情感是人的需要是否得到满足时所产生的一种对客观事物的态度和内心体验。人们在认识和改造世界的过程中，客观事物对人会有某种意义，因而人对这些事物也就会产生某种态度。这种对客观事物的态度总是以带有某些特殊色彩的内心体验的形式表现出来。例如，体育竞赛中取得优胜使人兴奋和愉快，亲人故去使人痛苦和悲伤，遇到蛮不讲理的人引起激动和愤慨，自然灾害可能引起震惊和恐惧，所有这些喜、怒、哀、乐、悲、恐、惊等，都是人的具有某种独特色彩的内心体验，这些体验是以人的不同态度为转移的。因此，情绪和情感也可以说是人对周围现实和对自己的独特的态度体验。

（二）情绪与情感的区别与联系

情绪和情感是与人的特定的主观愿望或需要相联系的，有人把它们统称为感情（affection）。人们的感情是非常复杂的，既包括感情发生的过程，也包括由此产生的种种体验，因此用单一的感情概念难以全面表达这种心理现象的全部特征。在当代心理学中，人们分别采用个体情绪和情感来更确切地表达感情的不同方面。情绪主要指感情过程，即个体需要与情境相互作用的过程，如高兴时手舞足蹈，愤怒时暴跳如雷。情绪具有较大的情景性、激动性和短暂性，往往随着情景的改变和需要的满足而减弱或消失。而情感经常用来描述那些具有稳定的、深刻的社会意义的感情，如对祖国的热爱，对敌人的憎恨以及对美的欣赏等。作为一种体验和感受，情感具有较大的稳定性、深刻性和持久性。

情绪和情感又相互依存、不可分离。稳定的情感是在情绪的基础上形成的，而且它又通过情绪来表达。情绪也离不开情感，情绪的变化反映情感的深度，在情绪中蕴含着情感。

（三）情绪的维度与两极性

情绪的维度是指情绪所固有的一些特征，主要指情绪的动力性、激动性、强度和紧张度等方面。这些特征的变化幅度又具有两极性，每个特征都存在两种对立的状态。

1. 情绪的动力性有增力和减力两极

一般地讲，需要得到满足时产生的积极情绪是增力的，可提高人的活力；需要得不到满足时产生的消极情绪是减力的，会降低人的活动能力。

2. 情绪的激动性有激动与平静两极

激动是一种强烈的、外显的情绪状态，如激怒、狂喜、极度恐惧等，它是由一些重要的事件引起的，如突如其来的地震会引起人们极度的恐惧。平静是指一种平稳安静的情绪状态，它是人们正常生活、学习和工作时的基本情绪状态，也是基本的工作条件。

3. 情绪的强度有强、弱两极

如从愉快到狂喜，从微愠到狂怒。在情绪的强弱之间还有各种不同的强度，如在微愠到狂怒之间还有愤怒、大怒和暴怒等。情绪强度的大小决定于情绪事件对于个体意义的大小。

4. 情绪还有紧张和轻松两极

人们情绪的紧张程度决定于面对情境的紧迫性，个体心理的准备状态以及应变能力。如果情境比较复杂，个体心理准备不足而且应变能力比较差，人们往往容易紧张，甚至不知所措。如果情境不太紧急，个体心理准备比较充分，应变能力比较强，人就不会紧张，而会觉得比较轻松自如。

（四）情绪和情感的功能

1. 适应功能

有机体在生存和发展的过程中，有多种适应方式。情绪和情感是有机体适应生存和发展的一种重要方式。情绪直接反映着人们生存的状况，是人们心理活动的晴雨表，如通过愉快表示处境良好，通过痛苦表示处境困难；人们还通过情绪和情感进行社会适应，如用微笑表示友好；通过移情维护人际关系，通过察言观色了解对方的情绪状况，以便采取适当的、相应的措施或对策等。也就是说，人们通过各种情绪、情感，了解自身或他人的处境与状况，适应社会需要，求得更好的生存和发展。

2. 动机功能

情绪、情感是动机的源泉之一，是动机系统的一个基本成分。它能够激励人的活动，提高人的活动效率。适度的情绪兴奋，可以使身心处于活动的最佳状态，进而推动人们有效地完成工作。研究表明，适度的紧张和焦虑能促使人积极地思考和解决问题。同时，情绪对于生理内驱力也具有放大信号的作用，成为驱使人们行为的强大动力。如人们在缺氧的情况下，产生了补充氧气的生理需要，这种生理驱力可能没有足够的力量去激励行为，但是，这时人们产生的恐惧和急迫感就会放大和增强内驱力，使之成为行为的强大动力。

3. 情绪、情感的调控功能

情绪、情感对于人们的认知过程具有影响作用，包括积极作用和消极作用。大量研究表明：适当的情绪、情感对人的认知活动具有积极的组织功能，而不当的情绪、情感对人的认知活动具有消极的瓦解功能。

（1）促进功能　良好的情绪、情感会提高大脑活动的效率，提高认知操作的速度与质量。叶克斯-道森定律说明了情绪与认知操作效率的关系，不同情绪水平与不同难度的操作任务有相关关系。不同难度的任务，需要不同的情绪唤醒的最佳水平。在困难复杂的工作中，低水平的情绪有助于保持最佳的操作效果；在中等难度的任务中，中等情绪水平是实现最佳操作效果的条件；在简单工作中，高情绪唤醒水平是保证工作效率的条件。总之，活动任务越复杂，情绪的最佳唤醒水平也越低。我们了解了情绪与操作效率之间的关系，就能更好地把握情绪状态，使情绪成为我们认知操作活动的促进力量。

（2）瓦解作用　情绪对认知操作的消极影响，主要体现在不良情绪对认知活动功能的瓦解上。一些消极情绪，如恐惧、悲哀、愤怒等，会干扰或抑制认知功能。恐惧情绪越强，对认知操作的破坏就越大。考试焦虑就是一个典型例子，考试压力越大，考生考砸的可能性越大。一般来说，中等程度的紧张是考试的最佳情绪状态，过于松弛或极度紧张都会瓦解学生的认知功能，不利于考生正常水平的发挥。当一个人悲哀时，会影响到他的工作或学习状态，导致注意力不集中，易分神，思维流畅性降低等。

由此可见，情绪的调控功能是非常重要的。情绪的好坏与唤醒水平会影响到人们的认知操作效能。

4. 信号功能

情绪和情感在人际间具有传递信息、沟通思想的功能。这种功能通过情绪的外部表现，即表情来实现的。表情是思想的信号，在许多场合，只能通过表情来传递信息，如用微笑表示赞赏，用点头表示默认等。表情也是言语交流的重要补充，如手势、语调等能使语言信息表达得更加明确。从信息交流的发生上看，表情的交流比语言交流要早得多，如婴儿与成人相互交流的唯一手段就是情绪，情绪的反应功能也正是通过信号交流作用来实现的。

二、孤独症儿童的情绪、情感特点

情绪和情感是客观事物或者现象是否符合人的需要而产生的态度体验。作为一种主观体验，它主要通过人的各种活动和认识过程而表现出来。孤独症儿童活动能力差，对事物认识水平低，往往被正常儿童所排斥，不能参加许多具有社会交往和情感发展可能的集体活动，加上家庭教育不当，或是过分保护、溺爱；或是厌恶、嫌弃；或是家长不能正视孩子智力落后的现实而提出过高的要求，造成孤独症儿童的心理紧张，从而影响了他们的情绪和情感的发展。

（一）情绪体验简单，高级情绪出现很晚，而且浅表、短暂

人的基本情绪大致有：喜、怒、哀、乐、悲、恐、惊等，这是最简单的情绪。

这些简单的情绪孤独症儿童都具有。但孤独症儿童的情绪发展停留在简单情绪上，缺乏高级的复杂情绪，像骄傲、自豪、羞愧、内疚、轻蔑、尴尬、懊悔等复杂情绪，对于孤独症儿童来说往往很难发展。即使有的复杂情绪能出现，也出现得非常晚，远远落后于正常的同龄孩子。由于缺乏这些复杂情绪，他们对他人的情绪、情感无法认识，也难以和他人交流感受，产生情感上的共鸣。

（二）情绪冷漠，主观体验贫乏

主观体验是情绪的重要组成部分，而孤独症儿童的主观体验相当贫乏。他们的大多数情绪是由低级的生理功能引起的，主观体验肤浅、简单。正因为主观体验贫乏，所以孤独症儿童表现出情绪冷漠的特点。

情绪冷漠是孤独症儿童最明显的特征之一。他们经常避免与他人的眼神接触，表示出茫然和冷漠；不主动与他人接触，也不愿意和父母接近。

（三）情绪并非针对具体的人和事情，具有弥散性

正常儿童的情绪产生有明确的刺激对象，例如，被老师批评了感到伤心，考试考得好感到高兴，委屈了觉得愤怒，上台演讲前感到焦虑。一旦刺激解除，情绪就会发生改变。但孤独症儿童的情绪有时并没有明确的刺激对象，情绪的发作并非针对特定的人和事情，具有弥散性，所以，常常让周围的人觉得非常突然，猝不及防。有时他们会产生一种在正常人看来是莫名其妙的、可能与幻想有关的恐惧和焦虑。

（四）情绪不易控制，爆发频繁，表达方式简单

一方面，孤独症儿童的情绪冷漠；但另一方面，他们又情绪暴躁，喜怒无常，不易控制。由于存在明显的语言发育落后及社会交往能力的障碍，他们的情绪表达方式往往很简单，只会用哭闹、尖叫、发脾气，以及自伤、攻击他人等冲动的方式表达他们的情绪反应，严重的会有撞墙、扯头发或咬手等自伤行为。正常儿童的表情丰富而准确，他们可以借助于面部表情、动作表情、言语表情等多种方式表达同一种情绪，而孤独症儿童的表情则简单而粗暴。

正常人的情绪表现和刺激事件、刺激情境都是对应吻合的，例如，高兴了我们会笑，伤心了我们会哭，狂喜时我们会手舞足蹈，悲痛欲绝时我们会号啕大哭，这些都是适宜的。但是，孤独症儿童的情绪很不稳定，有时会表现出极不适宜的、异常的、激烈的情绪反应。比如，有时候会在兴奋的气氛下哭泣，也有时候会在悲伤的气氛下欢笑，一点点小事就会让他们暴跳如雷。

（五）情绪不能转化为持久的心境和情感

所谓心境化就是情绪反应相对持久稳定，情绪反应的时间明显延长。也就是说，情绪一旦被激发，即使刺激消失，还会转化为心境，持续一段时间。随着年龄的增长，正常儿童的情绪体验逐渐加深和延缓，出现心境的体验。例如，有的孩子

在受到批评后，并没有当场发作，却在事后为此闷闷不乐好几天；有的孩子一次考试考得很好，会为此高兴好几天。但孤独症儿童缺乏这种心境的体验，他们的情绪转换迅速，极不稳定。

孤独症儿童的情绪不能转化为持久的心境，更难以发展出高级的情感。因此，情感相比心境而言，具有更大的稳定性和持久性，不因情境的改变而转移，如友谊感，并不以朋友一时的表现而变化。

（六）情绪和情感易多变，并有时伴有"病态性"

孤独症儿童的情绪和情感体验与幼儿差不多，较原始，体验不深刻，不稳定，如六月的天说变就变。例如，常见他们忽儿欢蹦乱跳，手舞足蹈，兴奋不已，忽儿又莫名其妙号啕大哭起来。并且，孤独症儿童有时还表现出病态性的情绪和情感特点。如，有的极易激怒，一些微不足道的小事都可能使他愤怒；而有的则表现为情绪极度高涨，整日乐呵呵，笑嘻嘻，没有什么痛苦事；或相反，表现为另一极端，情绪低落，对任何事情都漠然视之。

（七）情绪和情感具有"不协调性"

孤独症儿童由于思维缺乏灵活性，自我意识发展慢，不能很好地控制自己的情绪和情感。所以他们的行为更多地随机体的需要和习惯而变化，很难根据环境的变化和实际的需要来协调自己的情绪和情感，改变以往的愿望和要求。孤独症儿童情绪和情感体验的强度与引起情绪和情感的外部作用的强度不协调，常常因一些微乎其微的小事而烦躁不安。他们爱哭爱笑，而使人伤心或使人发笑的事却未必能引起他们相应的情绪体验。

三、孤独症儿童情感障碍的原因

孤独症儿童为什么会出现情感障碍呢？主要有以下几方面的原因。

第一，孤独症儿童缺乏心理需要，他们的高级情感需要极其微弱，情感沟通动机不足。了解他人，将人作为自己的认知对象，根据人的表情、动作等外部条件，进而体察、识别、推断他人的内在感受，从而根据这一判断来调整自己和他人的情感距离，这是人的心理需要之一。孤独症儿童情感需要微弱除了遗传因素之外，有一个因素不可以忽视，即情感沟通兴趣的欠缺，这和孤独症儿童后天的经历与处境有直接的关系。因为情感是在人与人的关系中产生的，人们追求情感分享，一定是在情感沟通中得到了正面的强化。但是，孤独症儿童在与人交流中所得到的指责、命令、冷落、排斥等负面的感受多于正面的感受，这使得他们本能地疏远他人，失去了情感交往的兴趣。

第二，孤独症儿童严重的自我中心化。站在对方角度理解对方的需要和感受，是情感沟通建立的基础，恰好孤独症儿童不能理解自己和他人的关系，不会站在对方的角度考虑问题，思维方式和行为方式一切以自我为中心。即使高功能孤独症儿童能有清晰的语言表达能力，但是他们在理解语言上仍然会有障碍。他们一般多从字面上理解，无法了解深层的含义，更听不懂言外之意。他们在语言互动上，可以维持对话，但是内容多以表达自己感兴趣的话题为主，对别人的反应并不在意，总是使用自己习惯的话回答别人。他们的举止不会顾虑到别人的感受、别人的反应。

第三，孤独症儿童不能体察心理活动。孤独症孩子无法表达自己的情绪，也无法解读别人的情绪。孤独症儿童自身的情绪异于常人，再加上他们语言的有限性，使得别人很难理解他们的情绪。由于失去了与常人共同的情绪体验并且存在表达上的障碍，他们和常人之间没有情绪共鸣。即使他们感受到了对方的情绪，也无法与自己的感受连接，更难以进行情感分享。

孤独症青少年会试图去建立和别人的情感沟通，但是，当对方不能获得平等的情绪表达和情感满足时，交流往往就会中断。如果对方只出于责任或者利益来维系与孤独症儿童的情感交往关系，那么这不是真正意义上的情感交流。

第二节
孤独症儿童的情绪调节

孤独症，被公认为世界上发病率最快的疾病之一，它不仅严重地伤害到孩子们的身体健康，还在无形中摧毁着家人的精神与意志。他们的痛苦不仅是来源于自己孩子的病症，更多的是无法承受的社会歧视。孤独症儿童的情绪问题，一直是生活和教学中的重大问题，如果不能及时处理，会对儿童造成很大的伤害，并出现更大的行为问题，如撞墙、咬手等自残行为，甚至可能会危及儿童自身及他人的生命安全。孤独症儿童早期所呈现的情绪困扰或行为问题，若未得到学校和家庭的重视，给予特别辅导，等到进入青少年阶段，这些问题会趋向严重。因此，处理孤独症儿童的情绪问题非常重要。

那么，如何才能正确地调整孤独症儿童的情绪，使孩子们能适应周围的环境来生活和学习呢？

一、孤独症儿童情绪问题的处理策略

孤独症儿童只有在学习的过程真正地体会到快乐了，才会更好地去配合我们进行下一步的强化训练，所以我们遇到不同的孩子要用不同的方法来教导，情绪调控使我们更加了解孤独症孩子，能使他们在自然的环境中学习是我们最大的目标！

导致孤独症儿童情绪问题的原因很多，也很复杂。训练者平时要仔细观察儿童

情绪问题发生的频率、强度、对周围环境和儿童本身的影响，并做好详细记录，在此基础上认真分析其原因和目的，以便及时处理或根据实际情况调整、改变教育、训练方法。

（一）如何改善孤独症儿童情绪调节

1. 把握时间表及物理环境结构化

为了改善孤独症儿童的情绪调节，开始时尽可能让时间表及物理环境结构化。对于上学的孩子，则需要老师配合，在变化以前给予提示（还有10分钟、5分钟、1分钟时），保证程序一致的日常活动（如准备吃午餐或回家），圆圈教学中固定座位等。

帮助孩子理解不同的情景或环境为何会导致情绪失控，理解为什么愤怒或焦虑时会打破这个循环。找到可能导致信息超载的感觉因素（听觉、视觉、触觉、平衡及运动觉）。

帮助他们识别情绪失控的信号，教给他们解决问题的策略（自发暂停、生物反馈、寻求帮助等）。

观察高功能孤独症儿童的身体发展（如快速生长期或荷尔蒙的变化）对情绪的作用，这对于我们会有所收获。

当与孩子讨论将来怎样避免情绪失控时，要留意所有的人都能做到的事情。避免详述过去的失败经历，纠缠过去往往会导致情绪失控。

严重的情绪及情感问题需要心理健康专家的治疗。孤独症儿童通常会表现出焦虑，随着年龄的增长，还会表现出沮丧，可能需要药物及其他的一些治疗。

2. 掌握好结构性行为框架

减少情绪冲动可能有些困难，但很重要，因为情绪冲动在很大程度上妨碍了学习和社会关系。虽然随着孩子年龄的增长，情绪冲动行为会得到缓解，但如果家长和孩子共同努力，孩子会进步得更快。

规则的不一致和家长对不良行为的情绪反应，都会进一步加剧孩子的情绪冲动。固定的、一致的规则和冷静的头脑是最基本的要素，甚至是在不良行为故意发生的情况下。孤独症儿童需要更多的结构性行为框架，对明确的要求和可预料的结果有较好的反应。

当孩子的情绪被唤醒时，他们的冲动行为会加剧。不要关注唤醒的情绪，而要帮助孩子平静下来。

当孩子能够耐心等待，或在他不耐烦时能够自我平静下来，都要给予鼓励。

鼓励孩子参加那些需要等待、轮流进行、要保持持续性注意的活动，像钓鱼、滑梯，或糖果乐园等都是很好的练习项目。在基础游戏的计算机版（如儿童纸牌游戏）中，孩子可以与计算机进行游戏。这类游戏特别容易玩，也需要等其他"游戏者"参与后再轮到自己。无人监督时，与其他孩子进行这类计算机游戏前，一般要好好练习。

　　当冲动行为发生时，看看孩子是否感觉超载，或是受生理因素（如饥饿、渴、快速生长期）和交流缺损的影响，将来要尽量避免这些因素。

　　需要注意的是，那些表面上像不良行为的行为并非都真的是不良行为。孤独症儿童看起来冲动，可能是因为他们错过或错误理解了视觉或听觉的社会性线索。将理解性错误与自我控制和故意的不良行为区分开来是十分重要的。

　　3. 家长自身情绪的建设

　　家庭、学校对于一些孤独症儿童来说是不错的选择。孤独症儿童通常更期望取悦父母而不是别人，感觉上的分心物也相对较少。家长情绪是孩子情绪的诱发因素，家长不能从内心深处接受孩子患病的现实，必然通过情绪表现出来，孩子对父母的坏情绪具有高度敏感性。这就需要孤独症儿童的养护者和训练者接受孩子的客观情况，调整好自己和孩子相处时的情绪。不应因为自己的语言、情绪和行为的不当，诱发孩子的坏情绪，以减少诱发孩子坏情绪的外在因素，所以，改善家长自身情绪是孩子健康建设的一个重要环节。另外，情绪问题是因为固执、刻板行为受到限制而引起的，那么训练者就要适当调整处理刻板行为的方法。

　　（二）正确地引导孤独症儿童的情绪

　　1. 营造良好的情绪环境

　　良好的环境有助于孩子良好情绪的形成。所以我们首先要让孩子喜欢这个环境，愿意接受这个环境，那么孩子才会有下次还想要来的欲望。有的孩子不喜欢这个环境，一来到这个环境就开始哭闹，孩子进都不想进，那更就别说是让孩子在这个环境下去玩、去学习了。

　　2. 建立孩子爱的情感

　　每个孩子都需要爱，跟孩子在一起时和孩子肌肤的接触是最能够拉近两个人的感情的。爱是一种内心体验，是一种积极而强烈的感情，表现为一种倾向，一种态度，从而形成一种积极的教育力量。

　　孩子们都喜欢玩游戏，那么我们就多和孩子玩一些有更多肌肤接触的游戏，让孩子对你有更多的依赖和下次还要找你玩的欲望。这个时候爱的情感已经建立，和孩子的关系自然也就近了许多。所以对孩子施以抱、拍、摸等动作，都能使孩子的身心感到温暖和舒适，从而产生快乐和满足的良好情绪。

　　3. 恰当对待孩子的良好行为

　　是不是对孩子的良好行为都要给予充分的表扬、鼓励呢？虽然孩子的感受和所有的愿望都是可以理解的，但并非所有的行为都是可以接受的。这个时候需要把握好一个"度"。

　　当孩子出现好的行为时，我们要及时地奖励和夸奖孩子，让孩子明白我这个行为的出现能让别人高兴，我能够得到奖励，可以促进好的行为的再次出现。当孩子出现不良行为时，应准确了解行为产生的原因并给予恰当处理。

4. 适当调节孩子的情绪

要想调节孩子的情绪，首先要了解孩子的需要。如果孩子因为生理上的原因而不安，那就照顾他，满足他；如果孩子想寻找慰藉，那就用心去倾听，用爱去安抚。

上述每一点都很重要，只有调节好孤独症孩子的情绪，孩子才能更好地跟你去配合，跟你好好地学习。孩子好的情绪可以让他能够更快地去掌握好技巧，更容易地去学习。

孩子和大人一样，也有喜怒哀乐等情绪。当孩子受到称赞时，他会很高兴；当他的行动受到阻挠时，他会变得生气。这些情绪反应都是由外在刺激所引起的。又如幼儿饿了、生病或疲倦时，会有哭闹和烦躁不安的现象，这是由内在刺激所引起的情绪反应。所以"情绪"是指个体受到内在或外在因素的刺激所引发的一种身心激动的状态。

案例

小小是个 8 岁男孩，进行情绪调整前，他总是让老师追，老师追上时不等老师说话，他自己就会说："还跑吗？不跑了，不对。"小小不坐在椅子上，爱蹲在墙角或趴在床下出怪声。他爱爬窗台，教室在四楼，老师看到他爬就会很紧张，越叫他下来，他就越向高处爬。如果强行把他拉下来，他自己就会说："爬窗台多危险，不爬了。"可下次还继续。老师和家长都反映带着他太累，无休止地跑。

经过评估和分析，我们决定对他进行有步骤的调整，由小小感兴趣的事情开始，鼓励他动起来，多安排一些跑、跳的活动，如：小小喜欢画画，就提供他喜欢的纸和笔；提供音乐，使他感到在教室里跳的乐趣等。孩子真的在变化，参加什么活动都不跑了，爬窗台的行为没有了，而代之以更多的主动参与行为。

二、孤独症儿童不稳定情绪的矫正方法

（一）行为矫正法

行为矫正法是指依据学习原理处理情绪行为问题，从而引起情绪行为改变的一系列客观而系统的方法，其主要依据是经典条件反射和操作条件反射。其中的许多方法对处理孤独症儿童的情绪问题有着积极作用。

1. 忽略与增强

当孤独症儿童出现在地上打滚等情绪问题时，如果训练者急着哄他或试图抱他等，他可能会表现得更厉害。因此，在没有影响到儿童自身或他人生命及安全时，训练者可以故意不予理睬他，最好在儿童情绪好转前不要睁眼看他，他的脾气反而会逐渐停止发作。等到正常情绪出现时，充分运用表扬、鼓励等方法给予强化，以

增强其良好情绪的保持。

案例　　远远，3岁男孩，就读于普通幼儿园。家长反映他在家很听话，而进行情绪调整、放松后问题却来了。当老师关注他，给予微笑地注视后，远远开始坐在椅子上一动不动，两次课后在教室里跑来跑去，边跑边叫，老师采取忽略的态度，一直还是微笑地注视，描述他的行为。接下来发生的事就更加严重了，远远开始在房间里抠墙皮，将手指沿着墙缝隙用劲儿地抠，身体蜷缩在那儿，样子显得很难受。老师向家长了解其他时间远远在家的表现，家长却说很好，远远会主动地做一些原来需要指令的事。10天后，远远的问题行为消失，代之以有意义的主动行为。

2. 正确的练习

当孤独症儿童情绪行为发生时，要求其和训练者一起做拍手的动作（节奏要慢）。训练者还可以和孤独症儿童一起来数数，分散他的注意力。反复练习，直到其情绪稳定为止。

3. 隔离

当孤独症儿童发生攻击他人、发脾气（哭闹、蹦跳等）的情绪行为时，训练者应立即停止他所进行的活动或撤除他正在玩的强化物，或将他暂时隔离到冷静区。暂时隔离的时间一般遵循一岁一分钟的原则，也可根据其身心发展的特点和情况的严重程度酌情考虑时间的加减。在隔离的过程中，当孤独症儿童出现良好行为时，应立即给予表扬。

（二）认知行为疗法

认知行为疗法的基本着眼点在于信念、知觉等内部思想的改变上。它试图通过帮助儿童摆脱消极的观念，转而接受更积极的思想，从而保持身心健康、改变行为。它仍然遵循教育和学习的原理，吸收了行为矫正技术，对儿童进行指导训练。它强调改正不适当的认知形态及想法是矫正情绪困扰或心理疾病的关键。它是行为矫正的深入发展。

1. 沟通训练法

沟通的障碍是孤独症儿童出现情绪问题最根本的原因。因为其无法表达自己的需求，所以才会有不恰当的情绪表达方式。要长期对孤独症儿童进行沟通方面的训练，包括用身体语言、沟通板、口头语言等各种方式，使孤独症儿童能更好地理解。

2. 利用迁移手段转移孤独症儿童的自我控制能力

当孤独症儿童出现情绪行为时，立即将其注意力转移到他们感兴趣的物件（如食物、玩具）上，并在一定程度上满足其要求；同时，还要随着时间推移或发生次数的变化而延长发生情绪行为与满足其要求之间的时间，进而提高其自我控制能力。

（三）其他方法

1. 外力辅助调控法

当孤独症儿童情绪不适时，训练者可一边用柔和的语言安慰，一边轻微地晃动其身体的一部分或者把他的头搂入怀中，对情绪激动的儿童则采用让其被动做出较强烈的动作的方法。

2. 提前告知法

若要改变环境或到一个新环境去学习，则要采用预先告知新环境的情况、尽量减少可能的干扰源的做法使儿童有个准备，并在进入新环境前先停留一下，观察熟悉一下周围环境，使孤独症儿童的情绪保持稳定后再由熟悉的人陪同进入。一个全新环境对孤独症儿童的影响会很大，应该有熟悉的人在场指引。

3. 运动疗法

有研究表明，通过运动治疗和干预，有可能使孤独症儿童不正确和无效的反射活动得到控制，使他们有正常的感觉输入，使输入的信息能到达相应的神经通道，让他们在有效整合中做正确、有效的反应，以此促进儿童身心的成熟。对孤独症儿童进行运动治疗，以安定其情绪、缓解其强烈的情绪反应，在操作过程中主要采用以下两种康复方法。

首先，被动运动治疗主要采用按摩和牵引的方式。

按摩：当自闭症儿童哭闹不止时，对其手臂、躯体等身体部位进行按摩放松，缓解其神经紧张。另外，对其头部进行按压、对其身体进行强制性的拥抱和挤压，通过对其触觉、骨骼和神经系统的影响来缓解他们的不良情绪。

牵引：当孤独症儿童情绪紧张、自我刺激行为过多时，对其采用手拉手原地旋转身体的方法，缓解他们极端的情绪反应，制止其过激的行为表现，并由积极的互动行为所替代。

其次，主动运动治疗主要采用徒手运动和机械运动的方式。徒手运动主要采用跑步、垫上翻滚两种形式；机械运动主要采用滑板、大龙球等辅助工具帮助其进行运动。

总之，稳定的情绪是对孤独症儿童进行教育训练的基础，也是引导他们参与集体活动的基础。只有情绪稳定，儿童才可能接受教育训练和参与日常生活活动、学习技能，逐步发展人际交往和社会适应能力。因此，我们一定要在理解和宽容儿童的基础上，从儿童的实际出发，认真分析儿童产生情绪问题的原因和接受程度，采取积极的态度和相应的措施去处理其情绪问题。抱着积极而支持的态度，以正确的方法进行处理，必定能使孤独症儿童摆脱困境。

扩展阅读 5-1

孤独症儿童情绪行为问题的辅导案例分析

一、个案基本情况

悦悦（化名），男，2岁半。语言方面：没有目光对视，无语言，但是有很多无意识的发音。行为方面：注意力不集中，多动，坐不住。有刻板行为。身体不协调，走路摇晃。感知觉方面：听觉敏感，对疼痛比较迟钝，无安全意识。情绪情感：有严重的情绪问题，哭闹严重。对母亲比较依恋，有严重的母子共生现象。针对悦悦的问题，首要解决的是孩子的情绪问题。

二、情绪行为问题处理办法

悦悦从来到儿童中心第一天开始就伴随着哭闹问题，这个行为大概持续一周左右，继而哭闹升级成为躺在地上哭闹，这个行为大概也持续了一周左右，最后升级到脱了裤子、鞋子、袜子，躺在地上哭闹。

刚开始来的孩子，都会对新环境、新老师有个适应的过程，所以哭闹是很正常的事情。可是悦悦哭了大概一周左右，在这一周里，我是哄着他过来的，但是哭闹伴随整节课。一周后哭闹行为没有消退，反而升级到躺在地上哭闹。这种问题引起了我的高度关注。我把这种行为确定为孩子的情绪行为问题，并制定了矫正计划及处理方法。

在行为问题的处理上，首先要观察这个问题行为，其次就是对这个行为给出一个功能假说，我给出的功能假说是孩子为了达到出去的目的，逃离这个环境去找妈妈。根据这个功能假说我给出的解决方法就是继续坚持让他在屋子里待着，哪怕什么也不做，也要在这个屋子里。同时我也用一些玩具去转移他的注意力，我只是不在他面前玩，而是在一边玩，同时发出一些"好玩""太好玩了"等这样的感叹语来引起他的注意，从而转移他的注意力。但是事实证明，这个方法没有效果，他在地上躺着哭的时候根本不理会旁边发生的事情，所以我最后采取了忽略的办法来解决。这个方法在初期是有一定效果的，孩子从哭闹继而变成哼哼，音量也由大到小。但是在这个方法还没有彻底解决问题的时候，中间出了一个新的状况，同时也是孩子哭闹升级的关键所在。

一次，悦悦仍然躺在地上，但能稍微安静一点，这时候，他想去厕所，自己就起来脱裤子，我就对他有了回应，马上跑过去带他去厕所。结果他尿完尿之后又躺在了地上，而且哭声又由哼哼变成到了大声哭。我依然采取忽略的方法，但是这次，他就把哭闹升级到了躺在地上脱裤子。看我不理他（因为我知道他刚尿完），然后就开始脱鞋子和袜子，而且还把脱了的袜子放在鞋子里。通过这个动作我已经得出孩子有故意的嫌疑，因为真正有情绪的孩子是不会注意到这些细节的，所以我继续用忽略的方法去解决他的这个升级版的哭闹行为。

同时我也和家长做了沟通，了解孩子的成长过程以及家长的教育方式。悦悦在很小的时候就被寄养在爷爷奶奶家，每次父母离开的时候，都告诉孩子一会儿就回来了，可结果是孩子怎么也盼不回父母，所以孩子在与父母分开后，是有焦虑不安情绪的。在后来辅导的过程中，我不但继续采用忽略的方法来调整他的情绪行为问题，同时还告诉孩子"妈妈就在外面等你，下课了就可以看见妈妈了。"下课后见到妈妈时，继续告诉孩子"你看妈妈在这里等着你吧"，让孩子相信我说的话。这样大概又过了一周，孩子的哭闹行为基本消除，但是新的行为问题又出现了。

悦悦来了之后不再哭了，也能配合老师上课，但是不能看到教室的门开关，或者有人进出，否则马上就哭。这种状况持续几天后，我决定彻底把门打开，那么这个门就不会被开关，孩子的哭闹行为从此彻底被解决了。但是门不能总是开着，我就用应用行为分析法的训练方法一点一点地让孩子适应门被一点一点地关上。开始时我先关上一下，然后再开开，孩子没哭闹就强化。每次时间逐步延长，直到现在这个门对他已经没有任何影响，无所谓门的开关与人的进出了。

三、辅导效果

辅导悦悦哭闹的行为大概用了一个月的时间，过程既漫长又复杂，也着实考验了一下我的耐性。通过我上述的辅导方法，孩子现在情绪基本稳定，每天来到中心能主动进入教室。在做训练的时候，有老师进出，他都不关注了。孩子的哭闹行为基本消除。

第三节
孤独症儿童的情感发展

情绪和情感是同一心理过程的两个方面，都是人的态度和体验，其产生都与个体的动机是否实现、需要是否满足有关，两者经常交织在一起难以区分。一般来说，情绪多与生物学相联系，具有本能的、情景的、不稳定和易变的性质，出现得比较早，初生儿就有快乐和痛苦的体验和表现；情感是在社会交往的实践中逐渐形成的，与社会性需要相联系，具有持久、稳定、深刻的社会性特征，所以又称高级社会情感。

一般常人的情绪障碍是指情感活动的变态与失常现象，其表现有两个方面：一方面是对外界足以引起情感反应的刺激麻木不仁，引起情感丧失，对亲人不关心、不体贴，久别重逢甚至生离死别也无动于衷，面部表情呆板、冷漠，内心体验贫乏；另一方面是情绪暴躁，喜怒无常，缺乏同情心。孤独症儿童在社会交往中的许多具体怪异行为源于情感障碍。他们从出生起便缺失了情感这一社会化的交流方式，导致其一系列的社会交往和人际互动不能实现。

一、孤独症儿童情感发展的障碍

情感需要和情感表达是人特有的高层次的心理能力，是人的精神世界里潜在的与生俱来的一种特质，当人的生理、心理能力发展到一定阶段以后，潜在的特质就会显现，变成一种现实的需要和能力，这种需要和能力并不全是后天教育的结果。遗传使人们天生具有情感基因，如同大脑里刻录了"情感程序"，所以，不管是否受过教育，人都会有自发的情感需要和体验，都会具有表达情感的能力。孤独症儿童不具有这种情感体验和表达的能力，其情感能力无法自然生成，需要经过特别的教育、培养和塑造。

正常儿童的情感发展可以分为三大阶段：第一阶段为依恋；第二阶段为移情；第三阶段为友谊。孤独症儿童的情感发展障碍主要表现在以下几个方面。

（一）情感交往的动机不足

了解他人，将人作为自己的认知对象，根据人的表情、动作等外部条件，进而体察、识别、推断他人的内在感受，从而根据这一判断来调整自己和他人的情感距离，这是人的心理需要之一。但是，孤独症儿童缺乏这一心理需要，他们的高级情感需要极其微弱。除了遗传因素之外，有一个因素不可以忽视，即情感沟通兴趣的欠缺，这和孤独症儿童后天的经历与处境有直接的关系。因为情感是在人与人的关系中产生的，人们追求情感分享，一定是在情感沟通中得到了正面的强化。但是，孤独症儿童在与人交流中，所得到的指责、命令、冷落、排斥等负面的感受多于正面的感受，这使得他们本能地疏远他人，失去了情感交往的兴趣。

（二）缺乏移情能力

移情，心理学上的一般意义是指在人际交往中人们彼此之间的情感的相互作用，当一方感知到另一方的某种情绪时，他自己也能体验到相应的情绪，即由于对别人情绪的察觉而导致自己情绪的唤起。这是一种把自己置于另一人的位置上去体验的能力。设身处地地识别和体验别人的情感，这是人际交往中产生同情与助人行为的前提。在移情中，最主要的情感表现是同情心，它是一种对他人的不幸与痛苦所产生的感情共鸣，并对其产生关心、安慰、支持、帮助的行为的感情。

移情的形成需要一个较长的时间，因为它需要认知发展的支持，需要有察觉、理解别人情绪变化的能力，设身处地地去体验别人情感的中心化的思维方式。即使孤独症儿童能有清晰的语言表达能力，但是他们在理解语言上仍然会有障碍，他们一般多从字面上理解，无法了解深层的含义，更听不懂言外之意。他们在语言互动上，可以维持对话，但是内容多以表达自己感兴趣的话题为主，对别人的反应并不在意，总是使用自己习惯的话回答别人。他们的举止不会顾虑到别人的感受、别人的反应。可以说，孤独症儿童的极端自我中心化给移情带来了难以逾越的障碍。在移情中，同情心是一种重要的情感体验，它是一种对他人的不幸和痛苦所产生的感情共鸣。孤独症儿童普遍缺乏对他人的同情心。因而，发展情感沟通，必须让孩子学会站在对方的角度体验他人的情感，摆脱自我中心。

（三）缺乏情感协调机制

情感性交往的维持需要大脑中具有一种"调节机制"。情感交往中，同伴间有高度的弹性与多样性、变化性。为了成功互动，每个人必须过滤自己脑海里的信息、感觉，以便及时向对方传递自己的信息，所以，几乎是无时无刻都要做好瞬时判断，要不停地作主观评价，然后根据互动对象之间的共鸣深度做出再次评估，决定是否继续沟通。情感性交往没有特定的目的来引导双方的行为，也没有可预测性，但双方共同构建的沟通系统不至于混乱。情感沟通的双方需要感受对方微妙的情绪变化，时刻根据对方的情绪决定自己的做法、自己的反应。这个过程就是"情感协调机制"，这种机制使得双方会共同努力，即使在出现误解、困惑的情况下，也能共同承受，化解障碍，维持交往。

孤独症患者的神经缺陷，使他们无法把握这样的沟通系统，没有这种调控机制，经验分享难以发展起来。没有感情的参与，虽然孤独症孩子可以成功融入社交模式，但是，仍然缺少了重要的东西——交往动机和快乐体验，使孤独症儿童无法真正与他人建立情感联系。有些孤独症儿童会试图去建立和别人的情感沟通，但当对方不能获得平等的情绪表达和情感满足时，交往往往就会中断。如果对方只出于责任或利益来维系与孤独症儿童的情感交往关系，那么这不是真正意义上的情感交流。有很多孤独症孩子有很好的行为习惯，少部分孩子能表达情绪，还能理解别人的情绪，但是仍旧不足以和别人建立友谊关系。

二、孤独症儿童情感发展的训练

情感的良好理解和表达能力对儿童的社会适应能力的提高有重要的影响，对促进孤独症儿童人格的健全发展有重要意义。如果孤独症儿童在长大后能够融入社会，成为一个接近正常的人，则他们必须要有一个较完整的、较成熟的情感。孤独症儿童的思维特点是具体的、机械的，而情感是抽象的，他们对抽象情感的理解常常会表现出异常的困难。

（一）理解和表达情感的训练

1. 综合评估，制订适宜的个别化教育计划

情绪理解训练必须以儿童已有发展水平为基线，并以此为参照制定系统、全

面、可操作的个别化教育计划（IEP）。由于目前还缺乏专门针对孤独症儿童情绪理解能力评估的标准化工具，因此，实际观察可作为孤独症儿童情绪理解能力评估的重要依据，如儿童在面对不同人物和不同情境时的面部表情变化和情绪表达方式等。在综合评估的基础上，针对情绪理解能力提高的个别化教育计划，必须以提高孤独症儿童在实际生活中的情绪理解能力和社交沟通能力为最终目标，其中的长短期目标都必须以提高儿童的实际能力和可操作性为原则，进而通过定期评估以检验训练对儿童实际能力的提高是否有效。

2. 遵循孤独症情绪理解发展特点，多样化训练

理解自己和他人的情绪、情感是情感发展的基础。研究发现，孤独症儿童情绪理解能力的发展呈现出面部表情识别优于内心情绪状态和过程理解，卡通绘图面部表情识别优于真人照片面部表情识别的特点，因此训练者也应从卡通绘图面部表情识别训练着手，逐渐扩展到内心情绪状态和过程理解训练。如在训练素材上，应以儿童感兴趣的卡通形象（如海绵宝宝、大耳朵图图等）为切入点，逐渐过渡到所熟悉的人物（亲人、老师等）、陌生人或假想人物情绪的理解。同时须遵循孤独症儿童对积极情绪的理解好于消极情绪的特点，从高兴情绪入手，逐渐过渡到对"伤心""生气""害怕"等基本消极情绪的理解以及"惊讶""害羞""讨厌"等复杂情绪的理解。在训练模式上，应从标准化匹配向差别化命名过渡，从而促进儿童对不同情形的分化与泛化。如，从对同一人物（卡通形象）的不同表情进行匹配到对不同人物（卡通形象）的不同表情进行命名。在训练方法上，可将卡片配图、PPT自定义动画呈现与口头讲述、录音播放等讲解方式相结合，或制作 Flash 动画影音播放文件，以增加训练的趣味性；也可利用情境故事法激发儿童在不同情境中理解和表达相应的情绪并做出适宜的行为反应。此外，训练中应对儿童的正确反应给予及时强化，从而增强儿童的主动性和自信心。

3. 融合不同领域的教育干预，提高情绪理解能力

为避免训练内容单一引起的乏味感和孤独症儿童的抵触，情绪理解训练可穿插在其他不同领域的干预训练中。在认知干预训练中，可呈现两排不同表情的卡通绘图或真人照片，引导孤独症儿童感知不同表情图片或照片的量的差异，如，"高兴的花园宝宝多还是伤心的花园宝宝多？"在言语训练中，也可运用相关图片材料引导孤独症儿童表述图片中的故事情境，通过对不同人物（卡通形象）的表情和内部情绪状态与过程的描述，在想象和会话的过程中理解不同情境引发的不同情绪。如呈现天线宝宝们在雪地里玩儿的图片，然后提问"图片上有谁？"（天线宝宝）"天线宝宝们在干什么？"（雪地里玩儿）"他们堆了一个大雪人会感到怎么样？"（很开心）"他们很开心，所以他们怎么了？"（笑了），等等。

4. 充分利用生活教育和非正式渗透，促进迁移与类化

个别化教育干预可以使孤独症儿童在集中式训练中学习对他人情绪的理解以及

社会交往规范的系统知识。然而受本身情绪及行为问题的影响，孤独症儿童容易对这种正式训练产生倦怠，因此，情绪理解训练必须注意训练度的问题，更要将正式训练与生活渗透相结合，从而使儿童有意识地控制自己的情绪和行为，并将训练所学迁移到生活情境中。如，当儿童想喝果汁时，家长可就此创设"如果不给你喝，你会怎么样？"的情境考察其对所学知识的理解和运用能力。另外，儿童的错误反应也可以成为生活训练的切入点，家长可采用游戏的方式对儿童未理解的内容进行非正式渗透，使儿童在轻松的氛围中理解所学内容并能迁移到实际生活中，保证相同情境中情绪理解的有效类化。

总之，孤独症儿童在情绪理解方面存在的问题阻碍了其认知发展和社会交往是不可否认的事实，但在正确理念和科学方法的指导下，通过教育训练和干预提高其情绪理解、表达能力和心理理论的可能性和可行性已成为整个孤独症康复训练中十分重要的一环。未来的探究之路虽仍漫漫其修远，但只要坚信每个孩子都拥有成长的能量，即使点滴的尝试都会流淌出深厚的意义。

（二）社会情感沟通训练

在孤独症儿童的评估过程中，父母通常会报告自己的孩子与他们的关系如何淡漠，没有正常孩子对父母的依恋和对陌生人的陌生或恐惧。这种社会情感的缺陷可能是造成孤独症儿童社会交往能力低下的一个重要原因。社会交往困难是孤独症儿童外显的一个核心症状。在早期发展阶段，他们就存在某些对社会性发展而言非常重要的技能缺陷，比如模仿他人的行为、对社会刺激的确定、与他人一起分享共同注意的事物、理解他人的情感以及参与想象游戏等。特别是他们无法加工包含在身体语言、手势、面部表情或者声音中的情感信息，不会去寻找或者注意他人所提供的情绪或意识线索。因此，很多研究者认为，他们存在心理上的缺陷，而正是这种缺陷导致了他们无法去直接地感受身体语言所表达的内容，包括情感在内。

孤独症儿童在表达自己的情绪体验方面也存在缺陷，用来表达情感的身体语言大大不同于正常的年幼儿童，他们的自然手势表达力有限，面部表情奇怪、僵硬或者机械化，他们是在用一种完全不同于常人的方式加工和表达情感信息。因此，在评估和训练过程中，孤独症儿童与周围人的情感沟通，特别是与其父母之间的情感沟通是一个重要的内容，因为很多技能的发展都是建立在良好的情感沟通基础上的。由于孤独症儿童表达内心感受的方式非常古怪，因此必须训练他们学会恰当的表现方式，以减少内心的挫折感。另外，父母还需改变或调整自己与孩子的沟通方式，采用特殊的教养手段。从某种角度来讲，高质量的依恋关系有助于对孤独症儿童更好地干预。但是，加强情感沟通并不等于说给儿童无原则的爱。即使是孤独症儿童，他们仍旧会不断地用自己的行为方式去探索父母或者其他人的容忍极限，而且一旦形成行为习惯，就很难纠正。因此，在加强情感沟通的同时，一定要帮助孩子建立合理的行为规范。

（三）移情能力和友谊感的培养

没有正常与强烈的亲子依恋关系，就不能在这感情的基础上去认识人际关系的乐趣、依赖和重要意义，进而去发展情感交流和社交能力。孤独症儿童正是丧失了这种依恋关系的对象和能力所致的社交障碍，而不能进行"过家家"游戏中的模仿，不能对布娃娃表演出亲子的爱恋、亲切地谈话、用感情和动作去照顾它等。再进一步，也不能模仿大人们含有感情色彩的言行。对其他小朋友无法形成伙伴关系，发展友谊情感。他们的全部的心理活动都沉浸在"自我世界"中，没有对外界的需求，在一个不能体会，没有情感的偏僻死角里自生自息，如同层层封压冰山的海水一样，毫无生机地蠕动。

如前所述，孤独症儿童的移情能力缺乏，很难和同伴建立友谊，但这并不意味着不能培养这种能力。经过特别的启发和教育，他们在高级情感的发展上也会有进步的。孤独症儿童的情感发展，会经历以下几个阶段：①只有安全依赖型依恋；②简单情感交流依恋；③初步地体验、解读别人的情感，具有初步的同情感，形成初步的"移情"；④追求情感交流，有意寻找朋友。这一情感发展的过程和正常孩子是一样的，只不过他们在某一点上停滞或出现得晚。因此，我们可以遵循这一情感发展的逻辑，将情感发展沿途的每一个局部放大、重复，给孩子足够的刺激，在一定范围内可以促进其情感发展。当然，这种促进作用也是有限度的。在有限的空间，做无限的努力，是每个父母和训练者应有的态度。

"友谊"就如一颗晶莹剔透的珍珠，它不是人类生存的必需品，更无生存价值；它是人们在交往活动中产生的一种特殊情感；是一种来自双向（或交互）关系的情感。友谊，对于每个人来说都是必需的，世界上没有独立存在的、完全不与外界接触交流的人。同样，获得友谊对孤独症儿童来说也是十分重要的，它不仅是赋予这个群体生存的价值，更是这个群体生存的灵魂。

孤独症儿童和外界互动是个很大的问题，因为他们很少给予别人了解他们的机会。有一部分儿童的感情世界除了父母之外，很难愿意接受其他人的情感；而有一部分的儿童则抗拒接受事情的改变和拒绝创造新的事物，对于很多事情都缺少好奇心；还有一些儿童非常刻板，更不用说让他去评价事物的对错，或者是表达自己的看法和观点了。

孤独症儿童的身心发展特点决定了其获取友谊的主动性是很低的，而友谊对人的发展的重要性又要求孤独症儿童应当尽早获得友谊，促进自身的健康成长和发展。为解决这两者之间的矛盾，最适合的办法是主动角色转换，即训练者在交往中主动亲近孤独症儿童，变治疗介入为融合康教，通过人性化、阶段性地配合专业引导方法，与儿童建立长久的、信任的情感关系，即友谊。

那么，训练者应该怎样才能与儿童建立互相信任的友谊呢？

训练者应在保有一颗童心的同时具备双重的身份。在引导他们的时候，能够随着他们的思路参与到他们的世界当中，与他们一起哭一起笑。例如：小明很多时候会耍赖、发脾气，此时训练者应该学会以儿童的情绪作为新的起点，重新引导儿童进入课程角色当中。比如他哭的时候，训练者要哭得比他大声，动作也要更加夸张，这样便能引起他的注意，训练者就可以利用儿童此时的专注力重新引导他进入课程当中。慢慢地，儿童的能力和技能也在这种互动中成熟。他的一言就是一段话的开头，他的一笑就是一个游戏的诞生，他对每件事的领悟就可以是一场情景扮演的开始。

当孤独症儿童接受了这样的方法后，训练者要注意时间和力度，不可以操之过急，有一点成果就要收手，在儿童产生厌恶感前应该停止使用这种教学方法，因为孤独症儿童最排斥别人干预他们的生活和行为方式。

通过此方法来和孤独症儿童建立友谊并不是一蹴而就的，需要经过长时间的接触来积累越来越多的经验，并且不断地变通创新方法。训练者需要长时间地把自己当成是一个调皮的儿童，让自己完全参与并融入儿童的世界当中，在心理和行为上与他们成为朋友。这样做并不要求训练者完全改变自己，但至少应该在孤独症儿童面前起到一个模仿和参照的作用，引起儿童的注意并敞开心扉接纳别人，从而能够顺利获得友谊。

在移情能力和友谊感的培养过程中，要创造条件让孩子体验和理解他人的感受，创设情境让孩子体验情感共鸣，培养孩子对周围人的关心和同情。要特别注意培养孩子和同龄伙伴之间的情感沟通和情感依恋。相比较和成人沟通，孤独症儿童和同伴之间的情感沟通更具难度，因此，要把这一点作为训练的重点。

总之，对孤独症儿童的情感教育，是一个长期的过程，需要父母和训练者坚持不懈的努力。当孩子没有进步、没有回应的时候，我们可以变换不同的训练方法，但不要轻易放弃。同时，父母和训练者自身要充满爱心，情绪稳定，创造出一种积极、温暖和愉快的氛围，这种氛围比训练活动更加重要。

扩展阅读 5-2

我的成长

小时候，我对人没感情，这个问题很难解决。当时，爸爸、妈妈经常找一些和我年龄相当的孩子跟我玩，我总是不理别人，有时还以发脾气的方式拒绝别人。他们每天都问我为什么不和同学说话，我说出了心里话："我不想和同学说话。"因为当时我觉得和同伴玩很痛苦，自我封闭倒很快乐。上小学五年级时，我想和同伴交往的愿望逐渐强烈起来，可是总因为交往方法不当而引起别人的误会。爸爸、妈妈知道情况后，不但鼓励我和同学交往，还告诉我正确的交往方法。

就在那一年，我在感情这个难题上有了重大突破。那年，班上的一个小男孩因为在生日那天太兴奋了，吃完午饭上学时，过马路被一辆大卡车撞了，送到医院后，因抢救无效，于当天夜里死亡。当这个不幸的消息传到班上时，全班同学哭成一片。我被这种悲伤的气氛感染了，也伤心地哭起来。回到家后，我把这件事告诉了爸爸、妈妈，他们告诉我，我永远也见不到那个同学了，从此以后他就不存在了。我一边听一边哭，他们也流下了眼泪。我流的是同情的泪，而他们是留下了激动的泪。因为他和我已是 5 年的同学，也经常在一块儿玩，所以我对他已经有了感情。那天夜里，我悲痛得失眠了，就写了一篇关于这件事的作文，文章中不仅流露出真情实感，而且是第一次用第二人称写文章。爸爸、妈妈和老师在这之前从没教过我用第二人称写作文。当时，老师还在全班读了我的那篇作文。从那以后，我对身边的每一个人都逐渐产生了感情。

　　摘自：甄岳来. 孤独症儿童社会性教育指南. 北京：中国妇女出版社，2008. 316～317.

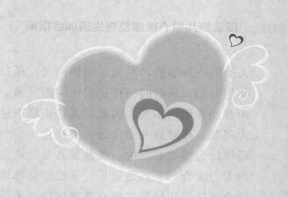

第六章
孤独症儿童的语言教育与社会交往训练

孤独症儿童语言发展及其表现形式不仅与正常儿童有极大的差别，就是与听障儿童、智障儿童及其他言语障碍儿童也有很大不一样。一般幼儿在学会使用语言表达之前都已经具备了一定的语言理解能力以及口语模仿能力，这些能力均是他们日后语言表达能力发展的基础。但是，孤独症儿童在理解事物和语言等方面的发展要比一般的儿童缓慢得多。因此，他们的语言训练一方面应遵循正常儿童语言发展规律，借鉴其他残疾儿童的语言训练方法；另一方面又要针对孤独症儿童的特点，寻找有针对性的策略。

孤独症作为一种广泛性的儿童发展障碍，症状表现复杂。在孤独症的三种主要障碍中，社会交往障碍是孤独症的核心障碍，社会交往能力的缺陷也是孤独症最根本的问题。孤独症儿童的社会交往障碍主要是指社会认知与社会交往技能上的缺陷，因此，对孤独症儿童社会交往能力的干预方式也相应地分为认知取向与技能取向的干预方式。前者所包含的代表性方法有社会故事法、认知行为矫正法等，后者则包含以同伴为中介的训练、行为自控技能的训练、游戏能力训练等方法。

到目前为止，医学上对孤独症尚未有根治的方法，然而通过教育及训练，还是有可能帮助他们克服孤独症障碍，逐步适应生活及学习要求的。

第一节
孤独症儿童的语言教育与训练

孤独症是儿童发育障碍的一种，该障碍影响到患儿的大脑对外界刺激的感知能力，从而导致患儿在社会行为、语言交流和学习性活动方面有严重的障碍，其结果是制约了患儿与亲人之间关系的发展，使他们难于介入正常生活。语言表达能力是人类的一种本能，然而，遗憾的是，孤独症儿童大部分都有语言发育落后的问题。他们开始说话的时间往往迟于同龄儿童，有些儿童尽管有少量语言，却不会运用，而且经常用词不当，因此，无法正确表达语言，与他人沟通成了他们融入社会的最大问题。孤独症儿童作为人类社会中一个特殊的部分，对其存在的语言交往障碍进行训练是势在必行的。孤独症儿童的语言训练是一个长期的过程，这期间需要各界的大力配合，尤其是家长。学校的训练毕竟有限，只有家庭训练和学校训练的紧密结合才能真正使那些患有孤独症的孩子最大限度地正常学习和生活，争取早日使他们走出孤独。

一、孤独症儿童的语言训练方法

（一）语言训练的原则

由于孤独症儿童长期的自我封闭造成了语言发展的先天障碍，大脑内部的言语分析器失灵，语言信号处理过程不同步或不协调，进一步造成孤独症儿童言语功能减退，这种恶性循环导致患儿自我封闭。言语功能障碍致使孤独症儿童对语言的理解能力差，不能将语言正常地运用于日常生活中。

根据孤独症的严重程度不同，孤独症儿童的语言功能障碍程度也有所不同，有的可以发音，有的则完全没有语言，有的虽然有少量的语言，但吐字不清，会用的词汇有限。因此，应根据孤独症患者的病情严重程度和类型，确定对发声说话康复训练以及对言语理解康复训练的基本起点、内容和方式，制定有针对性的训练方案。

在科学原则的指导下探索训练方法将对孤独症儿童的语言训练起到事半功倍的作用。在训练过程中，要遵守以下原则：首先，要对孤独症儿童制定个别化教育计划。然后，在游戏中进行训练，激发孤独症儿童的兴趣；选择符合情景的话题，为孤独症儿童创造沟通机会，不断引导他说话；对着孤独症儿童的视线说话，让他的注意力集中在训练者身上；同时充分利用多种感官刺激，从多种渠道和情趣中发展沟通能力。最后，当孤独症儿童有正确的发音时要进行及时强化。

（二）语言训练的意义

语言是人们沟通交流的工具，孤独症儿童不仅不能理解和使用"有声语言"这一工具与他人交流、交往，在运用肢体语言交流上也存在明显的不足。另外，由于孤独症儿童长期的"自我封闭"造成了语言发展的先天障碍，导致孤独症儿童对语言的理解能力差，不能将语言运用于正常的生活中。有的虽然有少量的语言，但吐字不清，会说会用的词汇有限，或者是鹦鹉学舌似的模仿别人说过的话，不会用自己的语言来进行交谈；有的则完全没有语言，但他们是可以发音的，所以通过后天训练可以使他们具有一定的语言能力。有了语言才能够有思维，才能和他人交流，才能融入社会。反之，语言的严重滞后，阻碍着孤独症儿童走出自我、适应社会。

所以，语言训练是孤独症儿童整个康复训练的关键与核心。语言训练对于孤独症儿童的生活有着不可替代的作用。

（三）语言训练的方法

孤独症儿童的语言训练对于他们来说是意义非凡的，但训练过程是艰难的。他们有的能说简单的句子，有的纯粹鹦鹉学舌，有的干脆只有叽叽咕咕的无意义语音。那么如何对孤独症儿童进行语言训练呢？

正常言语的形成需具备几个基本条件：听觉、视觉功能良好；完善的言语中枢；与形成言语有关的各神经通路畅通；小脑的协调功能良好；声带、唇、舌、腭、牙等器官正常。基于以上的叙述，我们可以知道正常的言语形成的途径，那么对于孤独症儿童来说，除了发音需要特别的训练外，语言训练也是必要的。

1. 语言行为方法

语言行为方法（Verbal Behavior，VB）是从伊瓦尔·洛瓦斯的应用行为分析方法（Applied Behavior Analysis，ABA）中衍生的一种新颖方法。这是一种以先了解孤独症儿童喜爱的物品或活动为开端，然后利用这些东西或活动来鼓励儿童去做被期望的动作，从而进行学习的训练方法。根据语言行为方法的原理形成了交互式教导和直接教导两种有效的语言训练方法。Brooke Ingersoll 和 Anna Dvortcsak 将交互式教导和直接教导的方法应用在很多孤独症儿童身上，取得了非常好的效果，同时也得到了很多家长的认同。

（1）交互式教导　交互式教导是指儿童和训练者之间存在相互作用的教育方式。其目的是增强儿童和训练者的互动，让儿童自发地进行沟通。此教导方法包括4个步骤。第一步：孤独症儿童对活动进行引导。在这一步中让儿童选择自己喜欢的玩具或活动，而训练者不得干涉儿童的选择，这样才能确保儿童对训练感兴趣。第二步：提供一切可能的机会，给儿童创造沟通的机会。充分利用多种感官刺激，设置一些他不得不向训练者提出请求的情景。第三步：等待孤独症儿童参与沟通。在进行了一定情景的设置后，需要等待并关注孤独症儿童是否要与你进行交流。此时的交流可能是短暂目光接触，也可能是手势动作、面部表情变化或者发出某些声音，这就需要训练者的留心观察。第四步：当孤独症儿童表现出某种行为意向时，训练者要及时对这种行为意向做出回应并进一步示范我们所期待的行为。

例如，妈妈在小宏玩玩具的时候加入（儿童对活动进行引导），妈妈手拿小火车并让小宏看到小火车（给儿童创建沟通情景），妈妈等待小宏参与沟通（等待儿童参与沟通），小宏伸出手拿小火车，妈妈把小火车递给小宏（对儿童的行为做出反应），并一边指着小火车说"小火车"（示范我们所期待的行为）。

（2）直接的教导　直接的教导是运用辅助和正强化这两个技巧，直接地教给儿童新的语言、模仿和游戏技能。辅助是指训练者给孤独症儿童提供一定的语言或动作来帮助其产生我们所期望的行为。为孤独症儿童提供一定的帮助，这就引导儿童成功地发出新的行为。正强化是指当儿童的某一操作性行为在某种情境或刺激下出现后，这时儿童会及时得到一种能够满足需要的强化物，则以后在相同的情境或刺激下，儿童的这一特定操作性行为的出现率会增加。

直接的教导共有六个步骤，即需要在交互式教导的四个步骤基础上增加两个步骤。第五步：如果孤独症儿童对我们的回应没有反应，则还需我们给予他更具支持性的辅助。第六步：给予儿童正强化并不断重复示范我们所期望的行为。

例如，妈妈在小宏玩玩具的时候加入（儿童对活动进行引导），妈妈让小宏看到小火车（给儿童创建沟通情景），妈妈等待小宏做出反应，小宏伸手拿小火车（参与沟通），妈妈一边指着小火车一边说"小火车"（提示儿童），小宏没有反应，妈妈让小宏的手做出"指"的姿势（给予更具支持性的提示），妈妈把小火车递给小宏（正强化）并说"小火车"（重复我们所期望的行为）。

2. 亲情接纳，用心沟通

要想从切入口着手进行训练，双方的互相接纳是前提。要让孤独症儿童在内心里接纳训练者、信任训练者，只有这样，儿童才会在以后的训练中顺利听从指令，接受训练。当然，在这里，也包括训练者对儿童的了解与真心接纳，只有这样，训练者才会在训练中做到用心观察，用心体会，用心沟通，用心训练。例如，对于一名初次来到语训室，面对训练者大哭大闹的孤独症儿童，训练者可以拿他最喜欢的食物与他沟通感情。让孤独症儿童的语言训练在温馨和谐的氛围中拉开序幕。

3. 游戏训练，互动模仿

设计轻松的游戏，让孤独症儿童在愉悦、轻松的心态下接受训练者有目的性的语言交往训练。训练中去除死板的教学方式，而是训练者把握时机地进行引导，完成顺理成章式的训练，这种方法既利于孩子理解语言情境，避免以后的生活中使用不当，又使孩子在不知不觉中轻松地接受训练。游戏法除了给语言交往创造宽松环境和有利时机，同时，对孤独症儿童健康心态的培养也有促进作用。

对于完全无语言发音的孤独症儿童，语言训练的第一步就是要帮助他们建立动作模仿，为发单音做准备。这一阶段的训练是表达性语言训练前期，其间，主要通过各种口部动作模仿及呼吸训练游戏来完成。常用的主要游戏如下。

① 口部动作模仿：利用"老虎吃果果""小兔打哇哇""嘴唇甜不甜"等游戏训练儿童模仿张口、闭口、抿嘴、伸舌、舔唇等动作。

② 呼吸训练类：利用"口吹蜡烛""吸管饮水""仰卧起坐""压腹发声""抓痒发声"等游戏增强孤独症儿童的肺部呼吸功能。

4. 系统训练，同伴带动

孤独症儿童因感知觉统合失调而造成语言功能发展停滞，部分孤独症儿童没有掌握正确的发声方法，说话时，声音往往从鼻子发出，被称为"气声"。对于这些孩子，一方面要加强感知觉统合训练，尤其是触觉训练；另一方面，要加强发声方法的教学引导，发挥同伴的带动作用，帮助他们掌握正确的腹式发声法。

训练者在平时的生活中应刻意为孤独症儿童选择善良、活泼、有带动性的伙伴，让伙伴去带动他走出自我封闭式的天地，逐步走出去，融入集体之中。正常人择友多以同龄人为主，孤独症儿童也不例外，而且是非常需要。因为他们自身的病症决定他们还不能主动与正常小朋友交往，他们的生活只局限于家长和老师之间，这就更需要在学校的时间里让他们也有自己的同伴，当然，如果家长在生活中也注重帮他们找同伴就更好了。

5. 音乐陶冶，视动结合

孤独症儿童由于缺乏沟通技能，而长期处于自我封闭状态。而音乐恰恰能陶冶人的性情，诱发人的动力。作为一种非语言的沟通工具，它可以成为孤独症儿童自我表达的媒介，丰富其自我情感，促进其自我成长，从而帮助孤独症儿童宣泄内在的情绪，使他们得到情感上的满足。因此，借助音乐，对孤独症儿童进行语言训练时，注重的是主动的体验、参与和表达，而不是被动的聆听。

节奏是构成音乐的重要元素，是生命力的基础。因此，训练中，要选择节奏鲜明的歌谣。视觉接受能力优于听觉是孤独症儿童的一个显著的特点，因而，训练中仅有音乐是不够的，要以活泼易懂的动画为辅助。这样，既能激发他们的兴趣，又有助于增强其对语言（歌词）的理解。训练者要紧紧抓住孤独症儿童好动的特点，让他们看动画、听音乐的同时，教其用拍手、跺脚、数数等方式参与音乐活动。当孤独症儿童沉浸在身体动作中感受音乐时，训练者可选取歌词中最短小，最有音乐意味且最富节奏感的字、词，激发他们仿说，会收到较好的效果。

6. 运动训练

一个正常人如果身体柔弱，浑身无力，会表现出无力讲话，即使讲了也是声音低小。孤独症儿童要想进行语言交往训练，有一个健康强壮的身体是不可少的。特别是那些安静型的，懒惰型的孤独症儿童就更是需要了。运动中增加肺活量，促进发育器官的生长，这是语言交往所需要的身体物质基础。

7. 寓教于乐

儿童具有烂漫无邪的天性，孤独症儿童更是如此，故在进行语言训练时的方式和内容要时常更新。训练方式可在游戏中进行，而游戏方式则可不断变更，以感性认识促进语言训练的效果。训练的内容不宜只选熟悉的、呆滞古板和单调的。事实上，训练者富有表情的、生动的语言，往往是儿童最喜欢模仿的。所以选用一些有趣的动画片和他一起观看模仿，以及训练者的一些即兴表演，也比较容易让儿童所接受和模仿，这也是提高其语言表达能力的关键。

二、孤独症儿童语言理解能力训练

几乎所有的孤独症儿童都有语言理解障碍和理解能力差的症状。有时候我们会有疑问，明明已经教会孤独症儿童很多词汇甚至是句子了，但是在跟他们交流的时候仍然存在很大的困难。这一方面是由于孤独症儿童在语言接受能力方面也同样存在缺陷，在理解他人发出的沟通信息方面存在困难。既然是无法理解，那么沟通自然就无法进行了。另一方面，他们很多时候只是消极地接受这些词汇，却不懂得如何使用，这些词汇对于他们来说就犹如一个个无意义的符号。因此，我们在训练的过程中应给予丰富的语言刺激，用单词或叠词进行语言刺激。给患儿念卡片、小画册、挂图、儿歌、小故事等，让患儿积累丰富的基本词汇，可从人物、动物、食品、玩具逐步扩大至人体器官、日常生活用品、交通工具等。反复应用于环境中，反复读、反复讲，选择切合实际情境的话题，以眼前看得见、容易理解的话题，尤其是患儿喜欢的事物作为话题，使他们能辨别和记住不同的声音所代表的不同意义。同时要提供有利于学习的语言环境，可以利用生活中的自然情境，观察实物，边看边教，边做边教，有意识、有准备地去教。让他们从理解言语中的意义开始，再在此基础上训练口语表达能力，使他们能准确地使用词汇，主动与身边的人交流。

（一）孤独症儿童语言发育能力特征

语言的理解和运用能力缺陷是孤独症患儿核心症状之一。普通儿童对言语的理解早于言语的表达。有研究结果发现，每一年龄组内孤独症儿童语言理解能力（主要评估孩子概念的认知能力和语言理解的运用，但这方面不需要孩子做出适当的语言反应）均落后于语言表达能力（主要评估孩子对概念和语言表达的运用，需要孩子做出适当的语言反应），并且在每个年龄组中认知理解都是其发育最为延迟的能力之一，提示孤独症患儿对语言认知概念的把握处于一种"机械的反射性记忆"状态，缺乏明确的内涵，即表层概念和语言内涵有相游离的状态。这种"表里不一"往往又进一步导致患儿与正常儿童交往困难，交往能力受到损害，从而加重患儿的社会适应问题。

理解能力是语言习得的必要条件之一，但是孤独症儿童与同龄儿童相比，其理解能力较为落后。孤独症儿童语言能力自然发展的次序与普通儿童功能能力发展有明显差异；语言理解和认知表达显著分离，在生命的早期（2岁以内）已经开始出现，在2～4岁达到高峰，这与我们目前发现诊断孤独症儿童的时间高度吻合，提示密切关注患儿的语言能力发育特征，对孤独症早期（2岁以内）识别及诊断具有一定的帮助作用。有学者研究表明，孤独症的漏诊误诊将极大加重孤独症的残疾程度，有人以孤独症评定量表（CARS）测评一组2～8岁的孤独症儿童，父母察觉的发病时间为（1.82±0.51）岁，认为2岁前是加强观察的重要时机。

（二）理解能力差的原因

第一，孤独症儿童在与他人进行沟通交流的过程中存在困难，有很大一部分原因是由于他们在理解与思考方面的困难。已有研究表明，孤独症儿童的大脑及其发展异于正常儿童，他们的感知觉、言语发育不良等先天因素决定了他们在理解他人语言时存在困难。

第二，孤独症儿童对感知注意有偏好，他们对声音感知可能会过分敏感或者过分迟钝。对声音感知的过分敏感或过分迟钝是孤独症儿童的一个特点。在多种形式的语言刺激中，他们只对某些声音刺激做出反应（注意并记住），只对声音的一部分注意，而不能对整个声音刺激做出反应（电视里的多种语言形式，只对广告、天气预报类感兴趣），尤其对日常生活中人的话语不作反应。因此，我们常常会觉得孤独症儿童好像对周围的人和事都不理不睬，只是沉浸在自己的世界里。

第三，孤独症儿童在接受及解读他人的非言语信息方面也存在严重的问题。许多实验结果表明，孤独症儿童即使是面对别人的脸，看的也不是他们的眼睛。这样，孤独症儿童就不可能像其他儿童一样，从他人"心灵的窗口"中获得重要的信息。除了眼神之外，孤独症儿童对他人的面部表情和动作表情，也都缺乏理解能力。

（三）循序渐进训练

第一，第一步就是对简单言语指令的理解，简单言语指令包括：

① 站起来；
② 坐下；
③ 拍拍手；
④ 跺跺脚；
⑤ 摸摸椅子；
⑥ 张开嘴；
⑦ 点点头等。

在平时的训练中，我们要采取各种方法利用教具和实物来吸引儿童的注意力，对不动声色、言语符号尚未掌握的儿童，应先形成对言语符号的理解，使其掌握日常生活中常用的语言符号。可从单音开始，符号与事物统一，等等。通过图片（或实物）、手势符号和言语符号等相结合的方式，如对"洗脸、抱抱、喝水、睡觉"等日常用语的理解和模仿。

第二，对于已掌握一定的言语符号的儿童则要进行扩大词汇量训练，循序渐进地逐渐导入更多的词汇，多以日常生活中出现频率高的开始，并加强词汇的扩展，初期由名词导入，进而学习动词、形容词等，强化空间方位词、大小、多少等词汇的理解，能理解物品的功用等。

第三，当儿童的词汇水平达到一定程度后，逐步让儿童理解两步指令，如对"妈妈拿杯子喝水"等两词连续动作句式的理解，并让儿童选择与学习类似句式——"谁拿什么做什么"，如：杨阳拿梳子梳头发；老师拿笤帚扫地；妈妈拿铅笔写字等类似的句子。在反复的训练中强化这个句式，使他们在感知和模仿的过程中理解语言，逐渐向完整句式的理解过渡。

第四，在理解简单句子的基础上逐渐理解复杂的句子和语法。比如在学习了"什么怎么样""谁拿什么做什么""做得怎么样"的句式以后，我们就把这些有连续性的句式结合起来去理解一个情景。通过一些连续性的图片或者动作来再现这些情景，体会之间的联系。比如在描述"地脏了，老师拿着笤帚扫地，扫得干干净净"这个情景的时候，我们不妨把它设置为三幅图片，分别让儿童理解每幅图片的意思，训练者再把这三幅图片按顺序进行表达。让儿童由根据训练者的表达，同时拿起相应的图片并按顺序放好过渡到让儿童独立地排序。如果排对了说明他理解了这三幅图片之间的联系。最后，让儿童根据训练者的指令去做扫地这件事情，达到语言理解与行动的统一。语言理解能力的提高为过渡到语言的表达能力打下了坚实的基础。

第五，最好是能通过孩子在日常生活中的衣食住行与在游戏的过程中，配合简短、清晰的语句，将孩子在从事的活动描述给他听，如：妈妈帮小明穿衣服；水开了，爸爸灌水；娃娃搭公交车；头发长了，妈妈带我去理发，等等，也就是把实际的动作与语言的配合紧密结合起来，帮助孤独症儿童了解语言的实质意义。

（四）创造有利条件帮助孤独症儿童接受理解词汇、语义的正确含义

1. 利用视觉材料来帮助孤独症儿童接受理解词汇、语义的含义

孤独症儿童的视觉能力通常较好。美国的天宝·葛兰登（Temple Grandin）是一位孤独症患者，她拥有动物科学的博士学位，并设计出可以改进牲畜生活和健康的环境与设备。她曾经以亲身事例来描述她是如何用图像而不是用语言符号来思考的。她对自己的思考方式描述如下："我用图画思考。单词对我来说是第二种语言。我把口语和书面语都翻译成彩色电影，配上声音，就像录像带在我脑袋中放映一样。当有人同我讲话时，他的话语立即转变成图画。用语言思考的人很难理解这种现象，但对于从事牲畜行业的工作的我——一个机器设计者来说，视觉思考具有非常大的优势。"根据扬长避短的道理，家长和训练者可以用不同的视觉材料来帮助孤独症儿童接受和理解生活中、交往中常用的各种不同词汇、语义的含义。例如，训练者在孤独症儿童的课桌上贴了两张小图，其中一张图上画的是一个张开的大嘴巴上有一个圆圈加斜杠以表示"不要大声"，另外一张图上画的是一个食指放在嘴巴前以表示"安静"。可以用举着杯子张口喝水的图片来帮助孤独症儿童理解"喝水"这个词汇的含义。

在利用视觉材料帮助孤独症儿童接受理解词汇、语义时，一定要遵守循序渐进原则、简单直接原则、客观具体原则。要先从日常生活中、交往中最常用到的词汇、语义开始，并且呈现给孤独症儿童的视觉材料要能简单直接、客观具体地表达某一个词汇、语义的含义，对于孤独症儿童领悟了的词汇、语义要及时巩固。

2. 利用声音觉察和声音辨别来帮助孤独症儿童接收语言

大部分孤独症儿童的听力是正常的，但他们缺乏聆听的意识和习惯，训练者需要培养他们对一些声音的反应。

刚开始可以通过游戏让孤独症儿童建立条件反射，训练者在提醒儿童注意听的情况下发出声音，而儿童在听到声音以后要做出相应的行为。这是最基本的训练，通过各种声音的刺激，提高孤独症儿童的听觉能力以及对声音的反应能力，使他们学会用听觉去认识周围的世界。在儿童基本建立了听到声音完成动作的条件反射后，训练者可以逐渐减少对儿童的提示，培养他们在自然情境下对声音做出反应的能力。在没有提示的情况下，如果儿童一直未能觉察到声音，没有反应时，训练者可以对他们进行提醒，例如说"听，是什么声音"等，也可以把手放在耳朵旁做倾听状。

在进行训练的时候，最好有两个训练者共同完成，其中一个训练者发出声音，另一个训练者负责完成动作，给孤独症儿童进行示范，以便他们更好地理解规则；同时，发出声音和完成动作由两个训练者分别完成，能够避免造成孤独症儿童误以为是要在自己发声后再实施行为，这样就不能达到让他们注意声音的效果了。

除了要训练孤独症儿童对声音的觉察，还要教会他们对各种声音语句的辨别，要让他们明白具体的某些声音代表了什么，例如在听到"苹果"的时候，他们不应该指着香蕉，而在跟他们说"洗澡"的时候，他们不应该走进房间睡觉等。

训练从易到难，首先是辨别简单的词语。训练者在孤独症儿童面前摆几样物品，例如几种水果。刚开始数量不宜过多，一般是 3～5 个。当训练者说出"苹果"的时候，孤独症儿童要拿起或指着苹果。接下来慢慢地增加难度，可以增加语言的复杂性，采用问句的形式，如问儿童"苹果在哪里呢？"随着训练的深入，还可以逐渐增加水果的种类。

3. 对孤独症儿童要使用简单、缓慢和重复的语言

家长和训练者在与孤独症儿童沟通时，可以有意识地使用简单、缓慢和重复的语言，这样有助于克服孤独症儿童对词汇、语义理解的困难。使用简单的语言有助于拉近沟通信息与孩子理解能力之间的距离。简单的语言包括通常物品的名称，如"水""苹果""衣服"和描述动作的动词，如"吃饭""坐下""睡觉"等。在和孩子沟通时尽可能地使用短句，使用没有歧义的词汇和句子。缓慢的语言比较好懂，这对任何人都是一样的。特别是关键的字词，教者的说话速度一定要放慢，这对孤独症儿童来说，尤其重要。另外，和孤独症儿童说话时，如果需要的话，尽可能多重复几遍，这样可能才会引起他的注意，使他对某一个词汇留下较深的印象。

4. 夸张性地使用面部表情、形体语言和语音、语调

家长与训练者和孤独症儿童交流时可以有意夸张说话的面部表情。例如，训练者要让孩子理解"高兴"这个词的意义，她可以嘴角上扬地微笑或夸张地大笑。这

样孩子将高兴与笑的面部表情之间建立了联系，也就较好地理解了"高兴"这个词的意义。

（五）培养理解性语言，建立正确概念

理解能力差的这部分孤独症儿童，他们的语言中并不缺少词汇，但是这些词汇绝大多数是消极的、无内容的，只是一些语音的空壳。因此培养理解性的语言，建立正确的概念应是这部分儿童语言训练的第二个目标。理解性语言的建立过程，也是概念建立的过程。正确概念的建立又能更好地促使其理解性语言的发展。

概念是用词来表示的，它是思维的基本形式，反映客观事物的一般的、本质的特征。在认识过程中，把所感觉到的共同特点抽出来，加以概括，就形成概念。比如从各种车辆、船只和飞机中指出它们是用于运输的这一共同特点，就概括出了"交通工具"这一抽象的概念。

1. 积累词汇，理解每个词的意义

词汇是语言的基础，只有理解词语的意义才能真正理解句子。我们可以通过实物、图卡、照片、演示这些直观的手段让儿童了解每个词所代表的意义，同时也积累直观的感性经验。比如教水果类的词汇，应把该教的水果一一呈现给儿童，通过用眼睛看，用手触摸，用鼻子闻，用嘴尝这些手段使儿童获得关于这种水果的丰富的感性经验，并以同样的方法教会儿童去辨别不同的水果。

2. "变式"教学

所谓"变式"教学就是在教儿童一个概念时，要把同一概念呈现的不同形态告诉儿童，以便他能去区别、辨别出事物非本质的特征，而抓住事物的本质属性。例如教"杯子"这个概念，就要一一教给儿童去认识不同颜色、不同形状、不同材料的各式各样的杯子，然后逐渐地去掉非本质的属性（颜色、形状、材料），最后指出杯子是盛饮料或其他液体的器具这一本质属性，使儿童知道：凡是用来盛饮料或其他液体的圆柱状或下部略细的器具都可以叫做杯子。在建立杯子这个概念的过程中，儿童也大大地丰富了他关于杯子的理解性词汇，同时，抽象思维能力也得到发展。

3. 分类训练

分类训练就是根据物品的特点把相同的东西归成一类，这是帮助儿童通过认物品、学词汇来锻炼抽象概括能力的一个非常重要的训练。我们可以这么去做：首先训练者告诉儿童"把××和××放在一起。"比如训练者指着一辆玩具车，告诉儿童把它放在一推玩具车中去。训练者通过提问来引入把东西归类（一类或更多的类）。比如训练者问："这是什么？"儿童："鞋。"训练者问："我们用它干什么？"儿童："穿。"训练者："这些是我们穿的东西。"训练者："再拿一双鞋看看。"训练者还可以问哪些东西是吃的，哪些东西是穿的，哪些东西是乘坐的这类问题，让儿童把东西归成几类。

先从把物品归为较具体的群体做起，然后逐渐教会儿童把东西归类为更加抽象的群体。比如先认识各类动物的归类：狗类、猫类、鱼类……，然后再提升为动物这个大概念的归类。

4. 动作辅助理解训练

用实物可以帮助孤独症儿童积累词汇，理解某些词语的意思，但要让他们明白一些指令或语言，光靠实物是远远不足以应付的，这时还需要各种动作指示的辅助。

例如，在让孤独症儿童理解"给我苹果"这句话时，训练者可以坐在儿童的前面，指着儿童面前的苹果，说"给我苹果"，儿童要做的是把苹果拿起来并放到训练者手上。开始时，训练者可以用手势进行提示，先指一下儿童，再指苹果，然后指一下自己，必要时也可以抓住儿童的手，让他们拿起苹果，然后再移动儿童的手，把苹果放到自己的手上。训练过程中逐步减少动作提示，最终使儿童在听到"给我苹果"的时候，懂得将苹果拿给训练者。之后可以在儿童面前同时放苹果和梨，验证儿童是否真的理解训练者的话。

又如，要孤独症儿童听懂"回房间睡觉"这句话，训练者可以先喊儿童的名字，以引起他们的注意，然后跟他们说"回房间睡觉"，接着把他们带到房间让他们上床并闭上眼睛，此时再跟他们重复一遍"回房间睡觉"。经过多次训练以后，儿童便对这句话有了深刻的认识，只要听到自己的名字加上"回房间睡觉"这句话，就会明白说话者的意图了。

（六）训练中要注意回避盲点

孤独症儿童对结构复杂句及否定句、疑问句的理解能力极差，所以在日常的交流沟通中，训练者的语言要说得简洁、明了，发出的指令要准确、扼要。先易后难，句子越简单越好。根据孩子的语言能力，把握恰当提高的原则。任务要单一，目标要明确，避免不必要的刺激。观察孩子的反应，给予必要辅导，注意不断提醒，不断复杂化。

因为孤独症儿童很难理解一些含义微妙的语言，直接指令的语言更容易让孤独症儿童接受，所以给他们提出具体的要求，少用否定句式，如不说："你别推桌子！"而要说："你把桌子摆好！"也尽量不要使用"幽默语""双关语"，如，孩子把图书丢到了地上，家长不要用"你再丢一次看看！"来威胁他，这样他可能会再重复一次丢东西的动作，引起家长的愤怒。家长应该说："把书捡起来！"要循序渐进，不要急于求成；要有耐心，多鼓励和表扬，切不要打骂。这样他们既理解了语言，又纠正了问题行为。

三、孤独症儿童语言表达能力训练

语言是思维的工具，思维能力又是智力的核心，语言教育活动一直是孤独症儿童教育活动中重要的组成部分。语言表达能力对我们正常人来说是最基本的也是最重要的能力之一，但对于因众多原因导致的孤独症儿童来说却是一件很不容易的事情。

孤独症儿童由于大脑受到不同程度的损伤，语言与交往能力的发展往往比一般儿童迟缓，且水平较低，显示出某些障碍。同等程度知识的学习，孤独症儿童需要一个非常艰难的学习过程，他们需要用几倍、几十倍甚至上百倍的努力才能接近正常儿童的水平。

孤独症儿童的语言学习、交往能力明显低于正常儿童的水平，主要表现在：语言学习掌握很难，发音不准，口齿不清，讲话时词汇量少，用词不当，语句不连贯，难以完整地讲述一件事或一个意思，有的甚至难以完整地讲清一句话，只能用少量词语来表示；对语言的理解能力也很差，常常听不懂别人讲话的意思，加上记忆持续时间短，更显出语言表达能力的低下。

案例 我班的小明不懂得人称转换，回答问题往往表现为条件反射式。我问他："你是男孩吗？"他也会说："你是男孩吗？"又如回答选择式的问题时，他只会选择后者。我问他："你是男孩还是女孩？"他答："你是女孩。"我再问："你是女孩还是男孩？"他答："你是男孩。"我第一步就先从纠正人称开始入手。我让他看我的口型回答问题"你是男孩吗"，回答："我是男孩。"反复讲，让他不断重复。再扩大范围问："你是学生吗？"回答："我是学生。"当他回答正确时，我就给他吃一粒膨化食品（小明最喜欢吃膨化食品）；当回答错了时，就惩罚他一下。接着，再用此种方法训练他回答选择式的问题。在进行人称训练的时候，通常让孤独症儿童边指边说。

语音是有声语言的基础，要想使孩子学会说话，进行发音训练是必要的。当孤独症儿童开始模仿发音时，应开始培养患儿的表达性语言。这一阶段比较困难，需要训练者的提示、帮助和鼓励。刚开始采取嘴型提示或字头提示等方法，到后面慢慢将提示程度减弱。在这个阶段，要遵循随时随地、就地取材、反复练习的原则。孤独症儿童的语言训练应以改善沟通障碍的实用能力为目的，也就是说有言语发展，尽可能地教他"功能性"的语言，即教实用的、能用来与人沟通的那些必须要掌握的语言。针对孤独症儿童你、我、他不分，或表达正确但与语境和情景不符的问题，需反复提示、帮助和鼓励。而对于长期训练仍无口语发展的患儿，则要考虑用"代偿"手段，如手语、图片、文字、沟通板、电脑来替代或补充，以改善沟通，增强孤独症儿童自信心，强化训练结果。

实践证明，通过正确的科学教育和训练，为孤独症儿童创造各种听话和说话训练的环境，在具体的语言实践中进行培养，他们语言上的障碍或缺陷可以得到一定程度的矫治和补偿，语言表达能力都会有明显的提高。

因此，在对孤独症儿童进行语言训练的时候，除了教会他们表达之外，首先应该对孤独症儿童发音方面的先天不足有一定的了解，在此基础上再训练，以帮助他们更好地进行语言表达。

（一）孤独症儿童的语言表达特征

人类的表达需要以语言作为基础，若在语言方面存在各种障碍，他们在表达上就会遇到各种困难，从而导致各种需求与感觉无法表达，无法与他人进行交流与沟通。无语言的孤独症幼儿由于没有可交流的正常语言，基本不能理解语言的意思，而用各种尖叫或动作表达，如有时快乐地奔跑，有时痛苦地尖叫。反响式语言的孤独症幼儿具备一定发音基础，能较好地模仿训练者语言，语言特征是鹦鹉学舌，表现出对语言符号不理解，很难与人沟通。有语言的孤独症幼儿虽有少量主动语言，但在语速、语音、语调上存在着变异，没有意识他人和感受别人心情的能力，因此语言表达没有场合性，表达需求也表现出自我唯一，有些孩子的表达呈现出词不达意。如，他说："你愿意和我一起玩吗？"但他不能等到别人回答，他就独自一人按自己的方式玩了起来，和他最初表达的意思完全不同。

（二）孤独症儿童的发音训练

语音是有声语言的基础，要想使孩子学会说话必须要进行发音训练。发音训练，能帮助孩子体会发音要领，掌握发音技巧，培养正确的语音习惯，为他清楚、流利地说出每一个字打下坚实的基础。

语音发展是语言发展的前提。任何儿童要获得有声语言，首先要进行发音练习。孤独症儿童由于他们个体差异极大，所以在发音训练中呈现的状况差别极大。有的儿童能在较短的时间内突破语音关，较快地进入到语言发展阶段，而有的儿童则存在较大的发音障碍。我们可以观察到这部分儿童在吮吸、吞咽、咀嚼动作和吸气、呼气及唇、舌活动方面有较大问题，很多儿童经过医生的检查，并未发现他们的发音器官结构异常，那么他们的问题就可能是发音功能发育不成熟。当然听觉系统、神经中枢的发展与成熟也是语音发展的必要条件。

发音器官的功能包括：

① 呼吸器官（气管、支气管和肺）的呼吸功能，语音一般在呼气时发出。

② 发音体（喉头和声带）的振动功能，气流经过声门而引起声带振动时就会发出声音。

③ 口腔、鼻腔和咽腔的共鸣功能，其中作用最大的是口腔。它包括舌、唇、上下颚等部分。正是由于嘴的自由开合；舌的自由升降、伸缩；唇的自由展开或撮圆，使口腔形成不同形状的共鸣器，使气流通过时发出不同的声音。

据此我们来分析一下孤独症儿童的发音问题。一类孤独症儿童能够正确模仿口型，但是发不出声音，仔细观察我们可以发现他们在模仿口型时并没有气流的呼出（有气流呼出才能发出声音）；另一类孤独症儿童也能正确模仿口型，而且有气流呼出，但是他们发出的音是清音，气息明显很微弱，他们的问题在于发音时声带未能产生振动；还有一类孤独症儿童虽然能够完成随意发音，但是听起来是一种尖声，这仍是由于声带振动不正常（声带肌肉过于紧张）而造成的；更有一些孤独症儿童由于不能自如地开合嘴、自如地升降、伸缩舌头、自如地展开或撮圆嘴唇，因此，他们在相当长的一段时间里只会发一个或几个音，语音发展十分缓慢。

又有人指出，孤独症儿童的语言障碍是由于触觉及本体感觉（指人对自己的肌肉、关节、韧带的活动及身体的位置、姿势的感觉）的障碍引起的。由于对自身发音器官（口腔、舌头、牙齿、面颊）缺乏觉察，无法使口腔肌肉的运动自如而妨碍了他们说话的能力。因此，运用各种感觉的手法使孤独症儿童记住自己的嘴巴是非常重要的。脸颊运动训练也属于感觉训练的一种。这种训练就是用手轻拍双颊、下巴、嘴唇，并且力图发出声音来，还可以紧闭嘴唇吹气使脸颊鼓起来，还可以做出各式各样可以牵动脸颊肌肉的鬼脸，后两种做法可能对孤独症儿童会有较大困难。在训练者发音说话时，让孤独症儿童用手去感觉气流、声带的振动，下巴的下降与抬高，两颊肌肉的活动情况是非常有必要的。

发音训练的目的就是要让孤独症儿童充分感觉多种形式的发音动作，帮助他们体会发音要领，掌握发音技巧，培养正确的语音习惯，促使孤独症儿童发音器官功能的发展与成熟，学会发音。针对上述孤独症儿童发音方面的困难，对他们进行的发音训练主要包括以下内容及方法。

1. 呼吸训练

言语呼吸与一般呼吸的最大区别就是前者吸气深，深吸浅呼来带动声带的振动，使发出的声音较为平缓。孤独症儿童在呼吸时，胸腔起伏很小，说明他们的呼吸器官不够强大。可以通过跑、跳或者吹气球等方式训练呼吸。有些儿童很难听从口令来完成动作，可以将平躺的儿童膝盖轻轻推到胸前，通过压迫胸口来加深胸腔呼吸。

声音是由呼出的气流冲击声带产生的。气流强弱的变化与声音的响亮程度、字音的清晰程度有密切关系。平常的自然呼吸与语言呼吸不同，要让孩子说清楚话，首先必须学会运用呼吸控制气流。许多无语言的儿童都存在呼吸方面的障碍。要想让孩子正确说话，必须先教会他们控制呼吸，而后才是发音控制、声带控制、嘴型控制等训练。平时我们为了说话，一发声，鼻子的呼吸动作就暂时停止，变为以口呼吸；停止发声，又自动恢复以鼻子呼吸。无语言的儿童都不会控制这种变换，因此我们要对他们进行呼吸训练。呼吸训练的目的是有意地增加孤独症儿童由口吐气的机会。在正常情况之下，人的呼吸是将氧气吸入肺部，而将二氧化碳排出体外，这与说话时的呼吸情况有一定的差别。前者是一个自动化的过程，气体交换的量并不会太大，只需要进行胸式呼吸即可。但在说话时，除了完成必要的气体交换外，还要完成发声的动作，呼吸量增大，仅仅靠胸式呼吸可能会导致呼吸支持的气力减弱，影响说话，因此，我们在说话时还要结合腹式呼吸。

该方法主要是帮助孤独症儿童建立正确的生理腹式呼吸，从而增加儿童的肺活量。"生理腹式呼吸训练"指通过不同的体位让患者体验呼吸中"呼"和"吸"的过程，帮助患者建立正确、自然、舒适的生理腹式呼吸方式，为言语呼吸奠定基础。其主要步骤为：仰卧位（闭目静心、腹部感觉、胸腹同感、口腹同感）、侧卧位（侧位训练）、坐位（坐位训练）、站位（站位训练、同步训练、交替训练）。

实 例

呼吸训练

[例1] 闻一闻

目的：让孩子掌握正确的吸气方法，锻炼吸气肌肉群的力量。

准备：1朵有香气的花，1块洒上香水的手绢，1瓶酱油或1瓶醋。

方法：

（1）引导孩子去闻一闻这些有气味的东西，这时，训练者的表情很重要，要表现出闻到香味的快感和喜悦。

（2）把孩子的一只手放在自己胸前，让他用触觉感觉你吸气时胸部的扩展。同样用手放到他的胸口上感觉吸气时胸部的扩展。当他自然地吸闻气味时，就是在正确地吸气了。

[例2] 吹一吹

目的：让孩子学会呼气，控制气流，锻炼呼气肌肉群的力量。

准备：蜡烛，小纸船，小纸片，气球，羽毛，吹泡泡用的小瓶和吸管。

方法：吹气时要求匀、细、长，持续时间越长越好。

（1）点燃数根小蜡烛，让孩子来吹，看一口气能吹灭多少根，也可以一根一根地吹。

（2）把小纸船放在有水的脸盆里，吹动小纸船，让它在水中前进。还可以吹青蛙、纸鸭子等。

（3）把聚拢在一起的糖纸吹散，再吹动每一张糖纸，使它们聚拢起来。

（4）吹羽毛、吹气球比赛。你和孩子一起玩，看谁的羽毛或气球飘的时间最长。

（5）小瓶中放入洗衣粉溶液，你和孩子一起玩吹泡泡的游戏。

注意：开始教孩子吹气时，把他的一只手放在你的嘴前，让他感觉呼出的气流。吹气前，让他知道要深深地吸一口气，才能吹得时间长。

[例 3] 深呼吸

目的：在学会吸气呼气的基础上，更熟练地运用呼吸器官。

准备：选择一个安静的房间或空地。

方法：你先给孩子做示范，注意站的姿势。两脚分开站稳，距离和左右肩齐，双手下垂，脸向前看，胸部和颈部挺起，保持精神饱满的状态。吸气时双手向前向上平伸举起，两臂举至头顶为止。随着两手向上移动，气流慢慢从鼻孔吸入，逐渐吸入大量气流。吸气完成之后便往外呼，呼气时双手从上向左右平臂下落，落到向下垂直为止。要做到"吸气一大片，呼气一条线"。另外，注意不要端肩，要用鼻吸气，用口鼻呼气。

2. 嗓音训练

所谓嗓音训练，就是促使孤独症儿童活动声带，声气结合，发出响亮的声音，要儿童尽量放大声音，让一口气直接冲出来，不要只在喉咙里转。正是由于嘴的自由开合、舌的自由升降、伸缩，唇的自由展开或撮圆，使口腔形成不同功能的共鸣器，使气流通过时发出不同声音。但孤独症儿童由于长期不用自己的唇舌致使他们的唇部、舌部较僵硬，小肌肉的协调性较差，致使他们不会灵活运用自己的唇部及舌部功能。

孤独症儿童说话时的语调一般比较平淡单一、毫无感情，不会使用合适的声调是孤独症儿童最普遍的问题，而且他们说话的语调通常比较高，往往发出尖而怪的声音。他们似乎不会控制音量，这主要是由于长期不使用嗓子发音的缘故。有的儿童可能会使用语言，但仍旧不容易让人理解，因为他们的声音非常低。

针对孤独症儿童这方面的不足，首先应训练其发六个元音：a、o、e、i、u、ü，其中 a、e、i、u 四个发音又是发音重点。因为元音是最容易发声的，不需要太多的嘴型、舌位的配合。元音在发声过程中，其气流也不受阻碍，很容易成音。促使孤独症儿童活动声带，统合声气，尽量放开喉咙发出响亮的声音。其次是进行四声练习。因为在发这六个元音时，声音会比较洪亮，同时可以选择儿童喜欢的、适合的儿歌或者绕口令让他们进行反复的练习。

训练过程中要注意教会儿童正确的口型和舌位，各元音的发音要领如表 6-1 所示。

为了做到发音正确，训练者可以用压舌板、筷子、勺子等工具来帮助孩子纠正舌位。

3. 发音器官的训练

第一，唇的训练包括：因患儿有流涎现象，而且闭唇音 b、p、m、f 等都不能正常发出，这说明患儿肌力低下，因而采取训练其上下唇内敛动作、抿嘴的动作和

表 6-1　汉语拼音元音发音要领

元音	发音要领
a(啊)	发音时,嘴巴要张大,舌头稍微离开下齿背,舌头的高点在舌面的后部,和硬腭后端相对
o(喔)	发音时,嘴唇自然微圆向前撮,舌尖稍微向后收缩,但不与下门牙接触,舌高点和硬腭后部相对
e(鹅)	发音时,唇型自然微扁,舌尖稍微向后收缩,离开下牙齿背,舌高点和硬腭前部相对
i(衣)	发音时,唇型扁平,嘴角展开,舌头抵下牙背,舌面前部隆起,和硬腭前部相对
u(呜)	发音时,唇型尽量收圆前撮,舌头向后收缩,离开下牙背,舌高点和硬腭、软腭前部相对
ü(鱼)	发音时,唇型收圆,舌尖离下齿背,舌高比 i 发音时略低、略后

亲吻的动作。包括:用不同口径和形状的吸管吸液体,同时增加液体的稠度,以增强唇肌的吸吮力量;抿饼干屑、吻娃娃等练习增加患儿对双唇的感知觉。针对患儿圆唇与缩唇的困难,让他先练习发 o 音,使其发展下颌与唇的运动分离;然后教 i 音,让他学会缩回嘴唇;最后,让他进行 o 和 i 的交替发音,以改善他的口腔运动功能。

第二,舌的训练具体包括以下内容:针对患儿不能伸舌和卷舌的问题,设计舔食游戏训练伸卷舌。患儿舌尖音 d、t、n、l 都能正常发音;舌面音 j、q、x 不能发出;舌根音 g、k、h 也不能正常发出,对于这些音则采用分别训练的方式。譬如 h 音的训练,首先可以训练孩子多做哈气的游戏训练,和孩子一起大口地哈气,对着镜子或者玻璃哈气。还可以在高兴的时候多做哈哈笑的口部运动。让孩子体验"哈""喝"音的准确运气方法。可以从这两个呼读音开始,慢慢地教孩子读更多的含有 h 声母的音节和字词。

4. 口型训练

在这一阶段,可用手或小棍、木片之类的物件作辅具协助患儿做出正确的反应。用夸大的动作示范发某个单音的口型,让他模仿。比如训练发"阿姨"音的口型,患儿始终不能把"阿"和"姨"的口型连起来。可以用小棍,当他做出"阿"的口型时迅速将小棍放入其口中,他会条件反射地去咬住小棍,模仿发出近似于"姨"的音,随后拆去辅具,训练独立发出"阿姨"音。发音训练主要选择口型差别很大的汉语音 a、o、i、u。和患儿并排站在镜子前面,稍微夸张地发出 a 的音让其进行模仿。为了避免枯燥,发 a 音时可以运用一些小卡片和小游戏,"张大嘴巴 aaa",调动他的兴趣。发 u 音时可以模仿火车的动作,"火车开了 uuu",并一起做开火车的游戏。

(三) 锻炼孤独症儿童的仿说能力及自发语言

模仿是孩子的天性,孩子的一切行为大都起源于模仿,包括语言、认知、社会性等。特别是对孤独症儿童来说,由于他们有着社交、语言以及重复刻板行为等方面的障碍,在某些方面的能力较正常孩子来说相对稍差,所以他们对这个世界的认知几乎都是从仿说开始的。如果孩子不能有意识地仿说，那么我们就应该先建立他的模仿意识，然后训练他的言语模仿能力。当孩子学会仿说以后，我们再循序渐进地训练他的言语能力，逐渐教会他主动表达。我们在对儿童进行言语训练时，首先要了解儿童言语能力的发展阶梯，然后根据儿童的能力设置合适的目标进行训练。我们不要盲目地要求孩子，而要遵循语言发展的一般规律进行训练，否则就会欲速则不达。任何能力的发展都是必须遵循一定的规律（阶梯式发展）。

正是由于孤独症儿童的特殊性，教孩子仿说的过程可能很艰辛，很漫长，但是，只要父母能够坚持，孩子一定会有慢慢的进步。孤独症儿童仿说是一个循序渐进的过程，从刚开始的一个字、两个字再到短语，需要一个过程。这个过程需要一个量的积累，当有足够的量的积累，孩子的语音刺激达到一定程度时，孩子自然就学会了。

如果孩子具备仿说两个字能力了，家长可选择孩子非常感兴趣的话题来激发孩子说话的欲望。如孩子喜欢吃花生，你就让他说"花生"，说对了，给予奖励；然后进一步引导孩子说"吃花生"，说对了，才能吃，并给予奖励。刚开始，孩子不会时可以给予口型提示等，直至孩子自己说出"吃花生"为止。就这样，逐步增加孩子仿说的字数。关于这个训练的诀窍说到底，还是一句话：量的积累，关键是靠父母的坚持。

在自然情境下进行示范、时间延宕及提示对孤独症儿童自发语言的训练有一定的效果。有研究发现，在自然情境中，包括教室内外和家中运用此方法对孤独症儿童进行训练，能让孤独症儿童的自发语言能力有所提高，口语主动表达能力有所增强。示范是让儿童在观察他人行为中学习或改变行为，以标准行为指导学习，避免过多地尝试错误，让学习直接而有效；延宕时间是延长反应时间来增加个体反应比例，可用于改变个体行为，增进语言能力等；提示是补充刺激，使目标更为明确。研究首先探讨应用延宕时间策略，在实验过程中配合口语与图卡的听、视觉，躯体的提示，以及示范等教学策略，教导孤独症儿童产生自发语言的成效。研究对象为12～16岁的孤独症青少年，结果发现延宕时间策略能够有效地增进孤独症儿童的自发语言能力，实验组在学校情境中的自发语言率也有显著的提升，类化效果同样明显。随后，研究者探讨示范、时间延宕及提示策略介入6～11岁孤独症儿童自发语言的成效，结果发现孤独症儿童的自发语言出现率皆有显著的提升，教学策略可以使孤独症儿童有效地学习适宜情境的社会沟通技能，且能排除类化问题。

1. 示范

在训练孤独症儿童的自发语言时，示范是一个重要的方法。训练者平时应主动向孤独症儿童示范应该说的词句，而不是等到他们说错了再告诉他们错了，然后加以纠正。训练者可以通过对孩子正在从事的活动进行描述，为孩子示范如何运用主动语言。例如孤独症儿童正在画画时，训练者可以在旁边说："我在画画，拿笔画画，在纸上画画，画直线……"这样示范主动语言，比起先向孩子提问，再由孩子回答的作用更大，对孤独症儿童更为有益。此外，示范的时候尽量使用简短的语句以方便孤独症儿童学习。在儿童学说话的初期，尽量不要用太复杂的语句、长句，而选择简单的短句，这样他们会更容易理解，也更有可能对语句进行模仿。示范的语句应该与儿童语言发展水平相当。

2. 时间延宕

在与孤独症儿童进行沟通的时候，适当的等待或期待是有必要的。可以不必要求孤独症儿童马上给予反应，给其适当的反应等待时间（5～10秒）。在等待的过程中，训练者可以通过表情，让孤独症儿童知道你在期待着他们说些什么或者作出回应。一旦孤独症儿童开口说话，训练者应马上给予强化。表情可以包括目光对视、头或者身体稍微向孩子靠近、眉毛往上等。

3. 提示

提示包括语言提示、手势提示、躯体引导提示等。提示是为了协助孤独症儿童作出正确的语言反应。

（四）孤独症儿童语言重复的干预

与正常儿童相比，大多数孤独症儿童存在语言重复现象。研究者认为，有些孤独症儿童，语言重复的功能是以此得到感官性的刺激。例如，有的孩子会不断地背诵某一诗句或不断地唱同一个音调。以此，他们可以得到听觉上的满足，或者是由声带振动带来的满足，等等。另外，也有一些孤独症儿童在往往不了解别人的问题或要求时，就会出现了即时的语言重复现象。而当他们学会在这种情况下如何反应后，这种语言重复的现象就会减少。孤独症儿童中的即时语言重复的现象，往往反映了儿童对他人问题或者语言不能理解的困难，所以在这种情况下训练孤独症儿童说"我不知道"，就能够用一种功能性的交流技巧取代这种机械的语言重复现象。

对孤独症儿童语言重复的干预，是必须而又十分重要的，这有利于孤独症儿童与他人进行正常的沟通与交流，从而适应和融入正常的社会环境，也有利于提高孤独症儿童自己的生活质量。对孤独症儿童语言重复现象，如果用功能性语言训练与后果调控相结合的方法来干预，也许可能会取得较为理想的矫正效果。

第一，用功能性语言训练的方法来干预语言重复的现象。美国加州大学洛瓦思等人（1981）概括总结了功能性语言的训练程序，以此教孤独症儿童在不理解他人的意思时，用自己的语言来说"我不知道"。其目的在于教孤独症儿童用功能性的语言来代替重复性的语言。

在训练开始时，准备好四五个涉及"哪里""谁""怎样""为什么"等字眼的问题。有的问题是孩子知道答案的，而有的问题是孩子不知道答案的。开始可以问一个孩子不知道答案的问题，如"美国在哪里？"提问时的声音应该是很轻的，然后用很大的声音示范性地回答："我不知道。"如果孩子模仿正确的回答而不是重复问题，便立即给儿童特别喜欢的强化物。

然后，慢慢地提高提问时的声音而降低示范性回答的声音。如果孩子在这时开始重复提出的问题，训练者或家长应该很快地指出："不对！"并重新回到第一步的训练。用这种方式，让孩子知道什么是正确的反应，什么是错误的反应。在孩子取得了一定的进步以后，再用正常的声音提出些孩子可能不知道如何回答的问题，如"小鸟为什么会飞？"和"地球会转吗？"，等等。这时不再提示正确的回答，以便给孩子机会自己回答："我不知道。"

当孩子能够对不知道答案的问题答之以"我不知道"，再引入些孩子知道答案的问题，如"你叫什么名字？"如果孩子正确地回答了这一问题，说出了自己的名字，立即给予奖励。如果孩子没有正确地回答，则给予孩子辅助直到孩子能够正确地回答为止。训练者或家长要重复地使用这种方法来训练孩子区别他知道答案的问题和他不知道答案的问题。这些训练的目的，是使孩子会自然地对他知道答案的问题或者他人问的不知道的问题说"我不知道"或"我不懂你的话"等。这样，他的语言重复现象就会慢慢地消失。

第二，用后果调控的方法来矫正语言重复的现象。孤独症儿童以此得到感官性刺激的语言重复，可以用后果调控的方法来干预。孤独症儿童往往重复他言语的最后部分。后果调控的做法是把孤独症儿童所重复的语言与不可欲的结果结合起来。如家长或训练者知道一个孤独症儿童喜欢玩具汽车而不喜欢文具盒，家长或教师可以问儿童："你要汽车还是文具盒？"孤独症儿童因为重复的习惯会说："文具盒。"家长或训练者就把文具盒给他，使儿童得到与重复语言一致的后果。家长或训练者如果在给孤独症儿童有所选择的时候常常先说可欲的东西而后说不可欲的东西，儿童就会慢慢地从不可欲的后果中悟出不能老是重复别人话语的道理。与此同时，家长或训练者还可以用提示的方法来辅助儿童说应该说的话。例如，在上面这个例子中家长或训练者可以在问了"你要汽车还是文具盒"之后，马上又示范性地说："汽车。"在儿童学会正确地表达而减少重复以后，家长或训练者再逐渐地撤销辅助。

孤独症儿童的语言教育与训练是一个漫长的过程。首先，应该在训练开始之前对他们的基本情况有所了解，例如测试他们语言发展的程度等。其次，要拟定学习的目标，具体地列出孤独症儿童应该增加或减少哪些行为，要学会哪些内容等，且要注意循序渐进。对于没有语言的孩子不要期望他们能学会说出一整句话，而是先让他们学会发音，再学会说字，然后再慢慢训练他们说出一句话。孤独症儿童的抽象思考能力有缺陷，他们不懂得举一反三，因此训练者要尽量通过实物来帮助他们学习和掌握语言和沟通技巧。对于他们的一些语言，训练者要加以分析，这些语言仅仅是无意义的重复还是他们由于不理解而使用了别的语言来表达相近的意思。在训练的时候也要避免一成不变，各种语言训练方法各有其优缺点，训练者应该灵活运用，同时在不同的阶段及时调整。

（五）激发信心、创造情景培养语言表达

语言表达能力的训练为一个复杂且因孩子而异的长期历程，在理解的基础上，以手势语言进行表达训练（如食指指物等），逐渐导入言语表达训练，同时建立有意义音的表达，起初由已有的单音开始，同时可利用实物或图片进行。训练过程中还要注重儿童对语言符号能进行有意义的表达，并注重主动、流利的交流表达，能正确使用有意义的单词。开始需从事物名词开始引入，动词、形容词要按照接受信号的情况而定。过程中也可渗透叠词的应用，视儿童对语言的使用情况，可结合老师的提问方式进行单词表达，或逐步向两词句表达，如："妈妈吃""洗苹果"等，直至向更高级的句式表达过渡。当儿童的表达能力达到一定程度后，要培养儿童主动表达和询问表达能力的发展。一般的训练进阶如下：模仿动作（训练视觉注意力）→听口令做动作（视觉与听觉的配合）→叫名反应（训练听觉注意力）→强化发音→仿说单音→仿说单字→仿说词→仿说句子→自动说→练习简答→使用人称代名词→简单对答→叙述。

1. 培养和激发孩子进行语言表达的欲望和信心

（1）鼓励训练　在语言训练的过程中，运用最多的策略是鼓励。能力再弱的孩子也有他的"闪光点"，从发现他们的优点入手，及时地给予肯定与鼓励，不断强化其积极向上的认同心理，不放过一个微小的动作，只要是行为意义积极的，都可用"做得好""你真行""你真棒"等语言进行鼓励。

（2）创设成功的机会　对于语言发展特别迟滞的孩子，适当降低标准，使孩子有成功的机会，这样可以收到意想不到的效果，它会使孩子从不难获得的成功体验中获得自信。当孩子获得点滴进步时，则可适当地夸大孩子的进步。因为孩子能有进步，对他来说是不容易的，老师的夸奖"进步真大"能调动孩子心理中的积极因素，使孩子期望自己能有更大的进步。

2. 创造语言交流的情景，培养语言发展的土壤

如果孩子用非语言方式表示他想喝水，不要因为他指着杯子就给他。相反，把一瓶关得紧紧的水给他。看着他，等待，你不要说话。等他来说要求你打开，或者他用语言表示请你帮忙时才帮他打开。如果孩子想画画，给他纸但是不给他笔（或者给他笔，但不给纸）。看着他，并等待，而且不问他："你需要什么？"目的是提高他的主动语言。如果他不说话，把他要的东西拿起来给他看（这是视觉辅助），你还是不要说话。直到他说"我要彩笔"，再给他。而且还可以只给他一只彩笔，当他想换颜色笔时教他说出"换一个"才让他换颜色笔。他想吃他喜欢吃的东西，只要他认识那东西，你就不要随意拿给他，要举在他眼前，直到他主动提出要求并用语言表达他的欲望以后你再拿给他。

扩展阅读 6-1

无语言自闭症儿童康复训练个案探讨

一、基本情况

小吉（化名），男，2000 年出生，独生子，发音器官正常，现就读特殊教育学校三年级，走读生。父母是商人，家庭条件较好，家人能积极配合教师的要求。

运用"语言行为评估量表"对其进行评估诊断，小吉刚开始一直不肯合作，后来对于强有力的刺激物只做一些简短的反应：不会主动要求想要的东西，不能模仿任何人的动作，有时候沉默或以变化的声调发音，不能重复任何发音和单词，不能匹配与样本相同的任何物体或图片；能遵从几个与日常生活相关的指令，能按照几个指令去做相关动作或触摸物品；只能辨认 1~5 项物品或动作，不能辨认任何字母、数字或手写的字，不会发起与他人的交往。小吉在 12 个领域中的大多数领域得分为 1~2 分，因此其言语能力可判定为低水平。

由于小吉是个无语言的自闭症儿童，因此，本研究的目标是通过训练提高其注意力，发展基本的语言技能，加强小吉理解语言的能力，能与人进行简单沟通。我们把这个目标分为三个阶段，每阶段制定不同的小目标，结合模仿、感统、图片交换沟通系统、发音器官训练法、呼吸训练法、游戏等来完成这些小目标。

二、训练过程

第一阶段：注意力训练

本阶段持续 4 周，目标是提高注意力、呼叫时有反应。训练时，主要采用眼神注视训练、叫名训练。眼神注视训练中，要求小吉在活动中听到口令"看着我"时，要注意教师说话并持续 3 秒钟。在叫名训练的游戏过程中，有意无意地叫小吉的名字，等小吉注意到时再和他说话。

这两个训练过程中以他喜爱的食物橘子或者酸奶作为强化物，同时还要进行系统训练。在他注意力相对集中时，要与他说简单的话。

第二阶段：沟通能力训练（图片交换沟通系统）

1. 前期准备

在评估过程中，通过直接观察和家长访谈的方式，记录孩子喜欢的物品，制作强化物评估表，其内容包括：基本信息（学生姓名、填表人及日期等）、学生喜欢的食物（饼干、糖果等）、喜欢的饮料（果汁、酸奶等）、喜欢的玩具（贴图游戏等）、喜欢去地方（超市、公园等）、讨厌吃的东西（蔬菜、水果等）。随后，根据评估表的内容制作强化物图片，并制作好沟通本备用。

2. 训练过程

根据图片交换沟通系统的 6 个基本过程，将小吉的沟通能力训练分为 6 个阶段，计划用 4 个学期完成。

（1）交换　训练目标：小吉在没有肢体协助者的情况下，独立将图片交到沟通者手中，能够向 3 个不同的沟通者要求 10 种不同的物品。

首先，在家长协助下，让小吉自己拿图片交给教师，教师张开手接过图片，并给予奖励物。通过多次重复增强这一行为，使小吉的通过率达 85％以上。随后进入提示者撤退环节。家长撤退后，小吉对训练有点抵抗情绪，此时需要教师经常地提示他。通过几天的训练，小吉逐渐适应下来，训练通过率达到 80％左右。接着教师要逐渐减少张开手提示，让小吉慢慢地会自己拿起图片，并逐渐懂得要把图片交给教师，使其主动达成目标行为的通过率达到 80％以上。

（2）增加自发性　训练目标：增强自发性的沟通训练。要让小吉先享受他喜欢的食物和玩具，设计一个合适的环境后再开始训练。

先逐渐增加小吉与物品间的距离。当小吉看到自己喜欢的饮料又够不到时，教师把图片放在他面前，张开手示意要把图片放到教师手中才能换取饮料。前几次训练教师要适当给予提示。持续训练后，能使小吉一喝完就立即拿起图片要求换取物品，随后要求小吉在沟通本里找相应的图片。小吉看到自己喜欢的物品很激动又够不到，这时教师示意小吉要在沟通本里找图片，训练他自发地寻找图片。

（3）辨认图片　训练目标：增强对图片的辨认能力。

教师同时呈现两种强化物，如苹果（反向强化）和酸奶（正向强化），并将二者照片放在沟通本第一页。当小吉拿起酸奶图片递给教师，教师就拿酸奶给他喝；当小吉拿起苹果图片，就给他苹果；当他扔掉苹果，想过来抢酸奶时，教师按住他让他看图片与实物的对照，让他自己进行对比，再持续训练直到完全辨认。等小吉逐渐熟悉这个过程，就增加图片的数量，如桃、梨、橘子等，训练他辨认图片的能力。

（4）句型结构　训练目标：学生要将"我要"的图片贴在句带上，再把他想要的物品图片也贴到句带上，然后撕下整个句带给沟通者。

教师先将"我要"的图片固定在句带上，让小吉在教师的伸手协助下把自己喜欢的图片贴在句带上。当小吉自己把图片贴在句带上的完成率达到 85％时，开始让他尝试独立组合句子。训练他自己把"我要"和"物品"贴在句带上，再撕下交给教师，完成率要达到 80％左右。

（5）回答问题　训练目标：能回答"你要什么？"

刚开始训练，小吉只拿起"我要"的物品，没有拿起该物品的图片，在教师的提示下才完成并把句带交给教师。经过反复进行"教师提问—学生拿起物品及图片"的训练，小吉很快熟悉了沟通过程，通过率达到 80％以上。随后教师继续提问"你要什么？"但是不再经常性地提示，而是延迟以至不作提示。训练两个星期，小吉不经提示完成训练的成功率达到80%。

（6）描述回答问题　训练目标：能回答问题及表达意愿。

教师在沟通板上贴上"我看到"的图片，图片的内容是小吉不喜欢的物品，然后指着图片问"你看到什么？"因为图片的内容是他不喜欢的，所以刚开始教师要给以适当的协助。持续训练15天之后，小吉能很快拿起"我看到"的图片，通过率在95%左右。随后，教师随意提出两个问题，指着图片让小吉回答，回答问题的准确率在90%以上。接着要训练小吉的对话技巧。由于小吉只回答训练过的内容，其他的问题都避而不答，因此最后要训练小吉与人沟通的基本规则和技巧，如对教师有礼貌、和同学玩的时候要和睦相处、上课的时候不可以随便离开教室、必须离开教室时要说明原因、学会表示"不"等。

第三阶段：语言能力训练

这一阶段持续12周，训练目标是使其能模仿发单字音，提高注意力，提高语言理解能力。分为以下两个小阶段。

1. 发音训练

压声：让小吉平躺，双手微用力压在他的腹腔上，使其发出声；

挠痒：挠小吉怕痒的部位，让他发出笑声；

模仿训练：做"拍拍小手坐坐好，拍拍小手点点头，拍拍小手跺跺脚"游戏。每一回合开始前都要求小吉看着教师的嘴巴，跟着说"你真棒"，完成时就给他喜欢的贴图。

2. 语言训练操

包括构音器官运动操、按摩操和发音儿歌等。这一阶段的训练需要不断的重复，给小吉以不断刺激。在这个过程中，强化物为他喜欢的贴图或者带他去公园、超市。

三、训练结果与建议

经过3年的训练，小吉的注意力有了很好的改善，上课时能独立坐好并保持在20分钟以上，可独立用勺子吃饭，基本达成预期目标。在语言和沟通交流方面，小吉的沟通意愿明显提升，在表达需求时能较好地借助于相关图片或物品，恼怒和发脾气的行为明显减少，对图片的识别和辨认能力也大大增强，为有效沟通奠定了较好的基础。

在训练过程中也出现了一些问题，如训练不能连续保持，有时在学校训练完了，回到家里家长没有配合练习，造成家庭巩固跟不上；三个阶段的训练也需要进一步的协调和相互渗透。因此，为了改善训练效果，笔者认为以下几点应当注意。

① 学生在家中有大量与人沟通的机会，在家里利用图片交换沟通系统进行沟通能力训练也很重要。

② 在设置训练方案时，各阶段训练要相互渗透，及时观察学生情况并进行调节，采用多种方法进行治疗训练。

③ 训练的场所要选择学生所熟悉的环境，减少他们在陌生环境中训练时的不安感，也在一定程度上增加学生与人沟通的自发性。

第二节
孤独症儿童的社会交往训练

一般孤独症儿童在 3 岁之前发病，孤独症是一种严重的广泛性发育障碍。其中语言障碍、社会交往障碍及行为、兴趣重复性的刻板被称为是孤独症儿童的三大核心障碍。在三大核心障碍之中，社会交往障碍被认为是最严重的障碍，也是康复训练中极其困难的部分。众所周知，社会交往能力对每一个社会中的人来说都是适应社会，融入社会的一个必不可少的因素，对于孤独症儿童来说更是如此。然而，由于孤独症儿童自身社会交往能力严重缺乏，不能积极主动地与他人进行正常的沟通与交流，从而导致其不能积极主动适应社会，融入社会，与社会中的人建立正常的人际关系及社会关系，更无法在社会中生存和发展，其结果最终导致孤独症儿童与社会相分离。

由于孤独症儿童自身的障碍，长期沉溺在自己的世界里，以致社会交往能力方面严重缺乏，不能很好地适应社会、融入社会，乃至无法在社会中生存和发展。因此我们应通过研究出更好的培养模式和训练方法来提高和改善其社会交往能力，把孤独症儿童从自我的世界中解救出来，使其尽快地适应社会、融入社会，这对整个社会的发展具有极其重要的意义。

一、以同伴为中介的社会交往训练

同伴关系在孤独症儿童社会化和身心全面发展过程中起着成人无法替代的独特作用，与同伴建立积极良好的关系有利于促进孤独症儿童社会化及其心智的发展，而同伴交往困难将影响孤独症儿童的社会适应；孤独症儿童由于社会交往的自闭性特征，在社交上大多是抑制的（如害羞、胆怯），情感上是低控的（易激惹）或以自我为中心的，孤独症儿童可以通过某项活动或分享兴趣来建立关系，但其笨拙的社交技巧又常常导致关系建立和持续存在困难。因而他人协助下同伴介入的社会交往技能干预训练，可以帮助孤独症儿童掌握与同伴交往所必需的知识和技能，从而改进其同伴关系。

同伴介入法是指由教育者训练有社交能力的普通儿童，通过指导他们与孤独症儿童建立恰当的社交模式、强化孤独症儿童合适的社交行为，从而提高孤独症儿童社交能力的一种干预方法。该方法强调在一定社交情境中发起与孤独症儿童的互动并提高孤独症儿童的社交能力，为希望提高孤独症儿童社交能力的普通儿童提供了社交能力训练模式，可以有效提高孤独症儿童的社交能力。

在同伴介入法中，首要问题便是同伴的确定，并非每位学生都可以作为示范模仿的对象。正常发展的儿童在一般情况下不愿意和孤独症儿童进行交流，所以，以同伴为中介的社会交往技能的培养需要实现对同伴的挑选、教育和鼓励。在使用同伴介入法进行干预时，普通儿童的选择一般有几个标准：

① 符合年龄发展水平的语言和社交能力；

② 熟悉孤独症儿童，在自然情景下可以与孤独症儿童积极互动；

③ 可以理解成人指示，愿意帮助有问题的儿童。对同伴进行教育主要是使他们了解孤独症儿童的一般情况和交往特点，掌握在什么时候、如何对孤独症儿童的不同表现做出不同的反应等训练孤独症儿童的具体方法。

1. 孤独症儿童同伴交往的现状

案例　琪琪是一名孤独症儿童，一天妈妈送琪琪来园的时候从家里带了一个"图形牧场"的玩具，老师带着琪琪把玩具放在益智区。自由活动之前，老师对全班小朋友说，今天的新玩具是琪琪从家里带过来的。如果你想玩琪琪的新玩具，就需征得琪琪的同意，琪琪同意了，你们就可以和琪琪一起玩这个玩具了。老师说完，就请琪琪搬着小椅子坐到益智区了。贝贝欢快地来到益智区，一边指着"图形牧场"，一边问琪琪："琪琪，你的这个玩具是怎么玩的啊？"琪琪坐在玩具前面，没有看贝贝一眼，自己摸着玩具，没有表情，也没有回答贝贝。贝贝拿着一块中间有齿轮的多边形又问琪琪："怎么把这个图形套到牧场柱子上啊？"琪琪依然坐在那里，眼睛也不看着贝贝，一会儿趴在桌子上，一会儿看窗户，也不说话。大家都对这个新玩具很感兴趣，冰冰和阳阳也来到益智区，冰冰和阳阳对琪琪说："琪琪，我们可以玩你的玩具吗？"琪琪坐在椅子上，也没有看冰冰和阳阳，自己坐着看其他地方。冰冰和阳阳被玩具吸引了，没有得到琪琪的同意就玩了起来。这时候琪琪坐在玩具前面，注意力没有放在玩具上，眼睛一直看着其他地方。贝贝和冰冰、阳阳都在一起玩着琪琪的新玩具，三个人讨论得很激烈，琪琪坐在玩具前，也不看他们，也不说话。老师来到益智区，问琪琪："琪琪，是谁在玩你的玩具呀？"老师问第一遍，琪琪没有回应，老师又追问了第二遍，琪琪看着老师，又看看贝贝和阳阳，没有说话。老师指着贝贝："这是贝贝。"琪琪立刻重复："贝贝、贝贝。"

从以上案例中可以看出，当前孤独症儿童同伴关系发展现状不容乐观。第一，孤独症儿童在交往认知方面不能很好地"读懂"同伴的交往意愿，当同伴发起主动交往的时候，往往不会及时做出回应。第二，孤独症儿童口语发展较慢，表达能力较差，并缺乏面部表情与目光接触，对同伴比较缄默。第三，孤独症儿童缺乏与同伴交往的动机与意识，在语言沟通上既不能很好地理解别人的语言，又不善于表达自己的思想感情。总之，孤独症儿童不能像正常儿童一样去交往互动，与同伴交往中存在社交、沟通交往的严重障碍，处于人际交往孤立状态，很难与其他幼儿建立良好的同伴关系。

2. 提供同伴互动机会

提供同伴互动机会是最简单的一种同伴介入方法，即让孤独症儿童暴露在普通儿童的社交环境中，教育者指导普通儿童与孤独症儿童进行社交互动，让普通儿童成为孤独症儿童的榜样。具体做法是让同伴来吸引孤独症儿童，启动他们之间的互动，之后对孤独症儿童进行社交的训练。教育者适时对他们的社交行为进行反馈，当孤独症儿童进行了正确的社会互动行为时，教育者就会给他提供他喜欢的奖励物品，以增加孤独症儿童的社交行为。例如，教育者告知两个正常同伴如何引领孤独症儿童做游戏，教会他们主动邀请该孤独症儿童参与到游戏当中，再告诉该孤独症儿童如何与其他两位同伴一起做游戏。当孤独症儿童表现与同伴的社会交往行为时就对其进行奖励。

3. 团体游戏

游戏是所有儿童天生的语言，只要有儿童存在的地方就会有游戏，它是全世界所有儿童进行沟通和交流的重要方式。在游戏中，幼儿可以体验到快乐和满足；在游戏中，幼儿能够更完整、更直接地表达自己；在游戏中，幼儿可以自然地发展并建立自己的感情世界。孤独症儿童通过与同伴游戏，能够最大限度地发展自身潜能。因此，强调激发孤独症儿童与同伴进行游戏和社交，也是一种最佳的学习方式。教育者在实施干预前需要用示范、角色扮演、视觉反馈等多种教学方法，对同伴进行社交技能或教学技能的训练，从而保证其能为孤独症儿童提供有效的干预并运用到一些行为管理策略，包括：组织游戏（为孤独症儿童分配角色，暗示孤独症儿童来参与游戏）、分享或接受其他儿童的玩具、提供帮助（帮孤独症儿童捡东西、回应他人的求助）、用合适的行为表达喜爱（拥抱、举起双臂、拍手、亲吻、击掌），以及提示、正强化、代币制等。教育者在使用团体游戏时，首先应该通过对孤独症儿童的观察来评估他们的喜好，从而选择其感兴趣的、适合他们的团体游戏。对于年龄较小的儿童，起初应该选择一些动态性的或者感官性的游戏，由易到难。

二、以人际关系发展干预为主的社会交往训练

人际关系发展干预疗法是由美国临床心理学家葛斯汀博士针对孤独症儿童的核

心缺陷提出的训练方法，在第二章已有简要介绍。该方法着眼于孤独症儿童人际交往和适应能力的发展，强调父母的"引导式参与"，在评估儿童当前发展水平的基础上，采用系统的方法循序渐进地触发孤独症儿童产生运用社会性技能的动机，进而使其习得的技能在不同的情境中迁移，最终让患儿发展出与他人分享经验、享受交往乐趣及建立长久友谊关系的能力。

葛斯汀认为，人的社交行为有两种：工具性互动和经验分享互动。所谓工具性互动属于静态系统，具有高度的可预测性和清晰的目的，参与互动者把互动对象当做满足需求的手段。互动对象是谁并不重要，如公共场合行为得体、排队等待、见人打招呼等；经验分享（关系互动）属于动态系统，是自己与同伴分享彼此的内心世界。在这个过程之中，互动双方的行为无特定目的和规则，难以预测，个体需要对同伴的信息进行评价、反应与产生共鸣，然后再评价、再反应以保持彼此良好的互动。如结交朋友并保持友谊、对他人有同情心等。

显然，人们在这两种系统中需要具备的技能是不同的，前者需要的是工具性的技能，无需情感投入，可以通过直接讲授、社交故事、行为建立与塑造等方式习得。而后者的有效运转需要经过一种独特的信息处理程序——情感协调机制，即需具备葛斯汀称之为人际交往或经验分享的能力，这才是建立真正长久人际关系的保证。由于这种技能的复杂和变化性，无法借助社交剧本、行为训练等方式习得。

三、以认知方法为基础的社会交往训练

认知是人与人沟通的基础，也是个体适应社会生活的基本能力。认知能力一般泛指熟悉事物能力、感知能力、思维能力，等等。大多数孤独症儿童存在认知障碍，无法对周围事物进行合理的分析、综合、归纳、整理，以至于影响他们对事物的理解认识，也阻碍着正常的人际交往。

孤独症患者的主要特征之一就是缺乏社会互动能力，因而对孤独症患者进行社会能力的干预训练一直是康复训练的重点之一。尽管干预方式的设计思想和理论基础各异，但迄今为止，大部分干预方式主要体现为技能取向和认知取向两大类。技能取向的研究始于20世纪80年代，它基于行为主义原理，强调具体社会技能、情绪技能和沟通技能的熟练掌握对儿童社会能力发展的作用，代表性方法有同伴媒介介入法以及同伴小老师制、合作学习、整合性游戏团体等变式。认知取向的研究始于20世纪90年代，它基于认知心理学的原理，主张社会信息的加工和理解是社会行为的基础和中介，通过增强患者的社会认知能力，就可以改进患者的社会行为表现，重视儿童对社会关系和社会交往的认识理解能力的培养，代表性方法有社会故事法、认知脚本、认知行为矫正等。其中，认知取向的干预方法在近年来得到有关人士的广泛重视。

（一）提高注意社会交往信号的能力

一般婴幼儿在 9～12 个月大时，就可以通过眼神的交流，了解他人对事物的看法或传达自己对事物的感觉，可见，共同注意力是儿童认知理解的基础，也是儿童早期发展中一项重要的社会沟通能力。在生活当中，很多人会遇到过这样的情景：在乘车或是逛商场时，有时我们会对家长怀抱的孩子微笑，或者逗逗他们以吸引他们的注意，这时婴儿会凝视我们，或对我们微笑，总之会对我们有短暂的注意。这是他们对社会交往比较早的信号注意。然而对于孤独症儿童来说几乎没有或只有瞬间的目光对视交流信号，他们喜欢沉浸在自己的世界里，目光常处于游离状态，对社会环境的信号往往是视而不见，听而不闻，这样就造成了他们失去很多进行社会交往的机会。

通常来说，训练孤独症儿童注意外界信号，主要有结构性较强的教育方法和自然性较强的教育方法。教育者在训练时，应将这两种方法结合起来，交叉使用，这样更有利于社会交往能力的培养。

1. 结构化教育方法

结构化教学是教育者安排有组织、有系统的学习环境，并尽量利用视觉提示。孤独症儿童靠视觉接收信息的能力比较强，结构化教学就是利用孤独症儿童这方面的特征，以清楚的视觉界限，透过个别化学习计划，帮助孤独症儿童建立个人工作系统和习惯，以便融入集体和社会。并且孤独症儿童能从结构化教学中增加对环境的理解，减少儿童的焦虑，使其情绪更安定，提高认知能力，从而培养他们的独立能力和社会交往能力，这也是教导孤独症儿童的重要目标。

（1）结构化教育的特点

① 个性化原则是结构化教育的重要特点。结构化教育的治疗中心是个体，在患儿现有技能和兴趣的基础上制定广泛的干预计划，制定计划时因人而异，每个人都有一套独特的训练教育计划。

② 主要教育者（尤其是父母）参与。将孤独症患儿的教育者（尤其是父母）作为治疗的合作者，了解他们的看法，对他们进行培训，接受他们的咨询，让父母也变为治疗者参与治疗系统。

③ 覆盖面广。适用于广泛发育障碍的各种亚型、不同年龄阶段的患者。

④ 适用性强。不限国家、地区和种族，无语言界限。

⑤ 依从性好。几乎所有参加训练的孩子都愿意主动参加训练。

（2）结构化教育的程序　结构化教学主要由五个重要的部分组成：视觉的安排、常规的安排、环境的安排、程序时间表和个人工作系统。教育者采用直接干预的方式，目的是帮助孤独症儿童习得具体技能。因此，对孤独症儿童进行结构化教学需要注意如下几个方面。

① 环境：将活动场地进行功能分区，如阅读区、感统区、游戏区、言语训练

区，等等。各个分区之间相互隔开，各分区之间尽量减少干扰。尽量放一些简单、清晰的物品，少放容易让孩子分心的物品。教室的路线应很清晰，让孩子明白各个区域的功能，以至于到了哪个区域孩子就知道自己该做什么活动了。

② 视觉时间表：孤独症儿童的视觉接受信息的能力往往比听觉接受信息的能力要好很多，于是利用视觉时间表，安排孩子的行程，让孩子知道自己在某一时间点应该做什么事情，提前告知孩子要做的事情，对于稳定孩子的情绪有重要的作用。

③ 视觉指示：利用文字或图片把要完成的工作安排成一个模式，说明工作的内容与步骤，便于儿童按照指示完成任务。

④ 常规：日常生活和学习的习惯和规律，比如孩子到校的第一件事是向老师和同学打招呼，然后去固定的地方取自己当日的日程表，最后再去相应的教室。这样建立了常规，孩子就不会对未知的事物产生恐惧和焦虑。

⑤ 个人工作系统：个人工作系统是根据孩子具体的特征制定的独立工作系统，每一个个人工作系统都包括视觉结构、环境结构、常规及程序时间表等。

（3）渐进性教学　对孤独症患者的教学内容的安排，要从简单到复杂，从直观的、新奇的教学方式，例如音乐、日常生活训练，逐渐过渡到比较抽象的文字学习、情景对话活动等有利于提高社交能力的课程。注意在每次上课及结束时用固定的形式，例如孩子喜欢的歌曲或铃声，并且注意依靠视觉策略，用视觉的、可操作的方法来提醒孩子。把学习任务分解为一些小的步骤，以有效提高孩子的积极性，并要逐渐上升到能用于多个情景的问题处理策略的学习。

2. 情景教学法

情景教学是巩固和泛化在训练中所学的知识，是提高社会交往中认知理解和语言表述较好的训练方法之一。这种教法结构比较松散，重视孤独症儿童的主体性和行为的自然性。教育者首先要理解情景训练的目的，以目的定训练计划。儿童是在情景中、在行动中、在生活中、在社会中学习的，社会交往训练就是引发儿童与社会情景积极互动，并动用各种感官获得有益经验。孤独症儿童的内心世界十分隐秘、淡漠，给孤独症儿童以稳定的、持续的安全感，体验亲情、爱心，为社会交往的发展奠定基础。要让孤独症儿童在宽松、温馨的环境中生活，立足社会生活大环境，经常融入大自然，开阔胸襟，陶冶心情，创设实际情景，在情景中促进孩子社会适应能力的提高。

每个孩子各具特点，家长和教育者应一起共同制定适合孩子的训练计划，如：经常带孩子参加亲朋好友的聚会获得体验亲情，带孩子坐公交车、在公共场合玩耍，从中学习遵守社会规则、轮流秩序和分享。通过情景教学帮助孤独症儿童解读他人心理，给儿童的生活增加一些社会交往情景的内容，增加情景活动方式和活动空间。采用实用化、情景化、生活化、泛化的原则，通过多变、多样、实际的操作来帮助其理解与学习。系统地训练社会交往习惯的养成和保持，以持久的监督和恒心，使孤独症儿童社会交往能力得到提高，从而走出自闭。

（二）社会故事法

社会故事法是由美国密歇根社会学习和理解中心的格瑞女士（Gray）于1991年最早提出的。由父母或教育者针对孤独症儿童的学习需求，将其感到困难的社会情境撰写成故事，描述特定情境中的社会线索以及环境要求的适当反应、暗示、提醒和引导他们产生符合社会情境的行为、社交技能和语言等，帮助他们在自然情境中能正确反应及适应生活。也就是说，社会故事并不是以说教的方式直接传授孤独症患者具体的社会技能，而是向其解释环境中可能会遇到的事情，利用患者对文字的兴趣或视觉加工能力尚且敏锐的自身机能长处或优势来提升他们对环境的认知与理解，从而诱导出符合社会规范的行为或社会技能。

1. 社会故事创作的主要原则

社会故事的编写主要是基于介入对象的角度，根据介入对象所需要改善的行为创设该行为的情境，为介入对象传递该情境中恰当的行为信息。编写时应遵循以下几点原则：①社会故事在人称上应以第一人称来进行陈述；②社会故事在文字的使用上尽量简单易懂，尽量避免使用较为抽象的词语；③社会故事在情境上最好以一个生活事件进行编写。

2. 社会故事主要的句型及结构

社会故事在基本句型上主要包含以下六项。

（1）描述句　用来描述故事情境中的主要信息，包括地点、时间、人物等。用来帮助孤独症儿童提高观察和识别外在环境的能力。例如："上课了，我们都坐在自己的椅子上。"

（2）观点句（也称透视句）　作用是传达事件中人物的各种内在想法，包括情绪、感觉等。主要用来培养孤独症儿童理解他人的能力。例如："如果老师同意我就可以拿。"

（3）指导句　通常描述在特定情境中人们期望孤独症患者所要表现出的行为。它往往采用建议化或供选择的口吻指导孤独症患者，语气较为缓和而非强制，以免患者误认为句子传达的任务必须要完成。例如："我可以举手告诉老师。"

（4）肯定句　用来说明生活中大多数人对某一情境中行为的看法，或在一个文化里的普遍价值观。例如："很多人骑车会戴头盔，这是个很聪明的做法。"

（5）控制句　用来向阅读对象提供一些解决策略，使其在合适的地点和时间能回忆起社会故事的内容，帮助他们在特定情境中表现出恰当的行为。例如："当有些人说：'我改变主意了！'我可以想成：'这主意也许会更好！就像一只毛毛虫蜕变成蝴蝶一样。'"

（6）合作句　用来向阅读者提供具体的求助对象及可能获得的帮助。例如："在我学习使用厕所时，我爸爸妈妈和老师会帮我。"

在具体的社会故事编制中，上面所提到的六种句型不一定要在一篇中全部展现，可以多用描述性句型，而少用指导性句型。Gray 建议在社会故事的编写中，基本的社会故事中句型可包括 2～5 个描述句和观点句或肯定句，1 个指导句。同时根据 Gray 的界定，还有一种完整版本的社会故事，它的句型主要有 2～5 个描述句和观点句及肯定句和合作句，加上 1 个指导句或者是控制句。

另外，为鼓励孤独症儿童去猜测某个情境的下一步，或其他人的回应，或者他自己的反应，可以运用部分句。方法是将描述句、观点句、肯定句和指导句完成一部分，并保留部分句子的单字，以填空的方式由指导者请孤独症儿童独立完成，例如："妈妈看见我和其他小朋友说话会感到（　　）"。最后检测孤独症儿童对社会故事的理解。在孤独症儿童对故事熟悉之后，也可将一些句子修改为部分句。

3. 社会故事的实施

社会故事的干预呈现方式多样，且可与其他干预方法相结合。社会故事的呈现形式可以是儿童自己阅读的形式，也可以是家长或者教育者读给儿童听，或者是通过多媒体播放出来。除了照片之外，有些社会故事是借助视频、电脑程序、音乐方式等形式呈现的。Gray 提出了三种实施社会故事的教学方式，教育者必须根据孤独症儿童的能力与学习特质，选择最适当的教学方式。

① 若欲教导的孤独症儿童能独立阅读时，教育者或父母可以和孤独症儿童一起阅读该社会故事。阅读时，父母或教育者应坐在孤独症儿童的左右两侧后方，先由父母或教育者读一遍，再由孤独症儿童读一遍。一旦孤独症儿童熟悉该社会故事后，每天由孤独症儿童读一次即可。

② 若欲教导的孤独症儿童不会阅读时，则将该社会故事制作成录音带。让孤独症儿童自行播放录音带，并跟着录音带阅读。若社会故事超过一页，则应有信号提示，告知其应翻页。当孤独症儿童学会操作社会故事的播放后，孤独症儿童每天跟着录音带读一遍，且不应超过一遍。

③ 不论孤独症儿童是否能自行阅读，将社会故事制作成视频，依社会故事内容之顺序，以一页一场景（真人演出）出现。视频的播放方式有两种，一种是以发音方式，读给孤独症儿童听；另一种则是不发音，让孤独症儿童自己读。

社会故事法的实施常常与其他干预策略相结合同步展开。常见的支持策略有口头提示、增强策略、视频示范或回馈、电脑多媒体辅助、连环图画、角色扮演、同伴教导、视觉提示和家庭作业等。其中，口头提示是国外研究者普遍使用的干预支持策略，角色扮演是台湾地区研究者常用的干预支持策略，多媒体是电脑辅助国内外研究者都常用的支持策略。

不论采何种教学方式，在教学后，均应检视孤独症儿童对该社会故事之理解程度。检核方法可用问答方式，让孤独症儿童回答相关问题，或要求孤独症儿童演出指定的场景。

　　由于社会故事也是一种干预方法，所以在一定的条件下就有一个逐渐消退干预的问题，以便使孤独症儿童能有更大的独立性。方法之一即是撰写新的社会故事。例如，在孤独症儿童基本掌握了所期望的行为之后，指导者可以省略指导句，或将指导句改为部分句，让孤独症儿童回想相关信息。另一种消退干预的方法是从改变讲解故事的时间这一角度着手，延长复习社会故事的时间，即以渐进的方式，逐渐延长复习社会故事次数的间隔时间。

案例

　　洋洋是一个自小就患有孤独症的 6 岁小女孩。妈妈经常带洋洋到市里的少年宫活动。妈妈发现洋洋和别的小朋友在同一间活动室里的时候，她总是一个人玩儿。经妈妈的耐心教育之后，洋洋偶尔会关注或者用目光注视一下他人，但是她不会和别的小朋友一起玩，即使别的小朋友主动邀请，她也是视而不见。妈妈为此而准备了一个故事，故事主要包括以下几句话。

　　"小朋友们在同一个教室玩积木的时候，往往会三两个一起来玩。"

　　"小朋友们在一起玩积木时，往往会偶尔看对方，还会聊天。"

　　"如果我和同教室的小朋友一起玩积木的话，老师和妈妈看见了会很开心的。"

　　"和别的小朋友一起玩的游戏有很多，如堆积木、拼拼图、扮家家等。小朋友们一起玩这些游戏都会很开心。"

　　"很多小朋友多会合作搭积木，这样能较快地搭建成各种造型。"

　　"当我和别的小朋友一起在同一个教室玩积木，小朋友叫我一起玩的时候，我应该看着他们，在他们靠近我之后，一起玩我面前的积木。"

　　"当我看到有小朋友在一个人玩积木的时候，我可以看着他，并叫他的名字，叫他一起玩。"

　　根据洋洋的特殊情况，洋洋妈妈写的这几个句子，几乎概括了社会故事的基本要素，其中第一两个句子是描述句，第三四句是观点句，第五句是肯定句，第六第七句是指导句。刚开始，洋洋妈妈在洋洋每次去少年宫之前都会给洋洋讲述该社会故事。当洋洋不能理解其中的句子时，她会用图画、图片、示范等视觉方式帮助其理解社会交往的信号，提高洋洋的社会认知能力。洋洋妈妈会在自己读完社会故事之后，让洋洋自己阅读，降低干预程度，在洋洋遇到阅读困难的时候再提供协助。刚开始的 12 天，在进入少年宫活动室之前的几分钟，少年宫的老师会再向洋洋讲述一遍社会故事。随着洋洋理解社会信号能力的提高，如洋洋能表现出渐渐用目光关注别的小朋友，并能和小朋友偶尔对话，洋洋妈妈就将社会故事干预的频率降低了。

　　一般来说，随着干预的进行，教育者会渐渐改变社会故事干预的方案，这个改变在时间上是有要求的，一般在干预进行半个月左右就可以对方案有所调整。比如，洋洋妈妈在干预开始的前 12 天会让少年宫的老师在洋洋进入活动室之前的几分钟对其讲述一遍社会故事，但是 12 天之后，就取消了这个干预手段。这样也有利于看出哪些环节在训练的哪些阶段影响着社会故事干预的效果。

四、孤独症儿童社会交往训练的其他方法

孤独症儿童的社会交往训练除了以上几种比较典型的方法之外，还有以下比较常用的方法：行为自控技能的训练、培养孤独症儿童的游戏技能、音乐治疗等。

（一）行为自控技能的训练

行为自控技能在这里指的是孤独症儿童通过对自己行为的观察记录和获得奖励来增加自己的恰当行为并减少自己的问题行为。学术界一度有一种看法，认为只有与正常儿童智力相近的孤独症儿童才能受益于行为自控技能的训练。但近几年来的文献证明，即使有智能障碍的孤独症儿童和有其他发展性障碍的儿童通过行为技能训练也能有所受益。

对孤独症儿童进行自控技能训练的方法主要有以下几种：行为自控技能训练的准备工作、行为自控技能的训练步骤、行为自控技能的保持与扩展。

1. 行为自控技能训练的准备工作

为了有效地对孤独症儿童进行行为自控技能的培训，训练者首先要做好充足的训练准备工作。其中包括以下几个方面：选择对象行为；确定干预目标、准备记录手段和选择奖励物品。

（1）选择对象行为　为了使训练者和孤独症儿童对干预程序有共同认识，首先要做的一件事情是对干预的对象行为作出明确的规定。这也是使训练者与孤独症儿童对干预程序达成共同认识的第一步。对象行为既可以是恰当行为，也可以是问题行为。对象行为既可以只有一个，也可以同时有数个。为了便于对行为进行观察和记录，这些对象行为必须是非常具体的，而不是笼统抽象的。例如，"不能与他人好好相处"这一对象行为就非常含糊，而"打人"或者"抢别人玩具"这些对象行为就清晰得多。如果特定的行为自控技能训练只有一个对象行为，则训练者可以选择影响最大的行为作为对象行为来开始干预。在可能的情况下，教者也可以与孩子一起商量选择对象行为，以增加孩子合作的可能性。如果孤独症儿童不愿意，训练者不能勉强。

（2）确定干预目标　在对对象行为作出明确的规定以后，接下来是确定干预的目标，使得训练有一个确定的方向，这样，孩子就会有个努力的方向。训练者在确定干预目标时，要以儿童当时的行为状况为基础，目标一般都是儿童通过努力能够成功实现的行为状况。通过训练，可以再慢慢提升干预目标的标准。比如，第一次设置的目标可能是"10分钟没有出现问题行为"，通过训练，孤独症儿童问题行为渐渐减少之后，干预目标可以重新设置为"30分钟没有出现问题行为"。这样，使孩子能有较大的可能因成功受到奖励而对干预程序保持兴趣。

一般情况下，干预的目标主要是增加孤独症儿童的适应行为、恰当行为，减少其不良行为；并且主要是通过考查行为在一定时间段里出现的次数或者时间比例这

两个数据来评定目标是否达成。前者主要是在评定恰当行为的增加时使用，后者主要是在评定不良行为的减少时使用。

（3）准备记录手段　对象行为有了定义，干预程序也有了目标。接下来的问题是，如何才能知道孩子在这一行为方面到底是否在向目标接近以及孤独症儿童是否应该得到奖励呢？为了解决这一问题，训练者要帮助孩子学会观察、记录自己的行为。通常来说，训练者首先得为其准备好记录所需要的材料。比如，假定干预程序的目标是增加孩子的恰当行为，训练者可以为孩子准备一个计数器，当孩子每做出一个恰当行为，例如与他人有社会性的交往，训练者可以教她在计数器上按一下，最后儿童凭借其在计数器上的积分来换取相应的奖励物品；而如果干预程序的目标是要减少孩子的不当行为，则训练者可以为孩子准备一张时间表和一个定时会发出声响的闹钟。如果儿童在闹钟发出的每两个声音之间的时间段里没有出现不良行为，训练者就教他在相应的空格里打钩，最后孩子可以根据得分的多少向训练者领取相应的奖励物品。

（4）选择奖励物品　选择奖励物品，主要是应该由孩子根据自己的喜好来决定。但对于那些不能表达自己喜好的孤独症儿童来说，训练者就应该通过平时的注意、观察、了解，决定奖励物品。孤独症儿童在训练的开始阶段，可以奖励一些小物品，并且可以用来即时性地鼓励孩子的良好行为。等取得较大进步之后，可以使用更有吸引力的奖励物品。另外，训练者在训练的整个过程中，都应该在给孩子实物奖励的同时，也应给孩子精神上的奖励，如表扬和称赞等。积极的鼓励和赞赏对其社交行为的改善也具有很大的促进作用。

2．行为自控技能的训练步骤

（1）孤独症儿童的辨别对象行为和非对象行为训练　孤独症儿童能够辨别对象行为和非对象行为是其准确地记录对象行为的前提。为了这一目的，训练者要对孤独症儿童进行区别性训练。通常采用示范的方式，做出各种各样的动作与行为，让孩子判断这是不是训练的准备阶段中所确定的对象行为。如果孩子回答对了，训练者给予充分的奖励；如果孩子回答错了，训练者应指出其错误，并继续这种区别性的训练，直到他们会辨别对象行为和非对象行为为止。比如对象行为是在游戏的时候看身边的伙伴发生了什么，训练者会示范各种相关的观看的动作，然后问他是否是所确定的对象行为。

（2）记录对象行为的训练　训练者首先要让孤独症儿童学会记录对象行为，要让他们知道在记录了自己的良好行为以后会得到奖励物品。举例来说，当对象行为是"与人说话交往"，那么孤独症儿童就应该在每次与人说话之后，在事先准备好的记录表格里打一个钩。如果他做了对象动作而没有及时在记录表格里打钩时，训练者可以对他进行提醒；如果他既做了对象动作，又在记录表格里打了钩，训练者这时应该及时鼓励。成功记录了一次对象行为之后，孤独症儿童就会得到奖励物品，之后训练者可以重新开始上述训练的过程。

（3）奖励孤独症儿童行为自控的技能　在这一训练过程中，训练者不仅要奖励孤独症儿童的对象行为，更要注意奖励孩子的行为自控的技能，如及时如实地记录自己的行为。这样，训练者才是真正在培养孩子的行为自控技能，以便将来当没人在场的时候，孩子也能对自己的行为加以必要的控制和管理。为此，训练者要就孩子对自己问题行为和恰当行为的如实记录，经常地给予口头的和实物性的表扬奖励。

3. 行为自控技能的保持与扩展

为了使孤独症儿童保持所学到的行为自控的技能，还应当采取一系列额外的训练方法。具体训练方法有以下几点。

（1）增加行为自控技能的训练时间　孤独症儿童行为自控技能的训练时间不宜过长，一般控制在 10～60 分钟。随着训练的进行，时间应做相应的延长。例如，在训练开始时，训练者可以把闹钟设为每 5 分钟发出声响，再以后可以把响声设定为每 10 分钟响一次，如此逐渐拉长每一记录时间段。这在一定程度上意味着孩子的独立性逐渐在提高。

（2）撤销对孤独症儿童的辅助　在刚开始的训练阶段，孤独症儿童离不开训练者的辅助，随着训练的展开，训练者要慢慢地减少对他们的辅助，以帮助孩子逐渐提高独立的程度。训练者对孤独症儿童的辅助方式多种多样，无论采取哪种方式，最终都应该渐渐地撤销。例如，用积分去换取奖励这一过程中，训练者在训练开始时可以同时用手势、语言和目光来提醒孩子。然后，训练者可以先撤销对儿童的手势辅助，再撤销语言辅助，最后撤销眼神提醒。

（3）提高预定的目标　训练开始时，一般把成功的标准定得很低，这样就会给孤独症儿童较多的机会获得奖励。随着训练的进一步深入，当孩子在现有标准下，行为比较成功的情况下，训练者可以把标准渐渐往上提高一个层次。但应防止把行为目标提高得过快过猛，这样反而会导致训练受到挫折甚至倒退。提高目标的进度应根据孤独症儿童的训练效果来定。

（4）淡出训练者的存在　随着孤独症儿童在训练中表现出的进步，训练者要有计划、有步骤地渐渐退出训练现场。其实训练者并不是真正地离开训练场地，而是找个理由暂时地离开一小会儿。训练者在自己离开的这一阶段，既可以让其他在场的人员留心观察，也可以自己通过窗口观察孩子的行为。另外，训练者还应帮助孤独症儿童扩展行为自控技能的应用范围，将有关的训练方法引入到其他的环境中去。例如，第一次行为自控技能的训练是在自己的家里进行，训练内容为"和其他小朋友一起玩"；而下一次行为自控技能的扩展应用可以在亲属的家里进行。在这个过程中，慢慢地撤销对孩子的辅助和淡出训练者在这一场所的存在，以帮助孤独症儿童提高控制和管理自己行为的能力。

（二）培养孤独症儿童的游戏技能

游戏是儿童成长过程中不可缺少的组成部分，同时游戏对儿童的身体、智力、情感、社会性发展都具有重要的积极作用。目前，国内有许多机构采用了游戏教学的方式，对孤独症儿童的社会交往能力进行训练，以通过游戏的方式让儿童来接触和学习外部世界。孤独症儿童的游戏能力可以包括独立游戏能力和社会游戏能力这两个方面。而孤独症儿童在游戏能力方面，往往有着非常严重的缺陷。因此在具体训练项目的选择上，则要根据孩子的发展程度而定。

1. 独立游戏能力的培养

（1）孤独症儿童独立游戏能力的缺陷　所谓独立游戏能力是相对于社会游戏能力而言的，主要是指培养孤独症儿童用玩具做游戏的能力。对孤独症儿童进行独立游戏能力的培养，有利于他们语言和认知能力的发展，是发展社会游戏能力的前提条件，也是提高孤独症儿童社会交往能力的有效途径之一。一般来说，一个孩子先具有感官性的游戏能力，然后发展起功能性的游戏能力，最后才出现想象性的游戏能力。孤独症儿童与正常儿童独立游戏能力的差异也可以在这三个方面显现出来。

具体来说，当婴儿出生后的两三个月中，就会表现出对某些物体感兴趣了。由此，他们会逐渐地对这些物体作出不同程度的反应，注意到它们的气味、声音及颜色等感官性反馈信息，而孤独症儿童往往缺乏这方面的全面性注意，只是对其中的某一个或两个方面的要求特别强烈。在行为活动方面，孤独症儿童表现出重复性地玩同一种玩具或者对玩具只执行同一个动作。

正常儿童到一岁或以后，就会渐渐地发展起不同程度的功能性游戏能力了，这时候，孩子会根据玩具或者物体的作用而做游戏。例如，用玩具家具来布置房间，或者把一个洋娃娃放在玩具小床上睡觉等。随着孩子越长越大，在他们的游戏里反映的功能可以变得越来越复杂。而孤独症儿童的功能性游戏能力出现得较晚，从而很难注意到玩具的功能。

孤独症儿童的想象性游戏能力存在的缺陷比前两者更为突出。正常儿童一般在三岁以后就会出现想象性的特点，这种特点主要表现为两个方面的变化。一是孩子能够用一种物体代替另外一种物体，例如用小纸盒或小木块来当做小汽车做游戏。二是能把某种不存在物体想象为存在，例如手拿空杯子喝水，好像杯子里真的有水似的。而孤独症儿童在这两方面都表现出很严重的缺陷。

（2）孤独症儿童独立游戏能力的培养方法　要提高孤独症儿童的各种游戏能力，特别是功能性游戏能力和想象性游戏能力，训练者要以教导性干预的方法以及以儿童为中心的自然培养方法来帮助孤独症儿童提高游戏能力。两种方法的侧重点不同，前者往往以训练者为主导，而后者则以儿童为中心，但二者相互之间是紧密联系、缺一不可的，这就要求训练者要避免任何单一极端的干预方法，应将两种办法有效结合起来运用于实际的训练之中。

① 独立游戏的教导性干预方法。教导性干预方法是培养孤独症儿童独立游戏能力的有效途径，由训练者决定训练的内容及方法，但这些决定都应建立在对孤独症儿童详细了解的基础之上。对孤独症儿童独立游戏能力进行教导性干预时，应把握以下几点要求。

第一，首先要在环境与时间两个方面建立起一定的结构。环境的变化会引起儿童出现紧张与焦虑，这就要求训练者要选在比较安静而又不过分闭塞的地方，以避免训练中不必要的干扰。时间方面的结构，则往往用视觉作息表来实现。

第二，训练的玩具应以孩子所喜欢的物体为基础，以保证其学习动力和注意力。如果学习动力不稳定，那注意力也就很难集中和维持。为了取得孩子的注意力，训练者既要有耐心，同时又要运用恰当的方法。例如，如果孩子对音乐感兴趣，为了吸引和维持孤独症儿童的注意力，训练者可以边唱歌边教其做游戏，也可以用音乐玩具来抓住孩子的注意力。同时在训练的过程中适时给予奖励以增强孤独症儿童的注意力。

第三，针对独立游戏能力的培养，训练者要有一个相对明确的教育目标。依据孤独症儿童的发展程度，制订可行的教育目标。

第四，在训练孤独症儿童想象性游戏能力方面，训练者可以在玩具的选择上用一些与真实物体差别较大或比较抽象的玩具，如将硬纸壳裁剪成饼干的形状，进行"过家家"游戏等。

第五，训练者在训练的过程中可以用语言提示、示范、辅助等方式帮助孤独症儿童掌握游戏技能的步骤，但这种帮助应逐渐地减少或撤销，以培养孤独症儿童独立游戏能力的真正形成。

② 独立游戏的自然培养方法。自然培养方法是培养孤独症儿童主动性和自然行为能力的一种干预方法。它强调根据儿童的发展程度来制订教育与干预的目标和方法，训练者在教育中必须尊重儿童的发展规律。

利用自然培养方法时，要注意以下几点：首先，训练者对孩子的独立游戏能力要有一个基本的认识和评估。了解孩子所处的发展阶段和出现的征兆可以成为教育的出发点，了解孩子的兴趣有助于提高教育活动过程中孤独症儿童的积极性。只要孩子的行为与总体的教育目标不相冲突，那么训练者就应该以他们的兴趣与感觉作为依据，让孩子在游戏的过程中有机会自然发挥。其次，要有计划地为孤独症儿童提供不同的活动内容和相应玩具。对于玩具的选择，可带孩子到玩具店由孩子选择他感兴趣的玩具，以此来作为教具进行游戏能力的培养。在训练过程中，训练者可以借助示范与辅助等方法，教孩子用不同的玩具进行有功能性或想象性的游戏。再次，训练者要创造让孩子参加社会性活动的机会，然后在此基础上进行动作和语言的模仿。例如，先带孩子到商店里买孩子喜欢的东西，回来后再重演在商店里买东西时的场景，这也是一种想象性游戏。孤独症儿童的想象性游戏能力提高以后，他们与其他正常发展儿童参与社会性游戏的机会也就显著地增加了。

2. 社会游戏能力的培养

（1）孤独症儿童社会游戏能力的缺陷　社会游戏是指一个孩子与其他孩子（同伴）一起玩耍、活动、互相交往的能力。正常发展的儿童很早就会与父母进行游戏的交往，随着年龄的增长，他们与同伴之间也就会出现不同程度的游戏性交往。就同伴之间的游戏而言，可分为单个游戏、并行游戏和互动性的社会游戏。孤独症儿童在这三种社会游戏上也表现出与正常儿童不同的特点。

正常儿童在单个游戏的情况下，不同的孩子在同一的环境中，他们之间虽然各玩各的，彼此之间没有合作，甚至所处的位置也有一定的距离，但他们会注视着对方甚至模仿对方的动作。而孤独症儿童往往没有必要的共同注意力，所以对其他孩子所做的游戏毫无知觉，总是沉湎在自己的小天地中。

顾名思义，在并行游戏中，儿童的玩具和游戏的内容都很相似，如几个孩子围着一张大桌子在用积木搭房子，虽然他们之间没有明显的合作，但他们有时会模仿对方的动作，并评论对方所造的房子。而孤独症儿童在这方面的模仿能力是很有限的，在并行游戏中对他人的动作与结果很少去关注。

互动性社会游戏要求参加游戏的孩子具有共同的合作目标或者共同的游戏规则。这种游戏对孤独症儿童来说难度是相当大的，很多孤独症儿童对其他孩子的靠近会产生恐惧感，在互动性游戏中他们往往是比较被动的。

（2）孤独症儿童社会游戏能力的培养方法　对孤独症儿童进行社会游戏能力的培养，可以在不同的环境中进行，如家庭环境、集体环境，前者的训练者是家长，后者的训练者是教师。不管在什么样的环境中，进行社会游戏能力的培养都得从游戏伙伴、游戏环境和游戏玩具三方面来组织。

① 家庭环境与孤独症儿童社会游戏能力的培养。家长在孤独症儿童社会交往能力改善上有着不可替代的作用，家长为孤独症儿童创造良好的条件应做到以下几点。

第一，为孤独症儿童物色游戏伙伴。游戏伙伴的年龄最好是相仿或略微大一些的正常儿童，数量上是越多越好。但在训练的初期，为了能使孤独症儿童接受，一次邀请一个游戏伙伴就可以了。

第二，选择合适的游戏环境。社会游戏的环境与独立游戏的环境较类似，社会游戏最重要的一个环境条件是简单易懂的游戏规则。这样，孩子们做起游戏来就会按规则行为，而不会由于无序而导致混乱。除了简单易懂的游戏规则以外，游戏的稳定过程还可以包括固定的开始程序和结束程序。例如，在游戏开始和结束时，家长可以安排一个孩子们都喜欢的项目，这样，孩子们就会对每一次的游戏有一个良好的印象并产生期待。

第三，提供游戏所需要的玩具，指导孤独症儿童做好社会游戏。家长要给孩子提供相应的与人共用的玩具。如以在超市里购物游戏为例，家长可以扮演收银员，孤独症儿童与另外一个孩子可分别扮演顾客和促销员，家长就应该提前准备一些相应的生活用品。当孤独症儿童在游戏时不能独立完成某项任务，家长就有必要事先教孤独症儿童学习有关的游戏技能，以保证孤独症儿童与其他孩子进行的社会游戏取得成功，从而促进孤独症儿童与同伴交往的能力。

　　② 集体环境与孤独症儿童社会游戏能力的培养。集体环境对孤独症儿童社会游戏能力的培养一般需要教师的陪同，并及时地进行引导和干预，这样有利于社会游戏能力的提升。教师在组织集体游戏时要从游戏伙伴、游戏环境与游戏玩具这三个方面来考虑。在集体环境中培养孤独症儿童的社会游戏能力与家庭环境下基本类似，可采取一对一的正常儿童与孤独症儿童来搭配的形式，如果正常儿童略多于孤独症儿童效果会更好一些。这样，他们可以在教师的指导下轮流与孤独症儿童玩。从环境方面来说，理想的场所一般是相对比较小的房间，小一点而又不至于拥挤的室内场所有利于帮助孤独症儿童克制由分心而影响训练效果。游戏材料上的要求和家庭环境中的训练也类似。

　　在集体游戏方法上，教师干预程度的不同可以分为直接干预和间接干预两种。对于社会游戏能力较低的孤独症儿童来说，直接干预比较适合，而间接干预适合社会游戏能力相对较高的孤独症儿童。为此，教师可以采取不同的干预方法，在一定条件下也可选择直接干预和间接干预交替使用。因此，教师不妨采取以下的一些方法。

　　第一，教师应选择孤独症儿童喜欢的活动作为训练背景，并且选择会配合的同伴参与训练。

　　第二，教师用语言提示、示范、形体辅助的方式帮助孤独症儿童接近其他孩子。如教师对孤独症儿童小明说："小明，去和小丽一起玩积木搭房子吧。"如果这时小明没有反应或未完全理解教师所说的意思，教师可以为他示范如何用积木来搭房子。

　　第三，教师用必要的语言提示、形体辅助的方式来帮助孤独症儿童在与游戏伙伴的活动中善始善终。有些孤独症儿童对他人的活动很漠视，往往是自己玩过玩具之后就转身离开了，这时教师就要提醒孤独症儿童不仅要能够自己玩，而且也要能够看着其他孩子玩，并使其回到活动中。在活动结束时，教师可以提醒孤独症儿童要有一定的表示，然后才能离开。

　　教师的间接干预可以包括解释与影随两方面。这两种方法对于已经有一定社会游戏能力的孤独症儿童来说更为合适。教师的解释可以促进孤独症儿童与正常儿童之间互相理解。如当孤独症儿童表现出与他人一起玩的意愿，这种意愿也是比较隐晦并不易被其他孩子察觉的。这时，教师可以向小丽解释小明的兴趣和意图："小明是想和你一起玩积木搭房子哦"，这样，通过教师的解释，孩子们便会玩到一起了，从而提高孤独症儿童的社会游戏能力。影随的意思就是教师会或近或远地跟随着孤独症儿童，以帮助孤独症儿童与其他游戏伙伴共同游戏。当孤独症儿童不能遵循社会游戏的规则时教师可以给予提示，待其行为合乎规则时，教师可以与其保持相对较远的距离。

应该指出，对于同一个孤独症儿童，教师可以交替使用直接干预和间接干预的方法。只有根据具体的情况而采用特定的干预方法，才能更为有效地在集体环境中培养孤独症儿童的社会游戏能力。

（三）音乐治疗

音乐是关于声音的艺术，是一种聆听的语言，是一种自我表达的方法。它是由各种各样的声音体验组成的，它能影响人们的身心和情绪，可以引起听者在身心以及行为方面的变化。在许多方面的作用都是显著的、灵活的，有适应性的，可以影响任何智力或教育水平的人。音乐是非言语的情感表达，能超越语言直达情感世界，是一种强有力的感觉刺激形式和多重感觉体验。语言障碍和情感障碍是孤独症儿童的问题所在，他们往往不能理解声音和面部表情的情绪意义，但他们仍能感受到音乐刺激。音乐可以绕过孤独症患儿的这些障碍，开启他们封闭的内心，使其情感能与外界交流并与周围建立起积极的联系。音乐治疗对于孤独症儿童有很独特的影响力，它是既安全又欢愉的经历，对孤独症儿童的治疗来说非常值得推广。

1. 音乐治疗的含义

音乐之所以对孤独症儿童具有吸引力，其原因之一是它能超越语言，而语言正是大多数孤独症患者的障碍。另外，音乐是通向感情世界的途径，而这似乎是孤独症患者所欠缺的。音乐提供了一个自我表达、沟通和互动的方式，与其他一些媒介相比，更容易被孤独症儿童所接受。音乐作为一种刺激因素，它能作用于患者的大脑，刺激大脑的某些部位和器官，激活其他大脑有关部位，使孤独症行为得以减弱或抑制。当患儿活动时配以相同节奏的音乐，则会促进患者产生对自己身体或行为的意识，从而打破固有的行为方式。

音乐治疗是一门新兴的、跨越多种学科的边缘学科，还没有一个统一的学科定义标准。音乐治疗是研究音乐对人体机能的作用，以及如何应用音乐治疗疾病的学科，属于应用心理学的范畴。张鸿懿认为，"音乐治疗以心理治疗的理论和方法为基础，运用音乐特有的生理、心理效应，使求治者在音乐治疗师的共同参与下，通过各种专门设计的音乐行为，经历音乐体验，达到消除心理障碍，恢复或增进心身健康的目的。"音乐治疗师以音乐的实用性功能为基础，按照系统的治疗程序，应用音乐或与音乐相关体验作为手段，治疗孤独症儿童的身心障碍。音乐治疗师通过音乐逐步地与孤独症儿童建立起情感联系，并让他们通过即兴音乐表达自己的情感，与治疗师建立非语言的互动和反应，通过各种音乐活动来矫治患儿的各种刻板行为或其他怪异行为，增强患儿的行为控制能力。

音乐治疗实验数据表明，音乐治疗对孤独症儿童的大脑活动机能起到不同程度的刺激作用，可促进他们的感知能力、协调能力和社会适应能力的发展，通过训练还能增强孤独症儿童的注意力。音乐本质上就具有交流的功能，能有效促进儿童社会化的过程。音乐治疗能为孤独症儿童创造交流的机会，以发展其社会交往的能力。

2. 音乐治疗的内容与方法

音乐治疗是训练者利用各种音乐体验的方式进行的以帮助孤独症儿童达到健康状态的系统干预过程。音乐治疗对孤独症儿童的治疗重点主要集中在语言的发展、社会和情感的发展、认知能力的发展及感知觉运动的发展几个方面。音乐治疗大致可分为接受式音乐治疗、再创造式音乐治疗、即兴演奏式音乐治疗和奥尔夫音乐训练法四种，这些方法技术也同样运用在对孤独症儿童的音乐治疗中。

（1）接受式音乐治疗　又称接受法、聆听法，主要是指治疗者通过聆听音乐（歌曲或乐曲等）引起各种生理、心理体验，之后与治疗师或者小组成员交流感受，或用律动、歌唱等形式表达对音乐的理解和感受。这种方法又可具体分为歌曲讨论、音乐回忆、音乐同步、音乐想象（引导性想象和非引导性想象）以及其他方式。接受式音乐治疗中的聆听法适用于特殊需要儿童音乐治疗，特殊需要儿童在生活中更容易出现由于各种原因引起的情绪问题。通过聆听治疗师特选的音乐，激活特殊需要儿童内心的快乐情绪，并启发他们加入到随着音乐律动、歌唱等宣泄式的活动中，使其从精神压力中解脱出来，获得愉悦感。

接受式音乐治疗一般来说都是用于治疗的最初阶段，首先使孤独症儿童与音乐（包括乐器）建立关系，再与音乐治疗师建立关系，从而使其走出封闭的内心世界。在音乐的选择上，大部分的研究者都采用了古典浪漫时期的音乐作品，尤其是莫扎特的音乐作品，特别是其中有小号的、或者有其他号角的协奏曲，以及一些四重奏或交响乐。

（2）再创造式音乐治疗　又称主动法、参与式音乐治疗，美国常称为"娱乐法"，是让孤独症儿童在音乐治疗师的带领下利用声音或乐器将音乐表现出来，以达到治疗目的的一种方法。此方法将音乐表演及音乐教导有机结合起来，运用学习唱歌、乐器节奏、曲调的模仿、参与团体的音乐活动、学习音乐的表演等技巧，引导孤独症儿童在表演的过程中进行想象、联想等活动，体验艺术的感染力，产生一定的情感定向，使得自身的心理状态在不知不觉中被音乐所同化，产生心理上的调适，达到治疗的目的。

在再创造式音乐治疗中，首选的乐器是鼓、镲类的打击乐器，这类乐器是具有节奏性和情绪性的。研究还发现具有不同几何造型的乐器常常对孤独症儿童有意想不到的吸引力，对乐器的认同感对孤独症儿童提高自我意识有重要作用。研究者发现在乐器上制造音响可以发展患儿的触觉，奏响乐器的力度感可以诱发患儿的攻击性，从而释放焦虑情绪。在治疗师与患儿互动的敲击中，引入一些量化的节奏模式和有规律的休止，可以使患儿体验时间和空间知觉。

再创造式音乐治疗可以开启和激发孤独症儿童的语言能力，还可以调动儿童全身心地随音乐的节奏而运动，以激发和唤醒儿童的潜在能力，促进儿童与音乐和音乐治疗师建立关系。

（3）即兴演奏式音乐治疗　又称创造式表达型音乐治疗，是一种通过音乐活动来表达即时的情绪及情感的方法，它让孤独症儿童以声音或乐器做即兴式的表演来达到治疗的目的。人的喜、怒、哀、乐等各种情绪情感都可以借由音乐的快、慢、强、弱表现出来。根据孤独症儿童的特点，在使用即兴法对孤独症进行干预时采用的乐器多为简单易掌握的打击乐器，比如架子鼓、铃鼓、沙锤、钢片琴、三角铁、响板等，孤独症儿童只需稍加学习即可演奏，训练者采用具有丰富音乐表现力的乐器为孤独症儿童即兴伴奏。在使用即兴法对孤独症儿童进行干预时，训练者要随时注意观察儿童的一举一动。不同类型的孤独症儿童在干预活动中会有不同的表现，对儿童的各种表现训练者不要过多干涉，重点在于在儿童的各种表现中发现对治疗有帮助的因素。一旦出现期待的行为或情绪，要及时进行必要的强化，并且要引导儿童将合适的行为或情绪迁移到其他情境中去。这需要对家长进行必要的指导，使他们能够有效地配合治疗。

在欧美国家，经过多年的即兴式音乐治疗实践产生了基于不同理论取向和技术背景的不同具体操作方法，常用于孤独症治疗的即兴音乐疗法还有奥尔夫音乐训练法。

（4）奥尔夫音乐训练法　奥尔夫音乐训练法是在奥尔夫音乐教育的基础上发展起来的音乐治疗方法。它是 1926 年德国音乐家卡尔·奥尔夫针对儿童音乐教育创立的。这种方法可以激发学生的热情和体验，在音乐的学习上可以发挥学生的主动性、主体性和创造性。同样，这种方法也对孤独症儿童的康复训练有着极大的帮助。其特点就是将唱、奏、动三种音乐的表现融为一体，形成另外一种音乐游戏的模式，能引发孤独症儿童建立非语言的交流模式，并引发其积极情绪，能有效帮助孤独症儿童提高社会交往的能力。这种方法强调了丰富性和灵活性，适合帮助孤独症儿童共同体验音乐。

根据以上的理论和研究，音乐治疗能够提高情感的表达和社会的交往。从音乐的本质上讲，这是一种交流手段，是治疗孤独症的有效手段之一，可从目光接触、听从指令、注意力的集中三方面进行训练。

① 目光接触。对视是语言训练的前提，而语言又是人与人沟通交流的前提。良好的沟通都是从目光接触开始的，保持适当的目光接触能表现我们的社交愿望，通过目光的接触我们可以了解对方的兴趣和意图并且适时地维持社会互动，所以目

光接触是我们社交能力中最重要的一项技能。然而，孤独症儿童由于独特的大脑神经连接使得他们难以跟他人保持目光接触，有些孩子甚至把目光接触当作非常痛苦难受的事情。

孤独症儿童不能进行社会交往的首要表现就是没有目光接触，即使有，与人目光接触的时间也是相当短暂的。主动保持目光接触会直接影响到注意力集中和交流能力的发展，因为许多重要的信息是通过非语言的形式传达的。如果没有目光接触，将会失去这些重要的信息。因此，目光接触训练的基本目标是鼓励儿童主动与他人进行目光接触，延长儿童与他人对视的时间。有趣的音乐活动可以帮助训练者保持与孤独症儿童之间的目光接触。音乐对于孤独症儿童来说具有独特的趣味性和吸引力，在帮助孤独症儿童与他人进行目光接触方面有着不可替代的促进作用。

② 听从指令。听从指令是儿童学习技能和适应社会的基础能力之一。当孤独症儿童具备了良好的听从指令能力，便可为其发展沟通能力、社会交往能力、减少问题行为提供更大的可能性。听从指令困难是孤独症儿童的常见障碍表现之一。由于不同程度的语言理解困难和注意缺陷，孤独症儿童常常不能正确执行他人的指令，部分孤独症儿童还会通过多种行为延迟或终止他人对自己的指令要求，轻者眼神游离，重者出现攻击性行为或自伤行为。

听从指令训练的目标是让孤独症儿童通过语言理解别人的意愿，建立自己与他人有关系的意识，从而促进与他人的沟通能力。训练方法为由训练者发出指令，并指导儿童完成指令，当儿童在协助下完成指令时，立即给予强化。指令的难易程度应该遵从渐进的由易到难的原则。指令的发出尽可能简洁、具体、清晰，这样有利于孤独症儿童的充分理解与执行。在训练的过程中，训练者对其的干预应逐渐减少，使儿童养成听从指令的良好习惯。

利用音乐来训练孤独症儿童的社交能力，主要是利用音乐本身的趣味性。训练者发出要求其完成的音乐指令，使音乐成为训练者与孤独症儿童之间感情的基础，加强孤独症儿童的认同感，以促进训练的效果。

③ 集中注意力。音乐治疗对孤独症儿童集中注意力有着积极的促进作用。孤独症儿童对人或者某种物体的注意力很短暂，他们难以把自己的注意力集中起来，而音乐治疗能针对这些困难加以训练。在音乐治疗过程中，由于听、唱、视、记忆等多种活动交替进行，儿童的耳朵要听、眼睛要看、嘴中要唱，还要配合各种动作，这样就可以调动孤独症儿童各个器官与音乐的表现，从而使孤独症儿童注意力集中，使注意力得以保持较长时间，注意的持续时间逐渐延长。另外，也可结合一些比较有趣的电影或音乐游戏，让孤独症儿童进行角色扮演，训练他们对自己所扮演角色的注意，从而来提高其社会交往能力。

3. 音乐治疗实施的要领

音乐治疗的原理应贯穿于治疗之中，它对制定治疗目标、治疗方案、治疗策略、治疗方法及治疗的组织形式都具有指导作用。

音乐治疗强调的是为儿童创设一个宽松、自然、平等、尊重的环境，使儿童在音乐活动中的感觉是放松与安全的。

确定孤独症儿童音乐治疗的方案，训练者须遵循下列原则。

（1）根据儿童的特点，制定切实可行的音乐治疗方案 音乐治疗方案的确定需经历对患儿信息的收集、关系的建立、前期观察记录与评估准备等阶段。好的方案是实施的前提，音乐治疗方案的确定应符合以下几个特点。

① 个性化。由于儿童孤独症的成因、家庭背景、管教方式不同，性别、个性、年龄存在差异等，导致每个孤独症儿童所表现出来的症状、程度、行为模式等不相同，同时对音乐的接受力及音乐能力也不同。因此，方案的制定应该以其具体情况为依据。

② 沟通性。音乐治疗方案的确定须激起孤独症儿童的沟通与交往欲望，在乐器和音乐活动的选择上要加以注意，尝试简单的音、节奏、速度音乐声的刺激、鼓励其创造与模仿。

③ 可接受性。治疗方案的确立应从易到难，方法要有趣味性和吸引性，选用既符合孤独症儿童认知水平，又能发展其认知能力的训练方法。

④ 步骤性。方案的目标不是一步就能达成的，为了使患儿感到目标易接近、易完成，产生成就感，提高患儿的自信心，要分步进行，逐步来完成。

（2）训练要坚持长期性和循序渐进性 对孤独症儿童的训练是一个长期的过程，当中可能会出现反复，但训练者不能因此而泄气，一定要坚信训练带来的效果，坚持就一定会有成效。在为孤独症儿童制定训练计划时，要考虑到儿童身心发展的顺序以及个案所固有的特点与现状，训练必须分步进行，遵从渐进性的由易到难的过程，先进行单个环节的训练，然后再进行各个环节的综合训练，按照预定目标一步一步地进行训练，最后达到总目标的实现。

（3）团体治疗为主，个别治疗为辅 团体治疗常用在对孤独症儿童音乐治疗的深入发展阶段，以使患者获得或增强交流能力以及独立性。社会融合是治疗的终极目标，团体治疗是培养社会交往能力最直接的方法。如合唱、集体舞蹈等音乐活动是以团体形式出现的，在这一过程中，孤独症儿童以互相交流为目的，学会接受和他人的身体接触，分辨他人和自我，并练习社会化的行为。集体的音乐治疗过程可以增强孤独症儿童合作、分享、遵守秩序等社会化的行为。

（4）重视对孤独症儿童的早期干预 根据心理学家皮亚杰的儿童发展四阶段论，当儿童发展到形式运算阶段（11～成年），音乐治疗可能在该阶段就难以开展了，因此，音乐治疗要及早进行。在感知运动阶段（0～2岁），要使用音乐刺激促进该阶段儿童感知动作的发展；在前运算阶段（2～7岁），要扩展孤独症儿童音乐活动的内容和形式；在具体运算阶段（7～11岁），要提高孤独症儿童的语言能力，促进其与同伴交流、协调以及发展高级认知能力。

（5）治疗内容生活化　治疗内容一般都比较贴近孤独症儿童的生活，具有极强的实用性，将所学到的内容用于日常生活是他们接受治疗要达到的最高目标。

扩展阅读 6-2

通过音乐疗法提高孤独症儿童社会交往能力的案例

　　林某，10 岁，男孩，独生子，主动语言较少，对集体活动不能适应，社会交往能力差，其父母均大学毕业，工作繁忙，经商，家庭经济情况较好。2000年 4 月，被医生诊断为儿童孤独症。2003 年 9 月入幼儿园，歌谣、儿歌背诵较好，但由于不能参加集体活动，干扰正常教学，老师不愿接收，2004 年 3 月退园，现在厦门某孤独症机构接受训练。经过多方面的观察了解，发现他在音乐方面很有天赋，节奏感和模仿能力都极强，对音乐旋律特别敏感。

　　一、训练前为期一周的社交行为观察结果

　　林某对他人缺乏关注，对同龄的小朋友无任何社交表示；和他人没有主动的目光接触，被动目光对视时持续时间短暂；注意力短暂，而且不集中，常常不能听从指令和正确回答问题；偶尔会出现尖叫，不顺心时常通过发脾气来达到目的；偶尔还有攻击性行为。这些表现反映了林某对社会交往的反应极为漠然，非常缺乏交流的技能。

　　二、训练内容与方法

　　音乐治疗，每周个别训练 2 次，团体训练 2 次，时间为 3 个月。具体做法如下。

　　（1）目光接触　首先由一名教师弹奏《你好歌》，引入音乐状态，让林某与身边的每一个同学以及治疗师问好、握手，并保持目光接触，尽量地延长目光接触时间，并给予适当的表扬和鼓励。让林某通过音乐培养兴趣以便与治疗师建立良好的关系。同样，在活动结束时，让其唱《再见歌》并与每一位同学和老师说再见（目光对视）。

　　（2）听从指令　在音乐治疗活动中，将一个较复杂的指令分为几个简单的步骤。例如，让一名老师在钢琴上弹奏《铃儿响叮当》这首曲子，让林某能够跟着钢琴声，用铃鼓打出节奏。目的是提高林某的配合能力，训练听从指令，培养兴趣以便与治疗师建立良好的关系。首先，让林某学习"站起来"。当他做得足够好的时候，再教他第二个步骤："站起来，拿起铃鼓，两手打开，做预备动作"。当他做得足够好时，教他第三个步骤："站起来，拿起铃鼓，准备，跟着琴声打节奏"。当把这些指导语融入歌曲后，就可以有效地帮助孤独症儿童在音乐活动中学习听从连续的指令。在治疗师的协助下林某连续几次完成指令后，当《铃儿响叮当》的琴声响起的时候，林某就能够独立地完成这项任务了。

（3）集中注意力　在音乐团体治疗中，我们先让孤独症儿童观看了美国电影《音乐之声》中的一个精彩片段——玛利亚教七个孩子学唱《哆来咪》这首歌曲。之后分配角色，由这些孤独症孩子分别扮演这七个角色——哆来咪发唆拉西。再一次观看影片，引导孩子注意观察自己的角色，这样孩子能够在轻松愉悦的状态下完成任务，同时也能够提高他们集中注意力的能力。林某扮演的是"西"，当快要到"西"演唱的时候，我们都要提醒他，有时用眼神，有时喊他的名字，引导他的注意。

三、训练效果

经过 3 个月的训练后，林某各方面的能力都取得了一定进步。目光接触训练在初期取得了较好的效果。第 4 周时，林某的目光接触时间较开始时明显延长，可以达到 10 秒，并且能够按照治疗师的要求进行目光交流。指令听从训练也取得了较好的效果，进展比较顺利。林某由一开始不能完成任何指令，进步到能够听从治疗师发出的大部分简单指令，如捡球、扔垃圾、伸手要物、帮忙倒开水等。训练结束时，林某能够主动地完成扔垃圾的指令，完成其他指令时也只是需要简单的语言提示；能够非常配合地听从治疗师和父母的话，并严格按照要求去做；能集中注意力观看别人的表演，专心参加小组的活动，但有时候也会开小差；在小组中与他人轮流参与活动，能够积极加入小组，在小组中等待开始。

第七章
孤独症儿童的日常生活技能训练

第一节

日常生活技能训练的一般方法

生活技能是指个体采取适当的行为以有效适应生活和社会的能力，又称生存技能。生活技能是个体独立完成日常生活所必须掌握的技能。生活技能教育（life skills education）是提高学生心理社会能力（psychosocial competence）的系统教育活动。世界卫生组织认为，生活技能包括个体有效地处理日常生活中的各种需要和挑战的能力，个体保持良好的心理状态并且在与他人、社会和环境的相互关系中表现出适应和积极行为的能力。但目前对于生活技能的研究大多关注智力障碍儿童，调查表明智力障碍儿童最需要掌握的生活技能主要包括四种：功用性学习技能、自理生活技能、与人沟通技能和家务管理技能。其中自理生活技能包括良好的个人卫生习惯，识别各种交通标志并能遵守交通秩序的能力，这种技能有利于个体与他人接触，扩大个体活动范围。

一、生活自理能力的培养

生活自理能力的获得主要通过参照学习来实现。生活自理能力是所有孩子都应该尽早培养的最重要的能力。如果一个孩子的自理能力不如别人，孩子自然就会产生"我无能"的情绪体验，此情绪如果积累起来，孩子就会产生"退缩"的行为，也就使其人生的旅程输在了"起跑线"上。

生活自理能力的培养不像认知能力教学有高深的技术要求，关键是教育者思想意识上的重视程度决定了培养的力度和质量。对于低年级普通孩子和孤独症孩子而言，其重要性远远大于知识学习。正如上面提到的，导致孩子输在"起跑线"上的不是知识学习（认知）而是生活自理能力。就好像我们得病后卧床了，要处处求人帮忙，处处受人照顾，连最基本的生活自理能力都丧失了，此时我们的内心世界还能"逞强"起来吗？孤独症孩子的认知学习方式的特殊性影响了学习的进程和结果的输出，他们已经能感受到自己在学习上与众不同，如果再感受到生活自理上的差距，他们的心里能舒服吗？

生活自理能力包括衣食住行所涉及的各方面的常用能力，它与运动发展、感觉统合能力有很大的关系。应在强身健体、排除感觉统合问题的基础上加大学习力度，特别是学前阶段应着力训练，最好能基本与普通孩子这方面的发展同步。家长重视知识学习、为多教知识节省时间而包办代替的做法很不可取，其结果是先让孩子失掉了自信（由于动作慢、总跟不上同学引发经常被老师或同学提醒，甚至连放学时都影响大家，逐渐被排斥而失去自信），进而影响到学习和交往的各个方面，在小学中年级以后出现学习上的退步。因此无论是普通孩子还是孤独症孩子，家长都要在早期依靠参照学习，重视此方面的能力培养。

二、生活自理能力的训练

孤独症儿童由于其自身的障碍与缺陷，生活自理能力往往落后于其他同龄儿童，缺乏生活的基本技能，有的孩子可能四五岁了，但依然不会自己穿鞋，洗脸刷牙，这就需要家长在日常生活中格外留心，多加注意，有目的地去训练患儿的生活技能。生活自理不仅对于孤独症儿童，对于一般儿童来说都是最基本的能力，然而对于孤独症儿童的家长来说也是最容易被忽视的问题。很多孤独症儿童在学习基本的生活自理技能方面都有困难，在像穿衣服、吃饭等适当的社会行为方面往往大部分需要成人的帮助。然而，在科学的训练和细心的关怀下，大多数孤独症儿童都能够学会相当复杂的自我帮助性技能。但家长并没有有意识地加以训练，致使自己成为孩子永久性的生活保姆。这是最令家长痛心的，也是家长最不希望的。

生活自理一般是指自我服务性活动。任何一个生活自理活动都是由几个环节组成的链条，因此，我们在训练前，要首先将活动分解成若干个环节，然后根据环节逐一进行训练。可以从第一个环节开始训练，我们称为"前进法"；也可以从最后一个环节开始训练，我们称为"后退法"；也可以从最简单的环节开始训练，具体情况依孩子的能力而定。当每个环节都能完成得很好时，要将各个环节连成链条，训练孩子活动的连续性、完整性。那么，具体该从哪些方面做起呢？

第一，首先要仔细地观察患儿，对患儿每一种基本生活技能目前的水平进行评定。根据评定的结果，确定训练的目标行为。目标行为必须与患儿的能力水平相适应，而且不宜过多。

第二，选择适当的行为训练方法。因为每一种基本的生活技能，诸如脱衣服，都可以分解成许许多多小的动作，在训练时就要按照这些小的动作单元循序渐进、由简到繁地完成。就以脱衣服为例，可分为以下步骤进行学习：

① 父母帮患儿把衣服脱到肘下，然后让患儿把衣服脱掉；

② 帮孩子脱掉一只袖子，让孩子脱掉另一只；

③ 帮孩子解开扣子，让孩子脱掉上衣；

④ 让患儿自己解开扣子并脱掉上衣。

穿衣服可分为以下步骤：

① 父母帮孩子穿上衣服，然后让孩子试着扣扣子；

② 帮孩子穿上一只袖子，让孩子穿上另一只，并适当给予帮助；

③ 先让孩子把裤子穿到两脚，再帮助他拉到腰上。当患儿每完成一个小步骤时要及时给予鼓励和奖赏。

第三，具体训练时要手把手地教患儿每一个动作，让患儿直接感受到每个动作的肌肉运动，而后，逐渐减少帮助直至患儿能独立完成。

第四，在训练过程中，如果认真去做效果却不理想，则要分析有哪些因素影响患儿进步。比如目标行为是否明显超出患儿能力所及，奖赏太多使患儿丧失兴趣，或者有其他家庭或环境因素对患儿产生不良影响，发现问题后要及时予以修正。

第五，对于一些不良习惯，如好吃零食、不好好吃饭、随地大小便等，要具体分析，制定出一系列计划予以矫正。如对于不好好吃饭、好吃零食的孩子，可以用下列方法纠正：

① 限制患儿吃零食，对零食加以管控，不让孩子有随意拿取的机会；

② 逐渐减少零食量，如患儿嫌少哭闹就不理他，直到停止哭闹才给他；

③ 逐渐把吃零食的时间固定下来，如午睡以后；

④ 只有在吃饭时才把食物放在桌上，因零食吃得少，会产生生理上的饥饿，到正餐时间自然就吃得多了。

这些虽然看起来极为简单，但如果把握得不好，可能就会影响效果。父母只有利用生活里的点滴机会，时刻加以指导，日积月累才可能会有效果。生活是最好的老师，自然是最好的教室，让患儿在自然中得以提高才能得到最大程度的巩固与强化。

第二节
孤独症儿童的进餐训练

吃饭是人的最基本活动之一，它不仅为人体提供维持生命的养料，也是基本的社会适应能力。无论是家庭、学校乃至整个社会，都有约定俗成的饮食习惯和规则。所以训练孤独症儿童具备良好的饮食习惯，不仅是使他获得健康生活的基础，也是促使他学习适应社会的开始。许多家长往往只注意到吃饭与孩子身体健康的关系，而忽视了"吃饭"这一行为的社会性价值。因此这样的结果就不难见到了：孩子严重偏食、挑食、拒食，家长绞尽脑汁做饭，围、追、堵、截，费尽心思喂饭。除了这种现象外，孩子往往还伴随有不爱吃正餐，又随心所欲到处走动，吃东西；分不清是"你的"还是"我的"，拿到就吃；经常自己打开冰箱吃东西。

有以上状况的孤独症儿童还没有建立起良好、规范的饮食习惯，这往往是从家长的宽容和将就开始的。许多家长都对此感到无可奈何，以为自己的孩子就是这样，是因为他有病。的确，孩子因患有孤独症而无法与父母进行正常的情感与感觉沟通，因此家长就形成一种观点——对孩子无法讲清道理，他不可能懂。但实际上，正因为我们与孤独症儿童之间很难用语言进行交往和沟通，无法说给他听，我们就更有必要"做给他看"，通过具体的行动语言帮助孩子理解"吃饭"这一活动的全部含义，这就是训练的基本意义。

一、进餐训练中的注意事项

1. 固定地点

训练孩子有良好的吃饭习惯，固定吃饭的地点非常关键，家人每天要在固定的时间将食物放在为孩子选定的餐桌上。刚开始时甚至需要固定餐桌旁的某个位置。切记：如果等孩子站起来跑开，再追回来，训练的效果就会大打折扣。阻止孩子站起来跑开时不仅只用语言（如说："坐下，不要动!"），更要有意识地使用身体辅助（在他要站起来的一瞬间将他按住）。这种方法要不厌其烦地坚持使用，其有效性就会显现出来。

2. 循序渐进

刚开始训练时，可能会遭遇到孩子的反抗：哭闹、不吃饭，但家人应以培养良好的生活习惯为重，经过坚持不懈的努力才会显效。要求孩子坐在固定的地方吃饭，并不是要一开始就以坐好并吃完所有的饭菜为标准，而是要逐步进行。将食物分成若干份，一份一份地给孩子吃是个非常重要和有效的技巧。具体做法如下。

开始时只将食物中的一小份分出来放在一个小碗里（切记勿将全部饭菜盛在一个碗里放在他面前），有时可能只有一勺饭。要求孩子坐着吃下去。在他吃完后，让他看碗里"没有饭了"，并夸奖他"真棒，好孩子"，然后可以允许他稍跑开会儿，但要很快地要求并帮助他回到座位上来，再吃掉小碗里的第二份饭。这样做的目的是让孩子逐步理解家人的要求是什么（吃完饭），并培养孩子体验成就感和完成感。训练中要把握逐步增加每一份的量，（即一顿饭分开的份数越来越少），减少允许孩子跑开的次数。这样孩子在不知不觉中可以一次吃完较多的饭，直至吃完全部，而他坐着吃饭的时间也就自然随之延长了。养成习惯后，家人就会体验到什么是成就和轻松。注意不要忘了在孩子每次配合后都及时给予鼓动，说一句"真棒!"还要伴之以发自内心的笑容。

3. 排除干扰

在训练孩子良好吃饭习惯的初始阶段，不仅要通过固定时间、地点、夸奖及容易吃完等技巧帮助孩子理解家人的要求，还要注意观察有哪些因素在干扰孩子，分散他的注意力，加大了他达到要求的困难。为了让孩子将注意力集中在吃饭的活动及所吃的东西上，他的座位附近不要有他感兴趣的玩具或物品；有时还需要关上门窗以防止外面的某种声音刺激他。如果电视对孩子有影响，那么在孩子养成良好的吃饭习惯之前，吃饭时要把电视关掉。

4. 惩罚不良行为

在吃饭训练中，很多家长要么因心疼孩子吃不上东西而放弃训练目标和原则，对孩子妥协和迁就（殊不知这样做的结果只能让孩子感到反抗是有效的，以后还会使用各种手段反抗）；还有许多家长面对孩子的不配合和反抗失去信心，施以斥责，不仅会使饮食本身不愉快，还会造成负面的影响——让孩子惧怕吃饭的场景。不要忘记，之所以要训练孩子养成良好的吃饭习惯，最终目标是要使孩子体验到与家人及同伴一起吃饭的快乐，只有这样才能促使他自发主动地遵循规则。

二、进餐技巧训练

训练孤独症儿童进餐要以时间为中心，帮助孩子在生活中有固定的吃饭时间和习惯，让他的生活有规律。训练中要注意以下两点。

（1）吃饭时间以外的食物管理　首先要做的是不让孩子再有随地无限制吃东西的可能性。必要时将冰箱锁起来，将他爱吃的东西放在他不能随便拿到的地方。

（2）吃饭时间的固定　确定每日三餐的时间，并严格遵守这个时间。即家人只有在到了吃饭的时间时才把食物放在餐桌上，帮助孩子逐步养成有规律的饮食习惯。

与正常儿童一样，孤独症儿童要学会独立吃饭，也需要经过从用手抓着吃，直到能使用筷子吃的完整过程。所不同的是孤独症儿童更经常出现停留在某个阶段或进展缓慢的现象，许多孩子还会出现奇异的习惯。如：一定要先将米饭倒在桌上，然后一粒一粒地捏起来吃等。由于孤独症儿童在这方面的发育发展障碍，父母往往会采取非常周到的喂饭方式让孩子吃饭，殊不知这样做的结果会造成孩子的依赖性，不再独立，丧失了学习自己吃饭的机会和欲望。另外，也有的父母未注意到孩子尚不会吃饭是因为他的身体功能还没有发育到位，如小肌肉运动能力、手眼协调能力等，简单地认为别的孩子在这个年龄能做到的他也应该能做到，没有对孩子给予针对性的辅助和训练，使孩子产生挫折感，因惧怕这类活动而退缩不前。因此在训练孩子的吃饭技巧时，避免过度辅助和过度要求都是十分重要的环节。

1. 按部就班、辅导到位

观察孩子目前有多大的能力，是否能拿住勺匙，是否可以握住筷子，是否能用筷子夹住食物（还是只能用勺匙），拿勺匙和筷子的动作是否正确……在确定孩子目前的能力基础后，进行一步步的辅导。如：如果孩子不能长时间地拿住勺匙，就在他先握住后家人再握住他的手，让他感觉动作的发生和存在；如果孩子能拿住勺匙却只会用它敲打桌面，家人就要在他拿住勺匙后，及时辅导他用勺匙去舀饭，并辅导他将舀到的饭送到嘴里。刚开始时可能要手把手地辅导他完成全过程，但要注意随时准备退缩辅导，以锻炼孩子独立完成的能力。需要提醒的是，家长不要觉得孩子是在被辅导的情况下完成的就不夸奖，应在每次规范动作（哪怕是在辅导下）完成后给予鼓励："真棒！"

2. 进行辅助性训练

对于手部动作极端不灵活的孩子，要在吃饭时间以外进行辅助性训练，如：抓握训练，通过抓吊单杠，手提重物等活动练习抓握能力；通过穿珠子、插木棒等活动练习小肌肉的动作及手眼协调能力；还可以让孩子在平时用勺匙或筷子练习夹取较大、较软的物品，然后逐步增加难度，让孩子习惯使用另一只手配合，如：右手拿勺匙时左手去扶碗，所以也应在平时让孩子多锻炼双手协调行动的能力，如：拧开瓶盖，再盖上等，为孩子掌握吃饭的技巧打下基础。

独立吃饭的故事

孤独症儿童小朋，7岁，男孩。小朋从小由奶奶带，娇生惯养，长得胖墩墩的。我们经常形容有些人是衣来伸手、饭来张口，可小朋穿衣服时连手都不伸，等着奶奶帮他把手伸进袖子里，就好像那手不是他的。吃饭时，饭不到嘴边不张嘴，他总是懒洋洋的。奶奶说小朋做事那个慢，大冬天都能把人急出一身汗。奶奶是个急性子，碰到这样一个慢脾气，自然事事都代劳了。小朋也不是做什么事都这么慢，如果碰到他特别爱吃的东西，就如同"猛虎扑食"一般，速度快得能吓人一跳。

一次，西瓜刚切好放到桌子上，奶奶去拿盆装瓜皮。小朋坐在离桌子一米远的沙发上，突然扑到桌子上，将手伸进西瓜瓤里，抠出一块西瓜就往嘴里塞。吃够了，他就把西瓜攥在手里使劲挤出汁来，边挤边笑，开心极了。等奶奶拿盆回来，看到小朋脸上、衣服、满桌子、满地全是西瓜。有时走在路上，看见别的小朋友吃东西，也会上去抢。抢到了就吃，抢不到，他也很少哭闹。吃饭从来都是由奶奶喂，小朋连看也不看。常常是吃了几口，觉得不是那么饿了，就坐不住了，满地乱跑。奶奶怕孙子饿，就追着喂。如果一定要求他坐下，他就抓碗里的饭，抹得床上、墙上到处都是。出现这种状况奶奶很是头疼，于是带着小朋来到了一家自闭康复中心进行治疗。

在中心，训练师训练小朋自己拿勺子吃饭。开始，他拿不住勺子，勺子经常会掉下来，训练师就把着他的手一次次教他，后来他可以整个手抓住勺子，但拇指和其他四指不会分工。他的勺子从来舀不到饭，因为他根本就不看碗在哪里。有时我们故意把碗拿走，他还是把勺子伸向原来的方向。由于我们会偶尔拿走碗，他慢慢开始注意碗的位置，但他不会将勺子插在饭里，而是把勺子放到饭上就拿起来。我们帮他将饭装进勺子里，然后要求他自己看着勺子保持平衡，把饭送进嘴里。但他将勺子拿起来的时候根本不看，也不注意保持平衡，当勺子到嘴边的时候，勺子里的饭基本上洒得不剩什么了。

　　经过将近一个月的训练，他基本上能把勺子里大部分的饭放到嘴里，但还会洒在桌子上一些。接下来，我们教他转动手腕自己舀饭，他不会先把勺子向下用力，也不知道左手扶着碗，经常是将勺子放进碗里推着碗向前走而舀不进去饭。我们教他先把勺子插到饭里，然后再横着用力，这样饭就被装进勺子里了。慢慢地，他能够坐在椅子上自己吃饭了，尽管吃完饭后，桌子上、身上、地上到处都是饭、菜，但已经比以前有了很大的进步。

三、偏食行为

　　在孤独症儿童中，偏食的现象十分普遍。有的孩子只吃滚烫的白开水泡饭，有的孩子只吃带馅的食品，有的只吃深颜色的菜，有的孩子只吃肉不吃蔬菜，而有的孩子只吃蔬菜，不沾一点荤味。偏食不仅导致孩子营养缺乏和不均衡，影响孩子心智的发展，也给家庭的养育造成很多障碍和负担。要想纠正偏食的习惯，家人首先要转变一种认识：这孩子就是喜欢吃这个，而不喜欢吃那个。即认为这是天生的，或因孩子有病导致的。孤独症儿童的偏食的确与他们的认知障碍有关，但这种认知障碍对孩子的进食行为形成干扰的程度又往往取决于家人在生活中对孩子的矫正能力。如果家人在生活中为孩子创造有矫正作用的条件，这种干扰就会减少或消除，反之则会促使孩子养成不良的进食习惯。那么如何创造一种有矫治作用的环境呢？

1. 减少正餐前的零食

　　偏食严重或正餐吃不多的孩子，通常都能轻松地得到一袋零食或饮料，或可以在任何时间打开冰箱拿东西吃。如果不改变这一现状，纠正偏食就无法实现。改变孩子吃零食的习惯也同样要遵循食物管理和循序渐进的原则。

　　① 将零食和冰箱里的其他食物放在孩子自己取不到的地方，开始时甚至不让他知道在什么地方，让他找不到。

　　② 将大袋中的食物倒一点在小容器里，而不是整袋给他（饮料也是如此）。如果孩子不干，以哭闹和发脾气的方式要大袋食物，就将装有食物的小容器也移开，

为的是让孩子明白，哭闹得越凶，离他的期望就越远。等孩子停止哭闹时再给他，以表明食物是对他适当行为（不哭）的奖励。用这种方法逐步减少孩子吃零食的习惯，直至完全摆脱对零食的依赖。

2. 不要一次摆上许多种菜

有的家长因担心孩子挑食吃不饱饭，每次做饭都设法做几样菜，让孩子尽可能挑他所喜欢的去吃。其实这样做只能助长孩子的偏食。一旦开始训练，就要避免这样做。正确的做法应该是将饭菜分成小份，鼓励他吃完一份这个，再吃一份那个。

3. 避免只做孩子所喜欢的饭菜

由于担心孩子吃不好饭，许多偏食孩子的家长不辞辛苦，尽量每顿都为孩子做点他喜欢吃的饭菜，看孩子吃得比较满足，家长也就得到了宽慰和满足。殊不知，越是这样，越是容易培养出一个偏食的孩子，而孩子越偏食，家长就越心疼，循环往复，其结果是每况愈下。纠正孩子的偏食，关键是让孩子接受没有吃过的东西，接受他不喜欢吃的东西，这常常会遭到孩子的激烈反抗。在这种情况下，正确采用"强化原则"是非常有效的。强化原则中，强化物是关键。强化物就是能刺激孩子产生适当行为的刺激物，可能是某种食品（如孩子所喜欢的饭菜、巧克力、雪碧等），可能是某种东西（如玩具或依恋物），也可能是某种活动（如玩水、荡秋千、妈妈抱）。在纠正偏食习惯时，应选择食品类强化物，作为对孩子吃下他较不喜欢食物的奖励。即"你先吃了这个，才能吃那个"，如果孩子哭闹就连"那个"也没有了。在这一过程中，家长首先要坚定自己的信念：让孩子改变偏食。同时要坚持原则，不能妥协，妥协一次，下一次就更困难。要明白迁就不是爱，而是害孩子。

综上所述，训练孤独症儿童建立良好的吃饭习惯，家长不只是知道在吃饭时应该怎样做，更要明白如何为孩子创造一个有助于塑造良好行为习惯的生活环境。要做到这一点，就要求家长懂得"爱是有原则的"；要求家长为爱孩子而帮助孩子，为帮助孩子而学习认识、理解孤独症；为征服孤独症去学习一门新的技巧——孤独症儿童的训练方法。

四、引进新食物

多数孤独症儿童都存在营养素摄入量不足问题的原因，可能主要与他们选取食物种类范围狭窄、严重地偏食、挑食有关。通过对孤独症患儿进行生活及病史询问发现，许多患儿有偏爱某类食物、抗拒某种味道或颜色的食物、不想吃饭或异食癖等饮食习惯。孤独症儿童偏爱面类、奶类、冷饮类、膨化食品等，而不喜欢禽肉类、水产类、蔬菜类、水果类和禽蛋类等食物，这些特点与孤独症儿童刻板的行为特征、不愿接受新事物（新食物）有关。

针对这种情况，我们首先要让孩子尝尝极少量的新食物，哪怕只尝一点点。只要尝了这一点点，孩子就可以吃一口他特别喜爱的食物。为了增加孩子特别喜爱的食物的强化价值，我们建议，只有在孩子尝试新食物时，才能吃到喜爱的食物。也就是说，如果在孩子从事特别喜爱的活动之前引进新食物，就可以在孩子尝试新食物后把活动当作强化物。此外，喜爱的活动会刺激孩子的进餐。当然，如果他没有尝试新食物，就不要让他参加活动。让孩子在特定时间、特定地点参加某种喜爱的活动，形成常规，有助于孩子明白尝试新食物后就能从事喜爱的活动，并因此会更好地进餐。我们要逐渐增加新食物的量，孩子只有吃完，才能得到强化。应该做好准备，让孩子尝试各种不同的食物，即使孩子曾拒绝过某种食物，也要继续尝试给他吃。

如果孩子很不情愿吃某种食物，可以用行为塑造的方法让他慢慢接受。所谓行为塑造："行为矫正的主要方法之一，主要依据斯金纳的操作性条件作用原理，用于形成个体的良好行为。要对孩子进行行为塑造，首先，要确定最终要让孩子形成什么良好行为，孩子的行为现状如何；其次，在要求孩子形成的最终行为和行为现状之间确立一系列要求从低到高的目标行为，然后，运用强化原理，从要求较低的行为开始训练起，在学生掌握要求较低的行为之后，就进一步提高行为的要求。只有当孩子的行为符合相应的要求之后，才对他进行强化，这样，循序渐进，最终使学生掌握符合最终要求的良好行为。"

开始训练时，要让孩子看这种食物。接着，让他走过去，拿起食物，并送到嘴边。这可以当作非言语模仿练习来完成。你示范一动作，并说："这样做。"如果孩子照着做，就用其特别喜爱的食物进行强化。要逐渐提高获得强化的要求，这些要求包括闻这种食物，用手指摸这种食物，然后舔吃手指或舔这种食物。要把接触食物的活动穿插在与食物无关的简单有趣的活动中（例如鼓掌），这有助于孩子服从命令、保持行为动力。此外，也要逐渐延长孩子接近新食物及其进食环境的时间。有些孩子需要逐渐消除各种感官对新食物的过敏，要让他们感受到新食物对他们没有什么威胁。一般来说，孩子需要反复多次才能适应一种新食物，此时家长要有耐心，给予孩子多次尝试的机会。通过反复的接触，总有一天，孩子不但会容忍这种食物，而且还会喜欢这种食物。

📖 **扩展阅读 7-1**

培养孩子独立喝水的故事

小好，男孩，7岁。也许是生活在海边的原因，他长得眉清目秀，笑起来还有两个甜甜的酒窝。小好从出生就跟着奶奶，奶奶很疼爱他，对小好的照顾无微不至。7岁了，小好不会自己穿衣服，甚至不会自己拿着杯子喝水。小好没有语言，想喝水的时候他就去抢别人的杯子，奶奶知道他渴了，赶忙拿出准备好的一瓶水，帮他打开，扶着让他喝。小好从来没有用过杯子，奶奶说，怕他把水洒在身上，用瓶子稳妥些。即便是用瓶子喝水，也经常会洒一身水。小好手的精细动作能力很差，自己不能拧开瓶盖，要么不用力，要么用很大的力，经常是瓶子打开了，可盖子不知飞到哪里了。喝完了水，不知道去盖上盖子。经常是使劲晃动瓶子，以至瓶子里的水洒出来，要么将水倒在地上，然后将瓶子扔掉。奶奶认为他是故意玩水，每次都不敢让小好自己拿瓶子，总是奶奶小心翼翼地拿着瓶子让他喝水，估计喝得差不多了，迅速将瓶子拿过来。

　　我们教小好独立喝水前先给他一段时间让他玩水，然后让他每次喝完水后就把盖子盖上。开始时，我们把着他的手，教他如何盖盖子。大约经过了一个星期，有一次，我们发现小好自己扶着瓶子喝完了水，竟然自己将盖子盖上又拧了几下，不再将水洒得到处都是。虽然他还盖不好，但这足以使我们兴奋不已。

　　小好已能自己拿瓶子喝水了，我们教他自己端着杯子喝水。小好不会一只手端杯子，手好像不会使劲。我们在杯子里放一杯底儿的水，他总是一只手扶着杯子把儿，另一只手要在杯底托着，这样才能把水送到嘴里。如果让他一只手攥着杯子把儿，身子就要歪到一边，好像杯子太重，端不住的感觉。每次喝水时，我们都要手把手地教他如何攥住杯子把儿。经过一段时间后，他就能够自己一只手端着杯子喝水了。

第三节
孤独症儿童的如厕训练

　　在生活自理的各项内容中，最令家长苦恼的恐怕就是孩子大小便不能自理了。正常儿童在 3 岁时，大多数都能独立排尿，4 岁时，能独立排便，6 岁时，已明确地知道应当（必须）在厕所里排尿、排便。孤独症儿童由于感知上的障碍，常常在排泄、如厕方面出现问题，甚至出现令人头痛的异常做法（如不去厕所，不蹲厕所，尿频，便秘，脱光衣服大小便等）。有些孤独症儿童到了 5 岁大小便能自理的年龄段，不仅不知道大小便的程序，也不能到规定的地点大小便，或只到固定的地点大小便，这不仅非常影响孩子对集体生活及社会的适应，也给父母等造成很大的不便。孤独症儿童能独立完成在厕所大小便的过程，是孤独症儿童在成长过程中养成必须具备的生活自理能力的重要基础环节。

一、基本阶段

案例　　小肖以前大便都是老师帮他擦屁股的。康复师也曾试着把卫生纸给他，可是没等他大便完，卫生纸早已经被扔进水槽里，他不擦屁股就把裤子提上了。于是，康复师想了一个办法，让小肖大便完后在厕所叫我把卫生纸拿给他。这样，不仅锻炼了他的自理能力，同时还给了他一个主动与康复师说话的机会。由于经过以前的训练，康复师已经建立起了和小肖的友好关系，因此小肖还是比较听康复师话的。让他大便完后叫康复师，他就直接叫康复师了，但他却是提好了裤子跑到教室里来对康复师说："草纸！草纸！"康复师再嘱咐他一定要在厕所蹲着喊我。前几次，康复师在厕所门口进行提醒："好了吗，好了就请喊老师。"经过几次训练，再逐步过渡到不提醒。

在了解到孩子去厕所大小便有问题之后，就应该立即进行有针对性的训练。训练时把握技巧和原则是十分重要的。运用行为矫正中的连锁方法：细心观察、及时提醒、辅助到位、持之以恒。每次都使用固定的字词来描述大小便，以帮助幼儿分辨大便及小便，鼓励幼儿去模仿并使用这些字词。以感知及传达阶段的训练为例：

1. 细心观察

观察孩子在排泄之前通常会有哪一种或哪几种表现行为，如晃来晃去，来回转圈，打冷战，手摸裤子，咬牙，活动中突然站下发呆，回避人，扯人的衣服或手，神情紧张，脱裤子，藏或盖住脸，让你看到他湿了的裤子或自己试着拿掉裤子，停止正在进行的活动，变得非常安静、表情怪异，触摸或握紧他穿的尿布，等等。必要时记录下来，并让孩子身边的人都了解他的便意表现形式。观察孩子时要尽量显得漫不经心（实际上是非常关注），不要给孩子一个"受到监视"的感觉。孤独症儿童其实是十分敏感的，如果让他感受到自己的排便活动会引起父母的特别反应，往往加大排泄前的紧张感，更易引出异常反应，给训练者矫治增加难度。

2. 及时提醒

发现孩子的便意表现行为，就要及时提醒他："上厕所去。"说话时要平静，不要流露出紧张的情绪，最好是面带微笑。

3. 辅助到位

发现孩子不知道厕所在哪里，或者是虽然知道却没有表现出要去的样子，则要在提醒上厕所的同时用手指向厕所的位置；如果看到孩子还是没有反应，就应该带他走进厕所，同时夸奖他："对了，真棒！"目的是让孩子逐渐感受到这样做是"正确"的。在辅助几次（或一段时间）后，要观察孩子是否已经有独立反应的能力，一旦有了，就要降低辅助的程度。

4. 持之以恒

即使在训练几次（或一段时间）后孩子仍没有明显的进展，也不可以放弃，应当坚信：只要坚持就会成功。效果不明显的原因往往是由于孩子身边的人不能采取一致的态度，所以，让全体老师或全家人共同参与训练是非常必要的，或者是在训练初期确定一个人专门负责。

孩子在出现错误行为后，正确的做法是采取忽视的态度；让孩子有一定的参与或指导辅助孩子换衣服；尽量在有目光接触的情况下，用严肃的表情告诉他"错了"；告诉他厕所在哪里，指着厕所说"要在厕所尿尿或便便"。将他喜欢的东西展示在他面前，然后拿走，同时告诉他"没有东西吃了，因为你尿裤子了"。对于语言理解能力弱的孩子要用动作和手势辅助。

值得提醒的是，家长注意，当孩子做出正确反应时，要夸奖孩子。这种夸奖是及时的、发自内心的。而家长常常是当孩子做对时，表情漠然或平淡，还不停地追加要求"快点儿"，这样使孩子无法体验到成就感。下面介绍强化训练教会孤独症孩子上厕所大小便的技能。

二、具体做法

1. 所需材料

尿盆、计时器、记录本、大量孩子喜欢的饮料、小食品和孩子喜欢的玩具。

要求已具备的能力：已经掌握了穿、脱裤子的技能。先帮他脱下裤子，这样几次以后就可以进入下一步了。其次，抓着他的手一起脱下裤子，马上表扬他会脱裤子。多多练习，慢慢地去掉辅助，手离开远一点，过渡到碰碰他的胳膊。最后，他自己完全独立完成脱裤子。每一次奖励选择孩子最喜欢的强化物，然后慢慢撤掉。提裤子程序也同样如此。

2. 训练过程

要求训练过程一定是个心态放松的过程（系统脱敏的方式完成，消除恐惧心理）。经过几天的强化训练，成功地教会一些孩子上厕所大小便的技能是完全可能的。经过一天 10 个小时的训练，当老师要求小便时，孩子应该掌握此技能。

（1）训练前的准备　强化训练时要注意三点：饮入大量的水，经常排尿；如尿裤子了，用孩子不喜欢的事作为惩罚，如洗裤子持续 2 分钟，或用湿布擦地三四分钟，或轻拍屁股并严厉说不去厕所小便就打屁股；训练贯穿全天。

（2）训练步骤

①早上起床后，辅助孩子说"尿尿"，让他坐在马桶上，或用图片等非口语的方式向他演示上厕所的需要。给他提供大量的水和易于口渴的食物。这一步孩子不应穿任何内裤和裤子，以避免造成理解上的混乱。坐在马桶上 30 分钟，可以玩玩具、拼图或做任何他喜欢的活动（作为完成任务的诱因），活动由孩子自主选择。

当他排出尿，大力表扬并给予饮料作为强化，为下一次排尿做准备。让孩子离开厕所玩 5 分钟（如果你判断孩子在玩时很可能排尿，你要缩短他玩的时间）。5 分钟后，让孩子再次回来坐在马桶上，每隔三分钟对他坐得好的表现给予表扬并提供饮料。如果 30 分钟过去也没尿，让孩子在马桶附近玩 5 分钟且保持不穿裤子。如果孩子在休息期间开始排尿，立刻让他回到马桶上并强化他将尿排到马桶里的行为。如果孩子没有排尿，让他再玩 5 分钟，然后回到马桶上再坐 30 分钟。②当孩子成功排尿三四次且在玩时不排尿，将坐在马桶上的时间减少为 25 分钟，玩的时间延长为 10 分钟左右。如果在玩时开始排尿，则马上回到马桶上。如果连续三四次排尿成功，延长休息时间至 15 分钟，逐渐缩短坐在马桶上的时间。③当掌握了以上两步后，让孩子穿上裤子。④如果孩子在休息的时候没有尿裤子，那么可以延长休息的时间。坐在马桶上的时间要适当缩短。在孩子休息的时候，要注意检查孩子的裤子。如果孩子尿裤子了，要让孩子看看尿湿的裤子，对孩子说"不行"。可以用让孩子洗裤子或在尿湿的地方擦地持续两分钟的方式作为惩罚。休息时间要减少为 5 分钟。⑤继续强化孩子在厕所里排尿和在休息时间里没有尿裤子的行为，一直延续到睡觉。晚上可以用尿布。⑥经过一天的强化训练，回到孩子的正常作息时间安排。继续按时提醒孩子上厕所。继续保持几天训练时的衣着，一条裤子和一件上衣。用定时器对把握排尿的间隔，对减少尿裤子很有帮助。继续强化没有尿裤子的行为。⑦几周以后，逐渐延长休息的时间。对于大部分孩子来说，间隔时间大概是 1 个小时或者 1 个半小时。例如：如果孩子在一天的强化训练结束时，间隔时间为 30 分钟，坐在马桶上的时间为 5 分钟或是更少，那么第二天仍然保持这样的时间间隔。然后延长间隔时间到 35 分钟，以后每两天延长间隔时间 5 分钟。如果在这个过程中孩子出现尿裤子的行为，减少间隔时间。

3. 其他如厕技能

男孩站着排尿有时可能会尿不准，尿到便池外面。最好给他们确定一个目标。可以在便池内放一个东西，作为目标。

擦屁股：指令"撕纸"，帮助孩子确定手纸的长度后再撕下来，擦完后语言提示。必要时辅助将纸扔到纸篓里。

冲水：孩子排便以后，发指令"冲水"，你可以手把手辅助孩子按下或打开水的开关。如果孩子有模仿能力，你可以示范给他看，然后强化。

在训练开始时，可以用便盆。由于孩子的控制时间短，便盆的位置要安放在距离孩子不远的地方，这样可以保证孩子及时排便。随着孩子控制时间的延长，逐渐要求孩子到厕所排便。坐便器更利于孩子训练。

4. 训练中容易出现的问题

①排便时没有表示，尿裤子。②穿、脱裤子长期依赖大人辅助。③玩厕所里的

脏纸、脏水。④上厕所不知道关门。⑤还没有进厕所就脱裤子。⑥如果厕所有人，不知道排队等候，随地排便。

第四节
孤独症儿童其他生活技能的训练

任何一个生活自理活动都是由几个环节组成的链条，因此，我们在训练前，要首先将活动分解成若干个环节，然后根据环节逐一进行训练。可以从第一个环节开始训练，我们称为"前进法"；也可以从最后一个环节开始训练，我们称为"后退法"。具体情况依孩子的能力而定。

除了进餐和如厕障碍，孤独症儿童在其他日常生活技能上也存在着一些问题，如更衣、洗漱、睡眠等方面，他们或者不能有效地完成该类活动，或者在活动中存在一些不良习惯。在本节，我们将集中讨论孤独症儿童在更衣、洗漱和睡眠这三方面的问题行为及训练方式。

一、孤独症儿童的穿脱衣服训练

穿脱衣服由很多动作组成，对一个从未掌握此行为的幼儿来说是相当复杂的事，不可能一步学会。因此，正确的方法是把动作分解，手把手地教孩子每一个动作，让孩子直接感受到每个动作的肌肉运动，掌握每一个动作，并把动作联在一起。具体训练顺序如下。

1. 脱衣服

（1）材料选择　一件宽松的衬衫（套头衫）。

（2）训练步骤　在训练孩子脱衣服（套头衫）时，首先，让孩子学会把衣身推向胸上方；然后，再让孩子学会分别将两只袖子脱下来、再把领子脱下来；最后，让孩子学会从面部向头前方把衣服完全脱下。睡觉前是训练孩子脱衣服的好时机，训练者要耐心指导，反复练习，直至孩子能完全独立完成脱衣服的过程。

2. 脱裤子

（1）材料选择　一条肥大一点的松紧带裤子。

（2）训练步骤　我们在训练孩子脱裤子时，首先，训练者把孩子穿的松紧带的裤子脱到双踝处，让孩子坐到小椅子上，接着把裤子脱下来；然后，训练者再把孩子的裤子脱到膝盖处，让孩子坐到小椅子上，接着把裤子脱下来；最后，再让孩子自己从腰部开始，独自把裤子脱下来。

3. 穿衣服

（1）材料选择　拉链或者扣子稍大的衣服（最好是短袖衬衫）。

（2）训练步骤　我们在刚刚开始训练孩子穿衣服时，最好选用短袖衬衫练习。首先，要手把手教孩子穿衣服。训练者穿短袖衬衫给孩子做示范，示范后再帮孩子穿。训练者拿着衬衫，让孩子先把左胳膊伸进一只袖子里，再把右胳膊伸进另一只袖子里，把衣服穿上后系上扣子；然后，再指导孩子穿衣服。把展开衣襟的衬衫放在矮桌上，告诉孩子先把左胳膊伸进一只袖子里，用右手把衣服拉到肩膀的位置上，再告诉孩子用左手拉住右衣襟，把右胳膊伸到袖子里，系上扣子；最后，孩子自己穿衣服。这个过程对孤独症儿童来说比较困难，需要反复多次练习后才能学会，训练者不要着急，应耐心教导，积极鼓励。孩子学会穿短袖衬衫后，再训练孩子穿开领套头衣服。如果孩子不会系扣子，可单独作为一个目标进行训练。

让孩子自己穿衣服、系扣子。因系扣子是一个难度较大的精细动作，故借助实物训练。开始用大扣子、大扣眼，然后逐渐缩小扣子、扣眼。如无法完全扣上，可先帮其扣一半，让孩子扣另一半。如孩子能独立完成，可让其扣衣服最下面的扣子，再逐渐增加到扣所有的扣子。

4. 穿裤子

（1）材料选择　一条肥大、厚实点的松紧带裤子。

（2）训练步骤　训练者在训练孩子穿裤子时，开始时用肥大、厚实点的松紧带裤子比较合适。首先，训练者要给孩子做示范穿裤子的过程；然后，让孩子坐在小椅子上，两只手捏住裤腰的松紧带，辅助孩子先把左脚伸进左裤管、再把右脚伸进右裤管；先把左裤腿拉上来、再把右裤腿拉上来；最后再把裤子提到腰上。这一过程需要训练者耐心指导，反复练习，直至孩子能熟练掌握这一过程。孩子能自己穿松紧带的裤子后，再练习穿其他的裤子。

训练过程中，训练者需要耐心指导儿童每个步骤和每个动作，在儿童不能完成时及时进行身体辅助或者正确示范，在儿童完成后及时强化，以巩固该动作。每一个动作和步骤的学习都可以依赖相似的方法，但强化物的安排需要逐步增加，让儿童觉得他的劳动是值得的。在学习过程中，要经常夸奖儿童，鼓励儿童继续下去，直至他们可以依次完成所有动作，顺利实现穿衣活动。当儿童完成最后一步后会非常有成就感，训练者要及时鼓励，让儿童体验成功。

穿鞋也可以仿照上面的方法对儿童进行训练。穿鞋的训练更为复杂，训练者更加要细化各个环节，耐心教导。对于那些有固定穿衣模式的儿童的训练，可以综合运用语言指导、奖励、惩罚等方法。

二、孤独症儿童的洗漱训练

对于正常人来说，洗漱行为会因为需要而在适当的地方顺利完成，但孤独症儿童却存在一些问题，他们可能掌握不了洗漱的正确程序和方法，也可能在洗漱活动中伴随着其他不良行为。因此应设计一些有趣的模仿游戏，用自编的儿谣来串联各个步骤，让一成不变的练习多一些趣味。

1. 洗手训练

要求孤独症儿童独立自觉地完成这些基本动作显然很难，他们有的手部动作完成不好，打不开水龙头；有的能打开水龙头，但水开得太大；有的喜欢玩水；有的对香皂的味道敏感，吃或舔香皂……所以我们把这一目标动作分为卷袖口、打开水龙头、将手放水下淋湿、拿起香皂涂抹在手上、双手搓出泡沫、清洗双手、关上水龙头、用毛巾擦干手、挂好毛巾九个环节，并逐步示范给孩子每一个具体过程，示范后再让他们进行反复练习。在洗手的过程中，让儿童一边练习洗手，一边可以配合动作慢慢地念："洗洗手，洗洗手。左搓搓，左搓搓；右搓搓，右搓搓。手心手背搓一搓。"这样经过一段时间系统的训练，大部分孤独症儿童便能掌握洗手的基本方法了。

2. 刷牙训练

刷牙活动对于孤独症儿童来说比较困难，可以先从漱口开始训练。让孩子模仿几个有趣的动作：模仿口含着水，鼓动双颊变成大胖子；或紧含着水，把水轮流推向两侧，使面颊鼓起来，就像变魔术一般新鲜好玩。

接下来让孩子站在镜子前面，观看你刷牙时镜子里的像。确保使他观察你在镜子里的像，而不是你自己的脸。你把牙膏给他弄好，然后把牙刷给他。站在他的身后，面对着镜子，慢慢地引导他的手，把牙刷放到嘴里。平静地说话，尽量使他消除疑虑。用你的另外一只手固定他的下巴，帮助他上下刷他前面的牙齿。当你感觉他开始上下运动的时候，逐渐地减少你对他的手的控制。开始的时候，最好先在你的手指尖上放一点牙膏，轻轻地按摩儿童的牙床，降低它的敏感性，使他习惯牙膏的味道。牙刷一定要选比较柔软一些的，阻止他非常快地刷牙。开始的时候，他大概只能忍耐一两下，但是要逐渐增加刷的次数和刷的部位。如果他用力咬牙刷，就把他的头稍微往后仰，这样他就会自己把嘴巴张开。

最后，可以示范整个刷牙过程给儿童看，并让其试着完成刷牙，成功给予奖励，巩固成功行为，失败就继续练习。

三、孤独症儿童的睡眠问题及干预

（一）就寝常规活动

睡眠是人体的生理需要，足够的睡眠、良好的睡眠习惯是儿童青少年身心健康发育的重要保证。睡眠质量的好坏直接影响儿童的体格发育、情绪、行为、认知及社会适应等各个方面。近年来，睡眠障碍在儿童青少年群体中越来越常见，尤其是孤独症儿童睡眠障碍显得尤为突出。发育障碍儿童的睡眠障碍已成为全球范围内广泛关注的问题。

美国国家睡眠基金会对儿童失眠的最新定义为："不论与年龄相应的睡眠时机

如何，出现反复入睡困难、易醒、再睡困难，或睡眠质量下降，从而导致儿童和（或）家属日常功能损害。"睡眠障碍是发育障碍儿童的常见症状，其流行率至少是正常儿童的4倍，而孤独症儿童睡眠障碍流行率比其他残障儿童更高，估计为44％～83％。

孤独症儿童的睡眠问题主要是入睡行为的异常。睡眠焦虑主要表现在需与父母同睡或入睡需陪伴，入睡困难与睡眠卫生不良有关。孤独症儿童的睡眠问题可能源于行为的刻板性，入睡阶段的睡眠习惯一旦建立即较难改变；同时，也可能反映孤独症患儿父母养育的焦虑，出于多种担心而坚持陪孩子同睡；再者，同睡导致儿童和父母的睡眠质量受到相互影响，造成双方睡眠质量下降，形成恶性循环，并且加重养育压力。另外，独特的兴趣模式和沟通障碍也是孤独症儿童入睡时间推迟的原因，他们到入睡时间时少有睡意，仍沉迷于自己的兴趣活动中，兴趣转换困难，拒绝接受父母的作息安排，难以理解上床睡觉的提示。因此，培养孤独症儿童良好的睡眠习惯需尽早开始，避免不良行为模式固定下来后难以改善。

众所周知，睡眠习惯很难改变。即便是成人，换一头睡、换个枕头或换张床睡，都会影响睡眠。当然，如果孩子习惯晚上睡得迟或者和父母睡在一起，要改变这一习惯就会遭到抗拒。不过，耽搁的时间越长，这一习惯就越是根深蒂固。睡眠问题早处理比晚处理好，如果现在避重就轻，迁就孩子，只会使问题更难解决。

通常，经过一周的努力，每个人都会安享睡眠。不过，要注意的是，这个星期并不轻松！开头几天，你可能整夜不能睡觉，因此，在开始训练前几天，要尽量多睡，以做好准备。训练开始后，可以在白天补足睡眠。可安排在有四天假期的周末来处理睡眠问题，如有必要，也可请亲戚帮忙。要不折不扣地完成这一内容，至关重要，因此，要选择能够持续进行治疗的时间。

最后有一个提醒。如果你已经开始处理孩子的睡眠问题，但有时迫于孩子的哭叫和反抗而做出让步，会使孩子的不良睡眠行为受到间歇性强化；有时如愿以偿，有时一无所获。他知道你试图强硬，但他也知道，只要不断加剧破坏性行为，就能迫使你让步。这样，下次想要改变孩子的睡眠习惯就难上加难了。万一出现这种情况，最好立即做出让步，一两周后再尝试进行处理。这听起来有点离奇，但在重新处理时，孩子会觉得变化更明显，用不了多久，就可消退其破坏性行为。

（二）午睡活动

一般来说，儿童在各个年龄段的总睡眠时间相对较为固定，儿童白天睡眠时间多势必会影响到儿童夜晚的睡眠过程而出现睡眠问题。这就说明，调整儿童昼夜睡眠时间，培养儿童良好的睡眠习惯，有利于儿童正常睡眠节律的形成，也有利于预防和减少儿童睡眠问题的发生。

如果孩子需要午睡，要让他睡在自己的床上，这很重要，这主要是为了巩固他睡在自己床上的习惯。如果他在床上、沙发上、地板上午睡，那么很难形成夜间常规活动。为了使孩子晚间更加疲劳，最好是减少或取消其午睡，这样做是为了更好地形成夜间常规活动。

（三）夜间活动

睡眠是人体生命的重要生理过程，也是脑功能活动的一种重新组合状态。正常的睡眠有助于消除疲劳、恢复体力、保护大脑，有助于增强机体产生抗体的能力，提高机体的免疫力。高质量的睡眠不但有助于儿童的智能发育，而且也是儿童体格生长的重要保障。

1. 形成夜间常规活动

这一内容的基本目标是让孩子在夜间能独立入睡，不论是在入夜时分，还是在午夜。要记住在夜间醒来很正常，但通常能很快重新入睡。如果入夜时分孩子要你的陪伴才能入睡，那么他半夜醒来也会找你。

要解决睡眠问题，首先要形成夜间常规活动。和成人一样，孩子也有有利于入眠的习惯。夜间常规活动既能让孩子知道该睡觉了，更重要的是，它本身也能诱导孩子入睡。例如，不少成年人发现，开着电视、读书或听音乐有利于入睡。

切记，夜间常规活动及之前的活动都必须能让孩子保持平静，这就是说，活动量较大的活动要在白天较早的时候进行。如果洗澡能让孩子平静，那就在夜间给孩子洗澡，以此作为夜间常规活动的开始。洗过澡后，让孩子穿上睡衣、刷牙。如果孩子不喜欢刷牙，那么就早点安排。为孩子读平静的故事，既能让孩子感到愉悦，又能让他放松。这样的常规活动每天晚上都要进行，不要有所偏废，直到孩子形成始终如一的睡眠习惯为止。

2. 选择适当的就寝时间

如果让孩子上床睡觉会引起激烈冲突，那么设法让孩子疲劳，这也许有助于消除冲突。确定适当的就寝时间可能需要一些时间。实际上，应在你认为孩子理想的入睡时间后一个小时左右开始夜间常规活动。重要的是，要让孩子感到疲劳，这会减少他对上床睡觉的抗拒。观察发现，一开始应把就寝时间定在午夜。这样，家长宣布该睡觉时，孩子会更愿意。然后，把就寝时间逐步往前推，直到孩子在你预定的时间上床睡觉。为了让孩子感到疲劳，可减少或取消午睡，早上也不要让孩子起得太迟。切记，目标是让孩子按规定的时间获得充足的睡眠。

3. 借助"助眠"物体

在午夜醒来是最常见的睡眠问题。孩子虽然还感到困倦，但不知道怎样才能重新入睡。成人也会遇到同样的问题，但成人通常会想一些轻松的事、听一听音乐或看一看书。由于不知道要做什么，孩子会起床、开灯、听音乐、玩玩具、到房子四周游走或者在床上蹦跳，他们会找人陪，因此爬到父母床上。这时家长必须教给他们重新入睡的方法。

最好的方法是确定一种与睡眠密切相关的物体或活动。这样，最后只要接近这个物体或进行某种活动就能有效地诱导睡眠。例如，在孩子打瞌睡时，给他一条柔软的毛毯，用毛毯轻轻地触摸他的脸，毛毯最终会同瞌睡相联系。这样，孩子醒来后，就能借助毛毯重新入睡；柔软的动物玩具甚至奶嘴也可以用来助眠；睡前播放轻音乐，也能使轻音乐同睡眠发生联系，最终使之具有助眠作用。虽然有人担心让孩子在睡前喝牛奶或果汁会引起蛀牙，但在开始教孩子自我放松时，有必要在床上放一瓶牛奶或果汁。过了一段时间，可以用水来代替牛奶或果汁。孩子学会了夜间如何重新入睡后，最终不用借助任何手段就能重新入睡了。

　　孩子往往醒的很早而不感到疲劳。不要直接让他睡觉，应该阻止他进行与睡眠无关的活动，不要让他拿到任何玩具，也不要让他吃零食或者喝喜欢的饮料。注意不要开灯，所有的环境线索都要提示该睡觉了（也就是安静、黑暗和静止）。如果有利于入睡，可以采用微弱的背景刺激，如夜灯和轻柔扇动的扇子。

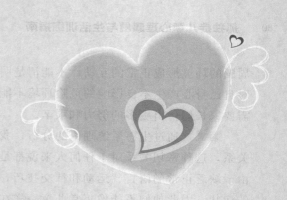

第八章
孤独症儿童康复的环境支持

孤独症儿童教育康复支持体系需要各类支持人员的全方位参与，如特殊教育工作者、普通教育工作者、医生、学生、父母、行政人员、社区成员、其他各类专业人员等。教育康复手段有正式的，如通过学校教育训练、个别化教育计划的实施、课堂中的差异教学等来保障自闭症儿童教育康复效果；也有非正式的，如可以通过家庭教育训练、伙伴或志愿者帮助等形式来进行。综合而言，这些支持人员都集中在各种不同类型的机构组织中，如学校、政府机构、社会团体、高等学校、专门的研究机构、康复训练中心、家庭等。通过发挥各机构或组织的不同支持功能来体现对自闭症儿童的支持服务。

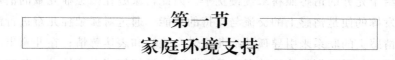

第一节
家庭环境支持

孤独症儿童总体上呈慢性病程，随着年龄增长，其主要临床表现形式和严重程度可能有所变化，但一般都长期存在，影响终身。随着孤独症儿童的成长，最为父母长期忧虑的问题就是如何让他们过上独立生活，走完自己的人生之路。对孤独症儿童来讲，家庭是他们发展人际关系的最有效环境。父母是孩子的天然教师，终身的监护人。如果一种行为由父母训练，则该行为最容易经常化，并且保持下去，巩固下来。

一、家庭在儿童康复中发挥的作用

相对于普通儿童来说，孤独症儿童由于身患疾病，因此有一些更加特殊的需要。第一，孤独症儿童相对于普通儿童来说更加需要全面细致的照顾，他们无法与周围的环境形成正常的互动，不能清楚明确地表达自己的需要，甚至对于一些可能对自己身心产生不良影响的危险环境不能有效地识别，因此对于儿童孤独症的抚育需要家长们付出更多的努力和艰辛。

第二，通过生态系统理论的分析，我们已经发现家庭因素与孤独症儿童的密切关系，这种密切关系对于任何人来说都是一样的，然而我们还应该看到孤独症儿童由于缺乏正常的语言、运动和社交技巧，甚至有一些孤独症儿童还伴随着智力低下的症状，因此他们不能像正常儿童一样在合适的年龄入学，而是有更多的时间待在家庭里面，与家庭及家庭成员产生互动。

第三，孤独症儿童在情感交流方面的能力缺失，很难与其他人建立亲密的情感联系。综合这两方面，相比于正常儿童来说，家庭中的成员对于孤独症儿童来说更加重要，相互之间的情感联系也更加亲密，因此家庭成员对孤独症儿童的照顾水平、细心程度都会对孤独症儿童及其治疗产生重大的影响。

孤独症儿童的特殊性和亲子之间的血缘天性决定了家庭及其成员在孤独症治疗中必定承担着非常重要的角色，是绝对不可忽视的影响因素，那么家庭应该或者说可以从哪些方面发挥作用便成为亟待回答的问题。

（一）满足孤独症儿童的情感需要

情感交流和社会交往障碍是孤独症患者的两个比较明显的特征，孤独症儿童也因为沉浸在自己的世界里而被称为"星星的孩子"，比喻他们像星星一样永远无法靠近，但是对于孤独症的治疗在某种程度上又必须依靠情感上的联系来发生作用，而且孤独症儿童在情绪方面所面临的易激惹、易产生波动等问题也必须通过照顾者和训练者给予充分的情感照料来慢慢抚平。因此，家庭在孤独症儿童的治疗过程中首先应该发挥的便是情感上的交流与支持的功能。通过对孤独症儿童进行深切的关怀，加强情感上的联系来引导孤独症儿童学会接受和表达感情；在儿童出现情绪上的反常时能够及时根据具体的情况满足其需要，缓解情绪上的波动。孤独症儿童在感情上的需求，是家庭及其成员最应满足的一点，也只有家庭成员才能满足这一点。

（二）推动对于儿童的行为训练

很多病情较轻的孤独症患者通过大量的行为训练，愈后在日常自理方面能够获得比较好的效果，甚至有一些还能够在社会上承担自己的一份责任，并最终实现自己的价值。对于孤独症患者来说，行为训练不管在哪种治疗方法中都是不可或缺的，通过大量、频繁的行为训练，使对于正常儿童来说易如反掌的行为在特殊儿童身上形成类似于条件反射现象的行为，在一定程度上能够使孤独症患者适应社会生活。对于不在机构或者学校中训练的儿童，家庭及其成员更应该有意识地加强对儿童的行为训练，改变儿童做出的与环境不适应的行为，像对待正常儿童一样教授孤独症儿童符合社会生活标准的行为，并训练儿童的自理能力；在机构或学校中接受专业训练的儿童，家庭也不能放松对于这方面的训练。家庭可以把儿童在学校中学习到的特殊行为通过日常的生活场景给予泛化，促进儿童更深刻、全面地理解习得行为的意义。

（三）日常生活照顾

基本没有自理能力而且习得社会化行为也相当困难的低功能孤独症儿童，日常的生活照料相比于正常儿童需要家长付出更多的努力：一方面，需要在更多的方面提供照顾，不用说购物、交通等方面，即使是最基本的需求（例如，穿衣、吃饭、大小便，等等），一些病情严重的儿童在这些方面也是完全不能自理，一举一动都需要有人照顾；另一方面，相对于正常儿童来说，孤独症儿童需要更长时间的照顾，有一些低功能的孤独症儿童甚至已经到了成年也仍然不能自理自己的生活。日常的生活照料本来就是很琐碎的事情，再加上未知的时间期限，所以也只有家庭及其成员能够在这方面给孤独症患者以需求的满足。

二、正确的教养观

教养方式包含抚养和教育两个方面的内容，也就是说，父母不仅要为子女的身体健康成长投入精力，而且还要通过家庭关系、家庭活动、家庭游戏等方式培养子女健康的心理，并且在情感上要给予子女最大的支持和帮助。家庭中的教养，事实上是通过养而教的，即在养育的过程中达到教育的目的。

父母在特殊儿童康复和发展过程中具有至关重要的作用。他们对孩子的态度和施加的影响，很大程度上决定着特殊儿童后天的康复状况和发展水平。实际上，这些态度和影响都属于家庭教育的范畴。换言之，特殊儿童的正向发展，有赖于良好的家庭教育。

（一）家庭教育在孤独症儿童康复中的意义

1. 孤独症儿童的家庭教育现状

在传统的家庭教育中唱主角的还是母亲，父亲则承担着家庭的经济来源的重任。在教育孩子的过程中，孤独症儿童的家长们比较重视与亲友的沟通，而缺乏与老师和教育专家的沟通；家长们对孩子的智力培养和身体健康比较关心，而不太重视对孩子心理健康的培养；家长们大多注意从多种途径了解家庭教育知识，但是目前家长对孤独症儿童的教育是不够的。对于孤独症儿童的家长则存在着以下的不足：对于孩子的病情难以接受；对于孤独症不了解；情绪焦虑不安；自责和内疚；盲目求医等。

2. 家庭教育的地位

家庭是孩子的第一所学校，父母是孩子的第一任老师。家庭教育是孩子接触知识的第一课堂，它早于其他任何一种教育形式。家庭是一个小小的社会细胞，是孩子出生后的第一个环境，孩子的全部生活始终与家庭小集体有密切的联系。因此，作为孩子第一任老师的家长，要充分认识到家庭教育有着重要的意义，家长要清楚地看清自己和孩子的关系，要靠情感去体验，认清孩子的需要，预先满足孩子的需要，让孤独症孩子感觉到家长的可亲，觉得是安全的。

3. 家庭教育对孤独症儿童的意义

家庭教育是学校和社会教育的延续和巩固，家庭教育是孤独症康复教育的根据地。科学的家庭教育原则是非常重要的。在家庭教育中，要遵循循序渐进的过程，采取正确的家庭教养方式，对孤独症儿童成长有一定的康复作用。在各种教育中，家庭教育是终身教育，具有长期性、持久性。一个孩子从出生到步入社会前，绝大部分时间是在家庭中度过的，甚至走向社会后仍然离不开家庭的影响，家庭对孩子的影响具有终身性。家庭教育对于孤独症孩子社会功能的康复作用，几乎就是决定性的了。中国孤独症孩子的康复历程，让我们不能不从基础性、根基性、广阔性和永久性的多重视角，来反思和总结家庭教育在孤独症儿童康复中的特殊作用。家庭生活自理能力的培养，是孤独症孩子实现更高级、更复杂的社会功能的奠基性教育，有利于做到教育康复机构与家庭教育康复同步，有利于学校教育的内容做到真正意义的延伸和补充，有利于达到加快孤独症儿童症状改善、功能提高的目的。

（二）孤独症儿童的家长应遵循的三项原则

家长要正确看待孤独症，不要轻言放弃，要积极乐观地面对这个无法改变的事实。父母的知识有限，不可能在各个方面都能给予我们孤独症孩子很好的教育与引导，必须要有更专业、更多的人来共同教育孩子。学校是最好的选择，坚持把孩子送到专门的康复机构进行训练。但是老师面对孩子只是上学的时间，放学之后就是家庭教育了，学校教育是孤独症孩子和家长沟通的桥梁，有了这座桥梁，家长对孩子进行正确的家庭教育，既可以使孩子养成良好的行为习惯，为接受学校教育奠定很好的基础，又可以弥补学校教育的不足。在家庭教育过程中，孤独症儿童的家长应遵循以下三项原则。

1. 循序渐进、长期作战

在家庭教育过程中，家长要在充分了解自己孩子的基本前提下，对孩子进行教育康复。要及时加强和学校的老师沟通，共同来制定关于孤独症孩子的教学计划与康复计划。对于孤独症孩子，家长要记住先从简单的事做起，不能操之过急，了解自己孩子的能力极限。在教育过程要做到细心、耐心。

2. 不溺爱、不迁就

通过接触发现，在许多的孤独症孩子的康复过程中，家长很溺爱孤独症孩子，非常迁就孩子。孤独症孩子一哭，家长就不配合老师，还指责老师教育方式和教学方法不对。而且大部分孤独症孩子在饮食上非常挑食，喜欢软食，不喜欢咀嚼，不喜欢吃蔬菜。孤独症孩子的家长很"尊重"孩子的选择，放纵自己的孩子，不吃蔬菜就一直吃荤菜。因此，有许多孩子语言发展迟缓，经常生病。

3. 积极配合康复机构

一般每个教育康复机构都会对刚入园的孤独症孩子进行一次评估，测试孩子在生活自理能力、语言能力、精细运动、粗大运动等方面的情况，进而开始有针对性地实施教学康复计划。在教学中，反复地提醒与告知孤独症孩子家长要及时和教师沟通，以便了解孩子每天在学校的点点滴滴。老师每天跟家长的沟通，说说孩子今天学会了什么，还不会什么。家长要积极主动配合老师在家里进行强化训练，这样孤独症孩子才能把所学的东西牢牢地记下来。课堂短短的 45 分钟，学到的知识很少，而且容易遗忘。因此家长要在家里耐心地帮助孤独症孩子不断地回顾今天在学校里学到的内容，加强孩子社会适应性的训练。

（三）正确教养方式

家长是和儿童接触最多的人，而且也是与儿童关系最为亲密的人，孤独症儿童的训练只有得到家长的支持和帮助，才能行之有效。俗话说："近朱者赤、近墨者黑。"因此，家长作为孩子的第一位启蒙教师，应以身作则，在言行、人际交往等各方面都应给孩子树立一个良好的榜样，孩子耳濡目染，就会在不知不觉中塑造一个良好的性格。在教育孩子方法上，既不能过分溺爱，也不能要求过严。过多指责，会捆住孩子的手脚，使其成为谨小慎微的人；过分溺爱易使孩子产生依赖心理，缺乏积极主动的进取精神。

孤独症孩子的家长不仅要遵循以上三项原则，还要不断地改善和提高自己的教养方式。家长在教养孤独症儿童方面应持长期作战的心态，还要时时刻刻注意身边发生的每一件事。这对于我们教养孩子可能就是一个切入点。

案例　　在教孩子认识色彩时，知道孩子很喜欢鱼，于是家长就带他到水族馆，孩子看到林林总总游动的小鱼就会激发好奇的心理。这时，家长指着一条黑色的小鱼问："这是什么颜色的鱼？"当孩子回答"黑色的"时，家长买下这条黑色的小鱼作为奖励，同时也是为日后强化巩固言语创造情景。接下来，看见白色的鱼，问他："这时什么颜色的鱼？"当孩子回答不上来时，家长提示："白色的鱼。"孩子这时模仿说："白色的。"家长同样买下这条白色的鱼。

---

1. 寻找和创造教学机会

首先，教学机会要符合孩子的现有水平，不能低，也不能超过太多。其次，还要考虑孩子的兴趣和动机。利用教学机会完成教学目标。找到或创造出了教学机会后，还要加以利用才能达到教学的目的。在此要注意一些事项：做好辅助，做好强化，纠正孩子的错误。案例中用孩子最感兴趣的鱼来教孩子在颜色方面的认识，是非常有用的。在玩中教学，孩子更容易吸收。当孩子回答正确时，及时给予孩子强化。

2. 从我做起，从现在做起

不要指望别人，孩子的未来在家长的手中。从我做起，从现在做起。对孤独症孩子要怀抱着希望，他是最宝贵的东西。上述案例中孩子回答不上来的时候，家长及时告诉孩子是白色的鱼。只要你耐心地教育孤独症孩子，总是会看到希望的。

3. 想在分分秒秒，教在时时处处

教育孤独症的孩子是一个系统工程，家长要投入每一根神经，每一个细胞，吃饭、睡觉、工作、走路，时时刻刻都要想，要琢磨，要研究，所以想在分分秒秒。想，包括想办法；想，是我们对孩子时时刻刻的牵挂和期盼，是我们对孩子时时刻刻的关心和祝福！教，只要和孩子在一起时就要教，不分时间、地点，能教什么就教什么，要填充孩子的时间，不能给他留有空白。训练无处不在，训练无时无在。例如：案例家长利用去水族馆的机会，教孩子认识色彩。在空闲时间里，也学到了知识。

4. 注意体验，培养自信

在孩子的学习中，要注意给孩子一个愉快的感觉和成功的体验。孤独症孩子情商非常低下，往往表现得特别不自信，有畏缩和胆怯心理，纠正的方法就是给孩子信心和成就感。我们要表现出对他欣赏的态度，在孩子出现情绪障碍时，不应继续让他学习认知内容，主要先疏导情绪，等情绪平稳以后再继续教。案例中家长没有因为孩子回答不上来，而生气或骂孩子，马上提示孩子是白色的鱼。孩子跟着说了，家长马上给予奖励，培养孩子的自信心。

5. 惩罚得当，主次分明

适当的惩罚是必要的，但是惩罚要讲原则，讲方法，应注意：第一，惩罚要及时、具体。为了哪件事、哪个行为而惩罚他，要让孩子明白因果关系，惩罚要明白。第二，惩罚要安全，注意身体安全和心理安全，不要误伤孩子。第三，惩罚不可以是家长自身宣泄情绪的借口。训练要主次分明，孩子的问题很多，从哪里下手，哪个问题非解决不可，哪些直接关系到孩子人际交往的，对他人有影响的问题要先教、多教，而不影响其交往障碍的可以暂缓，如某些刻板的行为等。

孤独症儿童需要的是治疗与特殊教育的综合康复治疗。而父母是孩子最好的治疗师和特教老师，父母与孩子相处的时间最长，观察孩子的反应最仔细。面对孤独症孩子，父母应该客观、理智地给孩子恰当的治疗和特殊教育。运用各种资源对孩子进行教育，不能够只依靠学校、教师、训练者。由此可见，家庭教育对孤独症孩子的发展是非常重要的。家长必须掌握一定的教学方法，对孤独症儿童进行家庭教育。

（四）家庭自身能力的建设

现在有人说教育孩子应该上升到文化、精神的层面，这是针对目前普通教育中特别强调学业，而非综合素质而言的反思。对于孤独症孩子而言，何尝不是如此，更多地强调如何提高能力，想要达到正常的水平，而往往忽略了孩子自身的情况。强行努力的结果往往是花费了大量的精力、物力、财力，孩子并未达到预期的结果，而且还出现了严重的情绪与行为问题，使得亲子关系从不知如何相处到变得非常紧张，或者孩子变成了一个只是听命令的机器；或者完全相反，变成了一个什么都不听的"独行者"。

毋庸置疑，学习各种教学方法非常重要。掌握了各种教学方法，尤其是深入理解了各种方法的理论基础之后，不但知道了教什么和怎么教，而且还知道为什么教这些内容和为什么要这样教，减少了不必要的盲目性。

但是孤独症儿童首先也是一个儿童，其次才是一个患有孤独症的儿童。他首先应该享有一个儿童应有的生活，其次才去接受必要的某些干预。对于家庭而言，孤独症儿童只是家庭的一个成员，他不能成为一个家庭的焦点，那样的话，家将不是家，生活将不是生活。对于父母而言，不仅仅是孩子的父母，不仅仅是要教育孩子，教他们知识和技能，而更重要的是如何建立与孩子的亲密关系，这不仅是孤独症儿童教育的本质之一，也是保证教育有效的重要条件。

这一点被专业工作者和家长有意无意地忽略或忽视了。正如有父母说"快乐地"学习与"有目的"学习之间是有矛盾的。这一点与父母对孤独症本质的认识有关，也与父母没有掌握足够的知识与技能有关。

至于如何重建，先要从父母及其他家庭成员自身的成长开始做起，毕竟孤独症儿童要由父母及家庭成员"带着"成长。而父母和家庭成员的成长关键还在于不断地学习，不断地加强自身的心理建设。

1. 科学认识孤独症儿童，树立正确的教育与训练观

孤独症的病程是一个慢性过程，自然病程十分严峻，社会致残率较高，基本上没有完全自发缓解的可能。作为孤独症儿童的家长，既要认识到孤独症儿童与正常儿童之间存在着差异，也要知道他们也是正在成长发育着的儿童，他们具有人的社会属性，遵循着人自身发展的规律，因此，孤独症儿童的家长不应互相埋怨，而是要从孩子的实际情况和能力出发，树立正确的教育与训练观。

孤独症是以沟通人际关系障碍为主要特征的个例。作为孤独症儿童的家长，首先必须正确认识孤独症儿童，他们尽管言行与正常儿童有较大差异，但他们也是我们人类社会的一分子，是正在成长、发育着的儿童。所以每位孤独症儿童的家长都必须清楚儿童的共性，只有这样才不会过分强调他们的缺陷，也不会把无端的溺爱当成关心，更不会把一切不良行为都归结为不可查明的病因上。然而，在强调共性的同时，必须强调的是家长以及家庭环境在儿童整体教育康复当中占据着不可替代

的作用。

　　开展孤独症儿童家庭教育康复，家长尤其是父母是主要执行人，因此在教育康复训练过程中起主导作用，决定着教育康复的效果。在此前提下，家长自身的素质的提高就迫在眉睫。家长必须要做到以下几点。

　　① 对孩子要有实事求是的期望。其中包括不可重治疗轻教育，不可对孩子的期望过低或过高。

　　② 家庭和睦，互敬互爱。父母必须具备乐观、坚强的心理素质，家庭成员中必须采用一致的方法确立相互理解的合作体系。

　　③ 家长要努力学习有关理论以及矫正技能，有的放矢地进行教育康复训练。

2. 重视以情育人

　　作为孤独症儿童的家长，应该建立积极的生活观，参与到帮助孩子与他们共同成长的努力中去，并由此带动整个家庭和亲人走出孤独和绝望的阴影。家长在努力学习训练孩子的操作方法时，有时也会忽视自身的情绪在训练中的作用，不能对自己的情绪进行良好的控制，任由它流露于训练的过程之中。由于教孤独症儿童是一个艰难、长期的过程，家长在训练孩子时，一旦遇到困难，容易产生情绪上的波动，使训练时的气氛变得紧张，孩子无法体验到学习的快乐，交往的快乐，所以无法真正地完成一个课题的训练。

　　良好的家庭教育可以为孤独症儿童的成长提供持续不断的支持，但是孤独症的教育训练仍是一个长期而艰苦的过程。家长必须加强自身的建设，不断提高训练孩子的专业水平，并在生活中的随时发现孤独症儿童的新问题、新情况，随时随地针对这些情况进行教育，相信通过家长的不断努力，能使孩子得到最大程度的进步。

三、家庭训练的原则、内容与方法

　　家庭训练的一般含义是在专业人员的指导下，由家长担任主要教育训练人的一种模式。孤独症是一个慢性过程，其治疗与培训也是一个长期过程，因此家庭训练十分重要。家长要以平和的心态对待，坚信孩子通过早期治疗、早期行为干预，部分患儿是可以回归主流社会的。当病情康复较慢或遇到挫折时不要灰心丧气，一定要持之以恒，付出百倍甚至千倍的爱心和耐心，尽力创造条件帮助他们走出自我封闭的社会。

　　我国现在有很多训练机构，他们有系统的训练方案。但是，家长不能依靠训练机构一辈子，很多时候需要家长在生活中时时刻刻训练自己的孩子，让患儿掌握生活自理的能力，进行不良行为的矫正，家长们仍要担负起教育孤独症儿童的主要责任。

（一）家庭训练的前提

　　① 家庭成员应了解有关孤独症的知识，了解孤独症儿童的一般性特点和自己孩子所独具的特点。

② 家庭成员应学习和掌握孤独症儿童训练的基本理论和操作技巧。

③ 按照由专业机构或人员为孩子制定的个别训练计划，对孩子进行有计划、有系统的训练。

④ 定期请专业人员对孩子评估。

要具备①、②两点，就需要家庭成员学习有关资料、参加关于孤独症知识的讲座、参与家长交流、参加训练技巧培训班等活动；要具备③、④两点，则需要孤独症儿童的家庭与专业训练机构及人员保持联系，将家庭训练置于专业指导之下，保证训练的有效性。

（二）家庭训练的实施

1. 评估与计划的制定

我们面对众多的个性化的孤独症患者（有的虽称孤独症，但实际是与阿斯伯格症等相近的障碍），特别是 7 岁之前发现的小朋友，家长一定十分焦急地寻找治愈的方法。当从各种媒体上得知，教育训练是目前首选策略之后，我们就面对一个重要的评估问题，即如何看待儿童的表现，如何评量孩子的能力，从而解决教育训练的课程编排问题。

一般情况下，提起各种评估，大家就会想到通过量表进行，而且多想利用一份公认的、标准化的量表，这主要是受到智力评估的影响。纵观孤独症人士的发展，其个体差异极大，同一个人在不同环境下的反应会有很大差异，评量人和当时的环境、当时的身体状态、情绪体验等都是重要的干扰因素，即孤独症患者有很大的不确定性，因此很难通过一次量表化的评量来看清他的问题，也就不可能适用一份十分标准化的量表评量，不适合套用正常人心理测量的思路。

在评估的基础上制定计划，通过观察，全面了解儿童的现有能力和欠缺的能力，使用合适的早期教育方案，找出训练的起点，确定与之相符的教育措施，在此基础上制定训练计划。

有目的的观察是对儿童进行评估的首要手段，它不仅可以收集第一手鲜活的信息，而且可以帮助我们在观察过程中充分体会、初步分析，做到了解儿童，从这个意义上说，训练一般都是由观察开始的。观察要在自然状态进行，事先要明确观察重点内容，在适当场合、不影响孤独症儿童情绪状态的情况下，有条件时应尽可能使用摄像观察，这有助于服务以后的个案讨论会。观察的内容十分庞杂，不同时期、不同状态、不同家庭的儿童，观察重点也都会不同。

家长应观察的内容：有些人认为，父母或老师与儿童整天朝夕相处在一起，对情况了如指掌，凭借已有经验就可以完成评量，不用再费心观察，但大量实践表明，再有目的的观察，其取得的结论往往与主观臆断的有出入，因此家长、老师对拿不准的问题依然要观察。特别提示，家长要注意观察角度的客观性，应避免先入为主，往往在认定的行为背后有我们忽略的真正原因，这些必须通过细心的再观察得到。

　　家长的观察要分时间、地点和不同活动完成，若要对儿童总体情况进行观察，可以涵盖面宽一些，基本记录格式见表 8-1。此表根据需要可拆分、细化，主要根据观察目的修改。如果观察目的是为了促进语言发展而制定这方面的训练计划，则可以重点观察儿童的情绪、情绪变化与语言的关系、单纯语言表达、情境中的语言理解与表达等；如果是为了做行为干预，则需要观察不同时间、地点某些行为出现的频率、场景、是否有诱因、干预后行为走向等；如果为了做运动训练，则需要评估在不同活动中的躯体运动水平（会不会、运动的灵活性、协调性等）、手眼脚的配合程度等。目的不同，观察评价的重点不同。

表 8-1　自然活动观察记录（仅供参考）

观察日期：2015.3.24　具体时间：9：30～11：30　地点：家中　参与人：父母

互动行为 （活动名称）	情绪状态	活动状态 （含沟通方式）	注意力 （以及活动水平）	问题行为及干预 引起的反应	备注
写画	较好	需要他人辅助完成	注意时间较短（5分钟）	儿童会模仿，但无法独立进行	
摆图形	较好	需要他人辅助完成	注意时间较短（5分钟）	不感兴趣	
玩积木	较好	儿童根据自己的喜好挑选积木，开火车游戏中儿童不懂得轮流规则	对积木较为感兴趣，但是需要变化多种玩法	将不喜欢的积木乱扔	
吃晚饭	因没有爱吃的菜，表情不太高兴	给他夹了炒土豆丝，他不吃，要离开座位；有豆粥端上来就坐下等，并主动拿筷子，不看他人自己喝粥，始终无语言	比较集中。一口气把粥喝完	未表现	
看书	较好	安静地自己看书	看一会儿就没兴趣了		
…					
总体印象	感兴趣的事物少，注意力维持时间短暂，很容易发脾气，特别是在没有得到满足的时候。时常到处跑动，很少安静下来。没有语言，通常用声音来发出要求，或判断其情绪好坏				

　　总之，对儿童的观察应尽量全面、多角度，要特别注意观察：儿童的各种情绪状态以及此状态下的能力表现；情绪放松状态下的游戏种类、水平，玩具种类；儿童对待家长提出的要求的总体反应、特别反应；儿童的语言理解与表达；儿童的优势学习渠道及最好的学习结果；儿童的身体发展、运动能力；儿童饮食起居规律等。

2. 组织与实施家庭训练

（1）家庭训练应掌握的原则

① 使用简短清晰的指令：当家长与孩子交往并提出问题时，首先要确定孩子

是在注意自己，然后对他发出简短清晰的指令。例如：佳佳患有孤独症且有严重语言障碍，妈妈看见他时不时地向关着的门走去，并用手拉门，妈妈这时应该说"佳佳"，患儿看着她，妈妈问道"你要出去吗"，佳佳说"出去"。妈妈高兴地说"佳佳出去玩吧"，于是把门打开，领着佳佳出去。在这个例子中，妈妈首先叫他的名字引起患儿注意，接着用简短清晰的句子来提问，佳佳这时有强烈的需要，同时又听懂了妈妈简捷的话。相反，如果这时妈妈正在做饭，在厨房里喊："佳佳，开门干什么？你告诉我想到哪里去，等我做好饭了就陪你去玩。"这样也许佳佳不会开口说话，而且还会因听不懂妈妈的意思而表现出不良行为。

② 穿插训练新旧技能：家长在训练时的一个重要任务就是为孩子创造成功的机会，保持他们学习的动力并提高自信。在训练过程中，教其学新技能的同时也让其有足够的机会重复已经学到的技能，并因此得到奖励，使患儿的学习过程具有成功的性质，相应避免的是那种贪新贪难的教育方法和拔苗助长的求胜心理。例如：佳佳对颜色的认识，仅限几种，妈妈知道他很喜欢花，于是把他带到花房，指着红色问他："这是什么颜色？"佳佳说："红的。"妈妈这时夸奖他，并买下红色的花。看见黄色的花，问他："这是什么颜色？"并提示说"黄色"。佳佳模仿说"黄色"。妈妈马上夸奖他并买下黄色的花。这里家长让佳佳有机会使用已有的知识，同时又教会了一个新的概念。

③ 分享控制权：在生活中往往看到两种不尽如人意的情况，一是家长为孩子安排好一切，孩子只能服从指令。另一种是家长什么都由着孩子。所谓分享控制权就要防止这两种极端。孤独症患儿与正常人一样，对自己感兴趣的事特别有动力。如果孩子有要求想玩某种玩具，家长应该与孩子一起玩，并在玩中谈论与这种玩具相关的事，这样，让孩子在玩耍中学习。但是，他们有时会做出一些重复机械行为或危险行为，在这些情况下，家长不能任由孩子，而应实行必需的控制或转移孩子的注意力和兴趣。

④ 尊重孩子：孤独症儿童虽然智力发育迟缓，存在着各种各样的行为缺陷和不足，但他们也和正常儿童一样，有着被尊重的权利和意愿。所以在进行家庭训练时，家长要充分地培养和保护孩子的自尊心和自信心。要善于发现孩子的优点，及时对孩子提出表扬、进行鼓励，以激发孩子学习的动机。切忌对孩子过分指责和强迫，更不能对孩子进行责骂和打罚。否则会使孩子缺乏自信心，在稚嫩的心灵上留下不可磨灭的阴影，致使孩子的情绪和行为问题会日益突出，使家庭训练或整个康复训练最终走向失败。

⑤ 教育一致性：孩子的家庭内部成员（如：爸爸、妈妈、姥姥、姥爷，爷爷、奶奶等）的教育训练理念和方法要一致。因为孤独症儿童对事物的理解和接受时间长，是非分辨能力弱。如果家长之间对孩子的态度和要求标准不一致，会让孩子无所适从。长期如此，孩子会在不同家长面前有不同的行为表现，训练效果相互抵

消，很难养成良好的生活习惯和学习规范，会严重影响家庭训练的成效。所以，孩子在进行某一训练项目前，家庭成员间要彼此协商，取得一致意见，并按统一的目标和态度去要求孩子。

⑥ 生态性训练：孤独症儿童在机构进行训练和在家里进行训练的操作模式是有所差别的。专业机构的日常教学多以结构化的时间安排为主，每个孩子都要按照日程表安排完成每天的训练任务。但是，家庭训练应以生态化的生活情境为主要的训练环境，如：起床、如厕、盥洗、吃饭、购物和社区活动等生活内容都是实景训练的良好机会。家庭训练也需要有计划、有目的、有步骤，根据孩子个别化教育计划的要求，在一定的阶段有针对性地安排训练目标。在生态或准生态的环境中安排孩子进行休闲娱乐、游戏、户外活动及人际交往等方面的训练。运用身边的自然资源、社会资源及家里的日常生活用品等，提高孩子的交往能力、适应能力、自控能力及对社会的认识能力，并教会孩子理解社会规则。

⑦ 有条件的奖励：家长必须能够注意及时奖励孩子所表现出来的技能和为此所做出的努力，同时要避免无意奖励不当行为。例如：佳佳想吃东西，妈妈这时问他"你想吃××吗"？佳佳说"想吃"。这时，电话响起。妈妈没有马上接电话，而是鼓励佳佳说"你说的真棒。"然后把东西给佳佳，再去接电话。如果电话响后妈妈马上接电话，等打完电话后回来鼓励佳佳，也许在这段时间中，佳佳因为等不及而发脾气，这时妈妈给他的东西就可能是奖励了他发脾气的行为。

⑧ 运用自然奖励物：也就是使孩子的行为在行为的自然后果中得到奖励。例如：佳佳很喜欢吃糖，妈妈拿了一些糖果，拿起一块红色的糖问道"这是什么颜色"。佳佳说"红色"。妈妈马上说"你说对了，这是红色"。随后把糖给佳佳吃。接着拿起另一种颜色的糖重复以上行为，这就是运用自然奖励物原则的一个较好的例子。

⑨ 奖励孩子的合理努力：在训练初期，孩子往往不能达到家长的指标。即使孩子有一定进步，他们的技能也存在这样或那样的缺陷。为了保持孩子的学习兴趣，并渐进地达到目标，家长要注意不断奖励孩子的合理努力。例如：在语言教育中，只要孩子开口，即便发错音也应给予奖励，不能批评指责孩子，这是一种逐步引导的方法。

⑩ 强调事物的多样形式：任何事物根据它的形状、大小、味道等都具有多种多样的形式。孤独症儿童往往只关注其中一个方面，假若家长在与孩子相处时不强调关于事物的多样性，就白白丢失了许多教育机会。例如：佳佳出门时还没穿好鞋，妈妈就拿出昨天刚买的白球鞋，放在旧鞋子边上说："佳佳，穿上你的白球鞋，我们出去玩。"这样，妈妈利用生活中的机会区别新旧、颜色。佳佳必须注意鞋的多样性加以区分，才能出去玩。如果家长能够注意训练孩子注意事物的多样性，他们对事物多种形式有恰当反应，也就对社会环境和周围事物有更多的注意和关心。

（2）创设适宜的家庭训练环境　"孩子在老师面前很配合，但是一回到家里面，同样的孤独症训练内容和形式，孩子就不配合了。"这就不得不让我们去分析问题到底出在哪里呢？答案是显而易见的，那就是环境不同了。回到家里面以后，还有人要求我们持续地做白天的工作，那么我们的心情会怎样？家，本身就是一个让人身心放松的地方，对孩子来说也是一样的，所以我们在做孤独症康复训练时一定要注意方式方法。生活就是很好的训练，我们要会利用家庭环境，借助家庭环境，来提高孩子的认知。

第一，开展家庭训练对家庭环境的要求。

① 家庭环境安全可靠，无污染和噪声。家里的门窗、阳台要有防护装置，防止孩子攀爬发生危险；管理好家里的尖锐物品及危险物品，防止不慎伤到孩子。给孩子提供一个安全、整洁、舒适的家庭环境。

② 要有一定的空间场地。为了便于家庭训练的开展，家长应为孩子单独开辟一个利于教学的房间或空间，并根据孩子的需求进行相应的环境布置，无条件家庭可以借助户外场地。

③ 要有相应的器材或用具。为配合机构训练的需求，给孩子购置一些相应的训练器材和用品，如感统器材、球类、图书、玩具、桌椅、学习用品等。

第二，利用家庭设施。

① 需要学会随时随地地观察孩子的视觉感知点在哪里，即时用语言做旁白。（接受性地让孩子感知这些物品。）例如，程度较弱的孩子在家里面没有目的性地乱跑，那么我们要跟随并观察孩子眼睛看到哪里，就用简单明了的语言告诉孩子物品的名称，等等。

② 到固定位置拿固定的物品或把固定的物品摆放到固定的位置等。例如：回家进门后换鞋，将鞋放到鞋柜上；垃圾扔到垃圾桶内；到洗手间去拿毛巾，等等。

③ 用生活化的、自然的语言在适当的情景下做听指令指认或选择或表达名称，等等。例如：回家走到家门口，让孩子从包里面找钥匙；在客厅里面，让孩子去拿水杯；在洗手间洗完脸，让孩子去拿毛巾等。

④ 在日常生活中示范操作家庭设施的使用技巧，使孩子由了解逐步过渡到听指令做事再到能够独立使用简单的家庭设施。例如：拿钥匙开门；拿碗吃饭；拿杯子喝水；拿遥控器开电视；找开关开灯；开冰箱拿水果；开水龙头洗手，等等。

⑤ 培养孩子解决在家庭环境中经常出现的简单问题。例如：地脏了，拿扫把扫地；水撒在桌子上了，拿抹布擦桌子；吃完饭了，拿纸巾擦嘴；睡觉了，找被子盖身上。

⑥ 根据家庭设施做相关的泛化训练。例如：理解话中的含义（妈妈口渴了等）；家庭设施的形状、颜色、大小、材质等；理解简单的因果关系等（为什么开空调）；理解情景；理解疑问句；理解家庭设施、家庭情景图片；理解相关字符，等等。

3. 具体的组织方法

就教学来说，上课与下课遵循的总原则是：愉快地开始与愉快地结束；准时、有规律。

（1）上课　要知道让孤独症儿童安静地坐下，并坚持一段时间是一件比较困难的事情，但父母可以在平时训练他们久坐的能力。例如吃饭时，发出指令"坐下"后，要等孩子真的坐好了再给东西吃；又或者，可以通过插雪花片、分拣豆子等游戏，让孩子坐下来。其次，用有趣的信号宣布上课（如放一段孩子喜欢的音乐）或者以孩子喜欢的游戏方式（如唱歌、跳舞、敲打孩子喜欢的乐器等）开始一节课的学习。

当孩子坐好以后，在父母与孩子的互动活动和愉快的情绪中便可以开始教学了。正式教学前可以与孩子手拉着手唱着歌走向训练室，或者与孩子玩儿一件好玩的玩具，但是孤独症儿童常常沉湎于一些无意义的、重复的、刻板的活动之中，所以在课堂上孤独症儿童往往会抵触和抗拒学习，通常不与父母配合。因此在教学时应遵循以下原则。

首先，应从最容易的项目开始，或从复习旧的内容开始，使孩子一下子就能成功，并得到鼓励；训练刚开始的时候，不要一下子要求孩子一定要上满一节课（20分钟或30分钟），在上了几分钟课后也可允许他离开课桌玩一下（如给他一个小玩具）；对孩子难以完成的内容，不要老去重复，可以换成一项比较容易完成的任务；切忌催促孩子"快点"，要给他思考的时间，必要时可辅助他完成；上课的语言要简洁明了，除了发指令就是奖励的话语，确保实施教者的话都是有用的。

其次，奖励是让课堂有序进行的有效方式。它主要指通过口头表扬或物质奖励等手段来增加积极行为的发生。通常在课堂上，可以采用以下几种奖励方法：

① 社会性强化。包括有声和无声两种方式。有声的强化主要指口头表扬，当孩子完成一项任务有进步时，应该及时地给予表扬，如"好极了""做得真好""你真棒"等。无声的强化包括微笑点头、抚摸、拥抱、竖起大拇指等。

② 活动性强化。主要是指向孩子提供喜欢从事的各种活动，如看电视、绘画、听音乐、郊游等。

③ 拥有性强化。主要指向孩子提供在一段时间内拥有的东西，如玩具、衣服、书本、自由支配的时间等。

④ 消费性强化。主要指给孩子提供他们喜欢的食物、饮料等。

（2）下课　下课同样也要像上课一样，应在愉快的气氛中结束。家长可以采用象征性的下课方式，要在孩子表现最好的时候下课，让孩子能悟出"好好学习就可以下课"，切忌在他表现好的时候而延长学习的时间。同时别忘了对孩子说："你做得真好！"在训练之初，由于上几分钟课就宣布"下课"，这样做可以使孩子感觉上课不是一种负担，同时也有利于下次课堂的组织。最忌讳闹着下课，当孩子出现了抗拒情绪时要及时调整，或降低课程的难度或减少课程的内容，然后告诉孩子："做完××就下课。"完成任务后应立即给予奖励，让孩子明白"哭闹是不能下课的"。

对孤独症儿童的训练不仅仅是在课上，课下应当让他们多去接近大自然。孤独症儿童虽然行为异常，但不等于说有理由把他们困在一个封闭的生活空间里，不让他们出门与外界接触。相反，父母应该多带孩子外出游玩。需要注意的是孤独症儿童刚开始可能会觉得熙熙攘攘的人群令他困惑和害怕。针对这一情况，家长应当仔细加以计划。比如旅行的距离要相对近些，离家不要太远，以便在出现令人苦恼的状况时，可以迅速回家。各种各样的外出形式都可以去尝试一下。要是一种外出形式不成功，可以先把这种外出形式搁置一段时间，以后再试试。出外游玩不仅可以开拓孩子的视野，更给孩子提供一个与大自然亲近的机会，从而让孩子的身心更加愉悦。

　　总之，父母在训练孤独症儿童的时候要注重创设宽松、愉悦的学习环境，让孩子感到学习是一种乐趣而不是负担。教学内容则应侧重对孩子的粗大动作、精细动作、生活自理这些基本能力的训练，使孩子具有最基本的生存能力。

4. 训练内容及方法

　　按儿童发展的领域规划课程，对儿童开展全面的、系统的、科学的训练，促进孤独症儿童全面发展。行为发展训练与行为矫正训练是基础，语言交往训练是核心，提高社会适应能力是教育训练的最终目标。

　　（1）模仿能力训练　模仿是学习和发展的基础。没有模仿，孩子不能学习适应他的文化所必需的语言和其他的行为方式。因此，模仿技能的发展在任何一个孩子的生长发育过程中都是一个必要的基本组成部分。因为孤独症儿童学习模仿具有特殊的困难，因此有必要教给他们模仿技能，而不是让他们以迟缓的或怪异的方式顺其自然地发展。模仿的活动涉及许多因素，包括动机、感觉、记忆。不仅控制嘴和手部肌肉的一系列的粗大运动，而且还包括控制嘴和手部肌肉联合的精细运动。模仿可以是即时的，如孩子第一次重复向他说的某个词语；模仿也可以是延迟的，如模仿过去所经历过的某个行为或词语。孤独症儿童在某种特殊的情况下，从所记住的行为中选择适当的行为模仿有困难。

　　模仿能力训练内容包括：操作物品模仿、动作模仿、声音模仿。训练内容最好从粗大动作的模仿开始。对于没有语言的孩子，从动作模仿逐渐进入到声音模仿是比较容易成功的。

　　选择适当的方法，模仿是示范者和学习者两个人的活动。声音模仿是动作模仿的高级阶段，所以训练儿童的语言，一般都从测试他在何种程度上具有模仿能力开始。语言基础弱的孩子在语言训练开始之前，都要进行动作模仿的训练，不能忽略孩子的能力发育落后于生理年龄的客观事实，不加分辨地要求孩子张嘴模仿语言。动作模仿要按照"从简单到复杂，从粗大动作到精细动作"的顺序，训练过程中要遵守行为训练的强化原则，正确使用"奖励"和"辅助"的技巧。动作模仿的训练，具有以下两个方面的意义：一是帮助孤独症儿童逐渐减少"面对面"与人交往的恐惧感，直至感到愉快而发生兴趣。"说话"对孤独症儿童是一件困难的事，如果从学说话开始就进行面对面的交往，会使他们因畏难和挫折感而退缩；动作模仿则容易辅助，容易成功，有助于克服孤独症儿童的心理障碍。二是帮助孤独症儿童感知到另一个人的举动与自己有关系，建立起对"示范者"的感觉及对"示范者"的反应意识，通过奖励的强化，使孤独症儿童逐步意识到自己的反应结果。一旦这种意识建立、巩固，并随着动作模仿的复杂程度而增强，语言模仿的能力就具备了前提。即使是语言模仿已经有相当能力的孤独症儿童，动作模仿训练也仍然有助于提高人际交往的能力及学习活动中的配合能力，只是模仿可以进入较复杂及多步骤的动作。

（2）认知训练　认知过程是行为和情感的中介，适应不良行为和情感与适应不良性认知有关。心理学研究表明：3～5岁的学龄前儿童处于认知能力发展的关键期。5岁儿童已能初步理解相邻数之间的关系，初步掌握平面图形的基本特征，能运用表象进行加减，能初步理解集合与元素之间的关系等。应有目标、有计划、有系统地对孤独症儿童的认知能力进行训练与培养。认知训练应以孤独症儿童认知发展规律为依据选择训练内容，以培养与提高孤独症儿童多项认知能力为目标，以图形、数字、符号及文字为训练材料。

认知训练的具体目标是：提高孤独症儿童的知觉、记忆、表象、思维等各方面能力，达到全面发展的康复目标。在家庭康复中，认知训练的内容包括注意训练、图形认知、颜色认知、数字认知、同类匹配、观察能力、记忆能力和比较排序，等等。

认知训练的内容如下。

① 孤独症儿童颜色视觉训练：黄—红—绿—蓝—紫—橙，混合色一定要给予明确命名。正确认识颜色的指标有三个：配对—指认—命名。

② 整体知觉和部分知觉训练：先训练认识客体的个别部分，然后训练认识客体的整体部分，最后训练既认识客体的个别部分又认识客体的整体。

③ 孤独症儿童色、形两维的感知训练：先训练形状抽象，然后训练颜色抽象，最后训练同一抽象。

④ 形状知觉训练：先训练认识圆形、方形、三角形，然后训练把两个三角形拼成一个三角形，把两个半圆拼成一个圆形，接着训练认识椭圆形、菱形、五角形、六角形、圆柱形，再训练把长方形纸片折成正方形，把正方形纸片折成三角形，最后训练对字的认识。

⑤ 孤独症儿童大小知觉训练：先训练判断圆形、正方形、等边三角形的大小，再训练判断椭圆形、菱形、五角形。

⑥ 方位知觉训练：先训练辨别上下，再训练辨别前后，最后训练辨别自己身体部位的左右。

⑦ 孤独症儿童记忆训练：短时记忆的容量是5～9个项目，为了扩大短时记忆的容量，可采用组块的方法，即将小的记忆单位组合为大的记忆单位（如将单个的汉字变成双字的词来记，记忆的容量便扩大了一倍）。然后把短时记忆的信息经过复述，转入长时记忆系统。训练要把熟识的内容和生疏的内容混在一起，并且要重复训练（每次训练开始都要把先前的内容重温一遍），直到转入长时记忆系统。卡片（实物）记忆训练和生活事件记忆训练都是一样的。

⑧ 生活记忆训练：先训练前几天发生的事，接着训练前几个星期发生的事，

再训练前几个月发生的事，最后训练一年前发生的事。

⑨ 孤独症儿童思维训练：首先训练孤独症儿童直觉行动思维，接着训练具体形象思维，最后训练抽象概念思维。思维训练包括概念、判断、推理、理解、分类等。很多训练具体形象思维和抽象概念思维是联系在一起的，训练时要按部就班进行。

（3）协调运动能力训练（粗大动作训练）　以感觉统合训练为主，包括滑板、大滑梯、圆桶、平衡台、平衡木、大笼球、隧道、触觉球等项目，以提高其前庭功能、触觉、平衡觉、协调能力、平衡感，增强大肌肉群力量，刺激和改善触觉迟钝等，使其运动能力提高，身体控制能力得到改善。

对粗大动作训练可选择适当的方法。

① 亲情接纳法。训练者与孤独症孩子之间建立亲密的情感，使孤独症孩子有安全感和信任感，使之积极地配合孤独症康复训练。

② 正强化法。训练者运用表扬和奖励的方法，引导孤独症患者积极主动地参与并使其良好的行为得以保持和发展。

③ 榜样示范法。当某些孤独症患者对康复训练的内容不感兴趣或产生畏惧退缩时，训练者应请表现好和会玩的孤独症孩子先玩（做），以此制造出活跃的气氛来影响和带动全员参与。

④ 游戏法。把孤独症康复训练的内容编成简单的游戏，使训练具有趣味性，孤独症儿童在玩中训练，效果更好。

⑤ 身体帮助法。孤独症训练者和家长用身体帮助有困难的孤独症儿童完成训练内容。如：训练者或家长用手拉着孤独症儿童走平衡木等。

总之，孤独症康复训练的方法是多种多样的，可谓教无定法，这就需要我们在实践中不断地创造。孤独症儿童天性好动，运动训练就是要让孤独症儿童充分动起来，利用其好动的优势，为其提供动的内容，引导积极参与各项训练，使其身心得到发展。

（4）精细动作训练　精细动作是指手和手指的动作，包括大把抓、对指捏和一些简单的技巧。孤独症儿童由于脑部发育迟缓或大脑损伤，精细动作发展不良，手部力量、协调性及灵巧度都不足，手眼协调能力较差，影响他们生活能力的发展。精细动作训练可以丰富他们对事物属性的感知和认知，从而提高思维水平。我们要在孤独症儿童的不同生长发育阶段，创造条件让他们进行精细动作训练，掌握抓、握、拍、打、叩、敲、击打、挖、写、画等动作，培养手的灵活性、准确性，提高手眼协调能力，为思维能力的发展奠定坚实的基础。

精细动作训练的主要方法如下。

① 示范。

② 任务分解（把复杂的动作分解成一个一个的小步骤，一步一步地教）。

③ 手把手辅助。另外注意遵循由易到难，由简单到复杂的原则。

例如剪纸训练，教患儿用剪刀剪纸也是训练手的技巧、功能的好方法。使用剪刀的重点是拇指和食指的用力配合，而拇指、食指在整个手指抓、握、拿的过程中起重要作用，因此使用剪刀的意义重大。同时，使用剪刀剪纸也是很好的视、动协调的过程，它需要眼与手指动作密切配合，才能剪出所需要的样子来。

在训练患儿剪纸前，最好先拿一些用塑料做成的玩具剪刀做合、开练习，即先学会使用剪刀的姿式和手指用力的大小等。在此基础上，用秃头（圆头）、刃较厚但能剪纸的剪刀来剪。为安全起见，切不可用过于尖利的剪刀。具体的剪纸方法如下。

① 拿一厚薄适中的纸让幼儿用剪刀随心所欲、无拘无束地去剪，只要能把纸剪开或剪下来就行。

② 在纸上画一横线或斜线，让幼儿沿线把纸剪开。这种剪法难度较之前加大，幼儿的手指不太听使唤，剪时往往偏离画线。对此，训练者或父母不要指责他们，要耐心地教并鼓励他们大胆去剪。

③ 训练者或父母在纸上画一弧形或圆形，让幼儿沿线剪开。刚开始时，弧形或圆形不要太小，以后慢慢由大变小，循序渐进。

④ 在纸上画一些简单的图形，如勺子、筷子及其他一些小动物的大体轮廓图形，或者在废旧画报上找一些简单图形让幼儿剪下来。

（5）语言训练　语言训练的具体内容包括：交流能力训练、语言理解能力训练、语言表达能力训练、构音器官运动功能训练及运用多媒体训练。根据患儿的语言发育实际水平、特点、交流能力及评价结果制定个体化训练计划和目标。在上述训练基础上，进行语言训练。根据患儿语言发音迟缓程度，从手势表达开始，逐步建立语言理解能力和提高交流意愿。语言从单字发音起，逐渐过渡到双字、词组、简单句、完整句型、复杂语法结构，使其能独立主动地进行语言表达。同时家庭配合音乐刺激及对话、讲故事等听力语言训练。

这类患儿只有部分存在语言现象，且多不具有语言功能，即不是主动言语，而是重复模仿别人说过的词或短句，或自言自语。父母应认真观察患儿的日常表现，掌握其主动表达的规律，把患儿的需要、特殊兴趣与语言训练结合起来，如果出现正确语言，就给予强化，否则需要不能给予满足。久而久之，患儿就能正确运用一些简单的语句表达自己的要求。语言训练应与认知、运动、情绪等训练及对生活常识的理解同步进行，对训练中出现的暂时退步和停滞要有正确认识，不宜操之过急。此外，还可以教患儿学儿歌、学唐诗，虽不具有语言功能，但有助于患儿词的积累和运用。也可教患儿使用手势表达。

语言训练应根据孤独症儿童语言发展水平采取下列方法。

① 进入引出法：只有进入孤独症儿童的情感世界，与其建立感情才能使之配合训练。不同的孩子有不同的兴趣，例如，他喜欢听音乐，父母应经常满足他的要求。为了训练与人对视，父母可用唱歌引起他的注意，如"我爱我的××，我要亲亲你，亲亲，亲亲，我要亲亲你，抱抱你"等。这样便自然地进入他的情感世界，使双方的目光对视在一起。

② 运动训练法：儿童早期语言的发展往往依赖动作的发展。因此，选择适当的运动项目，有助于对语言的理解。例如，做接抛球时说提示语，"看着妈妈""把球传给妈妈""往前站"等，还可以练习数数。在运动训练的过程中，父母与孩子不断进行语言交流，并让他学会听指令。

③ 生活训练法：把语言融进一日生活的各环节，从早上起床到入睡，每个环节都是语言训练的好机会。日常用语的训练，要在生活中边做边说，强化理解。如早上想起床时要说"我要起床"，吃饭时要说出饭菜的名称等。

④ 游戏训练法：游戏是孩子的好伙伴，对孤独症的儿童也不例外，只是他们的游戏要简单和灵活一些。如，训练发音时做模仿小动物的游戏，边做动作边发出叫声；玩开车的游戏，发出"滴滴"的声音；还可以玩群体游戏，如"藏猫猫""吹泡泡"等。

（6）生活自理能力训练 进行协调运动和精细动作训练后，让患儿在生活实践中应用，如要求患儿自己解衣服扣子、脱袜子、穿鞋子，上厕所自己脱裤子、穿裤子。提高患儿的生活自理能力，减少对家人的完全依赖。

（7）行为矫正 对孤独症儿童频繁发生的一些行为问题的处理也常是特殊教育训练的一项相当重要的内容。行为矫正涉及的重要问题是：自伤行为、破坏行为、攻击行为、自我刺激、重复刻板行为及其他缺陷行为。

对行为矫正采取选择适当的方法，此项训练开展得越早效果越好。因为这类患儿某些行为习惯一旦形成就很难改变，再加上他们可教育性较差，所以，就决定了培养他们某些良好行为习惯的困难性。因此，家长应根据这一特点，把每一动作习惯分解，一个细节、一个细节地进行训练，直至能够独立完成。如学习大小便自理，先让患儿学习表达便意—自己脱裤子—拿痰盂—坐痰盂—提裤子等。父母要反复训练，一有正确行为，就给予表扬和奖励。父母决不能包办代替，否则不能形成良好的行为习惯。

（8）社会交往技能训练 掌握基本的社会交往技能，应该说是孤独症儿童康复训练的终极目标，或者说是孤独症患者进入现实社会的一张门票。社会交往技能训练有两个方面的内容：社会性游戏技能和社会性互相交往技能。社会性游戏技能训练包括：与人和物的接触；操作物品的技巧；遵从简单的游戏规则（等候、排队、轮候）；参与假扮游戏；接电话；独立完成任务。社会性互相交往技能的训练应包括：与人接触的正确方式（对视、呼叫反应、接受别人的亲近）；社会沟通的能力（表达需求、愿望、遵从指令、请求帮助、征求意见、交换信息）；建立适当的社会反应（表达感谢、亲热、反对、自我控制、尊重他人、帮助他人、理解他人）。

临床观察发现，这类患儿大多具有胆怯、怕伤害、好紧张和恐惧的特点，所以，要求训练治疗必须在非常友好、轻松的气氛中进行。

① 父母应有意识地搂抱患儿，让患儿体验人与人接触的愉快，反复多次，并在搂抱中与其微笑、对视、交谈；

② 父母定期邀请一些小朋友到家里玩。起初患儿不理睬，但时间一长，熟悉了，可让小朋友主动与患儿接触、交往。患儿被动参与，这也能促使患儿与他人接触。游戏尽量采取以身体接触为主的集体形式，如手拉手、拍手游戏，以刺激来调动患儿的注意；

③ 父母要鼓励患儿与熟悉的成人交往。不论言语是否符合语法结构，都应尽可能地让患儿表达自己的需要和情感。如果出现正确的语言现象，要及时给予奖励；

④ 鼓励患儿大胆接触公共场所。多带患儿到公园、动物园、商场玩耍，让患儿体验外界环境刺激，感受周围世界的变化及安全，才能开发患儿的社会属性。

（9）改善儿童感知觉异常　感觉的"偏好"和感觉的"厌恶"是孤独症儿童感知觉发展方面的主要问题。我们可以采取一些措施去帮助他们。

① 运动训练课可以改善孤独症儿童的感知觉异常，感知觉的发展有赖于儿童动作（粗大动作、精细动作）的充分协调发展。除大动作中的爬、走、跑、跳、投掷，及精细动作中的手腕、手指活动的多样性，扩大了儿童的听觉、视觉、动觉、触觉的感知范围，使儿童获得了多方位的丰富刺激。在动作训练过程中，训练者要有很强的意识去引导孩子注意看人、看物、看各种学习材料，引导孩子注意听指令并做出正确反应，逐渐地使他由被动地感知刺激到主动自觉地去注意刺激物。多项动作协同配合的动作训练非常重要。比如，拍球、双脚踩直线走、跳绳、骑三轮车、游泳、滑旱冰等项活动。

② 设计专门的课程，改善感知觉的发展不足。为视觉注意变换太慢（长时间地凝视无关刺激物）的儿童设计近距离、远距离地扫视熟悉物品，并一一取来放入指定地点的课程；为视觉注意力不集中的孩子设计找物品，玩镶嵌盒的配对，玩拼板活动等课程。

听觉训练的课程包括两个部分：听觉辨别（理解声音的意义）训练及听觉记忆训练。听觉辨别训练的课程有：声音（动物叫声、交通工具发出的声音）及物体（动物及交通工具）的配对。听觉记忆训练的课程有：感知有差异（数量的差异、轻重的差异）的声音（击掌和敲木桌面），让孩子听后模仿；重复数字（由少个到多个）、短语（这是针对语言能力较好的孩子）。

改善触觉异常的课程可选择多种材质的刺激物（如羽毛、海绵、刷子、水、沙子）来接触孩子的手、脚和腿以及他的身体的其他部位。以游戏的方式进行，以此增加孩子对触觉的敏感性。

③ 有意识地进行感觉"适应"训练。对于孤独症儿童感到"厌恶"的听觉、视觉及触觉刺激，如果采取一种连续强刺激的方法，可能对改善感觉异常有帮助。比如，孩子怕人声喧闹的环境，就经常带他去那种环境；孩子怕洗淋浴，就经常试着给他洗淋浴；孩子不喜欢人的抚触，就经常去抚摸他的身体各部位。各种刺激的连续作用可使孩子对这种感觉的感受性提高，从而逐渐适应各种刺激。

（10）行为干预　孤独症儿童有很多问题行为，有些问题行为是孤独症儿童所特有的，比如人际交往障碍、沟通障碍及特异的兴趣与行为，但问题行为并非孤独症儿童所特有。导致儿童问题行为的因素很多，发育迟缓、孤独症病患、教育处理不当、身体不适及环境，都是我们在分析孤独症儿童的问题行为时应注意考虑的因素。

在对孤独症儿童的具体问题行为进行处理时，应遵循以下的步骤：首先要确定问题行为。有些患儿家长认为的问题行为，其实并不是真正的问题行为。因此要明确个体的行为是否是问题行为，如果同时有几个问题行为，应注意区分哪个是迫切需要解决的、哪个是排在次要位置的，不能混到一起，在处理时也应注意把握"集中时间，分别处理，取重避轻"的原则。

我们的孩子远没有我们这样复杂，他们很单纯，从想到做，这两者之间往往存在着统一性。他们或许受语言和沟通能力的限制，没有办法告诉我们他们的想法，但我们可以通过解读他们的行为来了解他们想表达什么。有的时候，他们用来表达想法的行为并不是太合适，也就是我们常说的"问题行为"；有的时候他们的表达方式过于暴力与激烈，也就是我们常说的攻击性行为。要想解决这些行为问题，我们首先需要了解孩子在表达什么，然后才能教孩子如何正确地表达，无论是通过语言还是行为。只有当孩子学会正确的表达方式后，这些问题行为才会真正地被取代，从而减少或消失。

许多孤独症家庭面临的最大挑战之一是应对行为问题。针对这个问题，相关专家对此做了一个简单的调查，总结了大部分孤独症儿童家长最常用的几个方法。

① 预防是最好的方法：想要解决孤独症儿童行为问题，预防是最好的方法。当家长学会孤独症识别和避免孩子行为问题的发生，处理将变得更加容易。

② 仔细观察：家长特别要注意，当触发到孩子的行为问题的导火线，且不明显时，需要确定是哪些因素造成的，然后列一个清单做详细的记录，看看能否从中找到规律，然后再采取措施干预行为问题。

③ 转移孩子的注意力：在日常生活中，孩子一旦出现行为问题，便利用一些乐趣来转移孩子的注意力。比如唱歌、散步、做鬼脸，或做其他让孩子发笑的动作。

④ 正面语言强化：出现过一次行为问题，家长需当孤独症儿童表现出恢复平静的迹象时，用正面的语言强化他的行为，逐渐进行改善。

⑤ 给孩子时间和空间：不能因为孩子的特殊性，而时刻都是特殊对待。孩子也有他自己的想法，想要改善他的行为问题发生，就要给孤独症儿童提供单独时间和空间，关注他内心的究竟加以干预。

温馨提示：患有孤独症的孩子一定要及时进行干预，否则轻微的行为问题就有可能加重。为了孩子的健康，家长也要提高自己的认知度，不盲目找方法。不过只要是正面的方法，不妨咨询一下孤独症专家，再对孩子加以干预。

5. 家庭训练中存在的误区

家庭训练对于孤独症儿童的康复至关重要，家长不仅需要获得有关孤独症儿童教育训练的专业知识，更重要的是在教育观念上须避免进入误区。以下是家庭训练中三种常见的误区。

（1）以医代教，以为医药是解决问题唯一途径，从而造成家庭训练流于形式　其表现为某些家长对通过教育能够使孤独症儿童良性发展这点存在疑虑，对教育康复缺乏信心。导致家长产生这一心态，可能是由于他们不知道如何才能使孤独症儿童康复，怎样才算是真正帮助他们；对孤独症儿童，只是表面上的认识，而缺乏对其本质的认识。其实孤独症儿童最大障碍是交往障碍，包括语言障碍。他们常常沉浸在封闭的自我世界中，究其原因是其缺乏或者说是没有外界交往的能力，而只有通过教育才能帮助他们建立这种能力，使他们从自我的世界中走到现实生活中来。当然我们不排除随着医学的发展，药物会起到一定的作用，但是到目前为止，尚没有一种医疗手段能够代替教育训练作用。因为有些能力的获得不是与生俱来的，而是靠后天的培养慢慢得来的。药物只能还人以健全的躯体，为能力的获得提供可能性，而不能起决定作用。这正如众所周知的"狼孩儿"的例子，虽然其有健全的躯体，但由于没有人类的教育环境，因此他只能像狼一样号叫，最终能发出有限的语言，还是借助教育的作用产生的。因此，可以这样说，对孤独症儿童的帮助应是以教育为主，药物为辅。

（2）训练内容单一，单纯强调语言训练，忽视其他辅助训练　有的家长认为"只要孩子会说话了，一切就都好了"，显然这是一种误区。因为会说话并不等于会交流。有许多孤独症儿童都会说话，甚至有的还能背很多唐诗，但却无法与外界正常交流，这能算是真正会说话吗？从理论上讲，言语发育障碍是孤独症儿童的主要症状之一，但其实质是大脑中枢神经系统发育不健全，因此只有首先促进大脑思维的发展，才能促进言语的发展。从语言学上讲，语言是人类交际的工具，如果人的言语起不到交际的作用，那么言语本身也不会失去其存在的意义。不能片面强调孤独症儿童的语言训练，不能以为会说话而去单一训练语言，而应以提高思维水平为目的，采取不仅是语言的训练，还包括认识能力、感觉运动等综合训练的方法。这样做比单纯强调一种训练的效果要好得多，因为综合训练会更好地促进大脑的发育，而大脑的发育才是真正促使语言发展的根本。

（3）训练目的与手段混淆　有的家长在家庭训练中存在着为了训练而训练的现象，错误地理解为训练的目的就是完成训练内容本身，造成目的和手段混淆。这样做的后果，一是为了达到目的而采用的训练手段必然单一；二是无形中把一天的生活内容和时间划分为训练和非训练两大类，没有将家庭训练渗透到日常生活的各个环节，从而影响训练效果。其实，训练的目的是帮助孩子建立社会交往能力，这其中包括社会适应能力和用语言交流的能力等，而我们现在所进行的一切训练都是为实现这一目的而开展的。换言之，一切有助于实现这一目的的手段和方法都是我们应该运用的，可是，有部分家长在对孩子的家庭训练中，却存在为了训练而训练的现象，即不是从手段到目的，而是从手段到手段。比如以训练拍球为例，他们认为拍球的目的就是为了学会拍球，从而产生了这样一个结果，即拍球时为训练时间，不拍球时为非训练时间，只视拍球这一活动为训练内容，而视拍球外的其他活动为非训练活动。这样做所达到的结果实际上只能是事倍功半，其原因就在于他们把手段与目的混淆了，而正确的做法就是训练孩子的注意力、手眼协调能力及在此活动中孩子对他人指令的理解与配合，通过拍球活动来达到此目的。即拍球只是此时的训练手段，同时充分利用拍球以外的时间，在日常生活中寻找训练手段和机会，共同为实现上述目的而进行训练。教育是无处不在、无时不有的，把训练渗透到日常生活的各个环节中去，才能促使训练早出成果，以真正达到训练之目的。

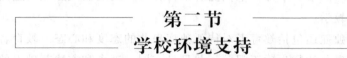

第二节
学校环境支持

通常情况下，孤独症儿童家庭存在的养育困难和需求在很大程度上缘于没有一套完善的孤独症儿童教育康复体系。孩子能否接受专业的教育康复训练，能否得到妥善安置一直是困扰他们的难题。所以要减轻孤独症儿童家庭的困难，满足他们的需求，迫切需要建立一套完善的孤独症儿童教育康复体系。学校教育康复训练体系的建立有利于个别化教育计划的开展，促进孤独症儿童的学业、行为和情绪等方面的发展；也有利于整合学校资源，充分运用教育康复资源，以达到更好的教育康复效果。

一、学校环境的有效服务

随着特殊教育的发展，孤独症患儿的行为问题矫正方法研究已经不单纯只属于研究机构。从近几年各学校招生情况来看，孤独症学生的比例呈现明显的跳跃式上升的趋势，加之孤独症家长群体学历水平的普遍提高，家长对孤独症患儿行为矫正的重视度及对学校教育的要求也在日趋提高。鉴于这些客观现状，学校教育不得不将"调整自闭症患儿的问题行为"工作再次提到一个新的高度加以重视，而在特教（智障）岗位工作的一线老师也必须边实践边积累相关孤独症患儿的行为矫正经验和方法。

可以说"调整孤独症患儿的问题行为"将成为学校下一阶段重要工作之一，而要完成这一任务，环境创设是关键。一般认为学校环境创设可以从以下几个方面入手。

（一）科学认识孤独症，营造全员关注孤独症患儿的良好校园氛围

在日常工作中，学校的教工有机会接触到孤独症患儿，并且可以通过自主观察、同事间的信息传递等途径对孤独症患儿有了较多成分的感性认识，从而积累了

基于主观性、经验型为主的诊断评估孤独症的判断依据。随着科学技术的不断发展，我们对孤独症的了解和认识已不能完全停留在感性认识，而必须是基于科学的客观的理性认识，唯有这样才能在真正认识和了解的基础上，运用科学的方法实施问题行为的矫正。认识的途径主要有：一是从书籍中学习，如《雨人的秘密》《用当代科学征服自闭症》等。这些专业书籍除阐述了理论研究的科学论断外，还有可供教育者实践操作的案例分析；二是向有经验的患儿家长学习。可以说，家长应该是我们可以依赖的坚强后盾，是我们获取信息的最佳信息库。因为自患儿出生到进入学校学习，那么多年的朝夕相处，他们对学生的了解远远大于学校老师；三可以向有经验的同行（同事）学习。他们拥有来自教育一线的实践经验，这些经验可以直接应用到日常教学。

科学认识孤独症还包括教育者对待孤独症患儿的态度和心态。教育者必须持有人人关注孤独症患儿的行为矫正问题，并且是在同一观念和方法基础上的关注。在学校教育环节中，有些教工面对孤独症儿童表现出束手无策和任其自主发展的现象，细细分析，有此表现的教工存在两种思想，且这两种思想并存：一方面，他们确实缺乏对孤独症患儿行为矫正的有效方法；另一方面，他们认为孤独症儿童的行为矫正事不关己，是专项人员及班主任的责任。

当然必须强调的是，就目前科学领域对孤独症的认识是，孤独症是一种发展障碍，而非生理疾病，两者最大的区别在于疾病是可以通过治疗获得康复痊愈，而发展障碍则要通过生涯教育和心理矫治，症状可能好转，也可能加重。因此，我们既要将"调整孤独症儿童的问题行为"作为我们教育者义不容辞的责任，同时，也要坦然面对一旦患儿的问题行为无法通过我们的努力得以改善的最终结果。

（二）成立孤独症儿童教育诊断和评估小组，发挥其诊断和评估作用

成立集学校校级领导、孤独症专项训练人员、心理辅导专项人员、教导处成员、教师代表、家长代表为一体的孤独症儿童教育诊断和评估小组。

回首学校孤独症儿童行为矫正工作的实践研究历程，可以说各学校每年都投入了一定的人力物力，旨在促进"调整孤独症儿童问题行为"研究工作的发展。然而从效果看，并未到达预期的目标。究其原因，抛开一些学校行政能力范围内无法解决的客观因素外，在整个流程管理过程中，缺乏对孤独症儿童问题行为的诊断及行为矫正情况的评估机制，而诊断评估工作需要有一个团队来协作完成。

就目前学校现状而言，诊断评估小组的软件建设已初步完成，人员的配置已不成问题，而硬件方面的建设可能是今后一段时期内的首要任务。借鉴已有的国内外研究成果，制定一系列校本化的诊断评估手册，为调整孤独症患儿问题行为提供客观、科学的诊断评估数据。

（三）制定适切的干预目标，确立行之有效的干预方法

在科学认识孤独症的前提下，由诊断评估小组提供客观有效的数据后，为孤独症患儿制定一份适切干预计划，是患儿问题行为得以调整的关键。而干预计划中干预目标及干预方法的确定尤为重要。

管理中有些教师在就某一学生行为的干预过程中常常会因学生不予配合、问题行为反复出现或几种问题行为同时交替出现的情况而焦虑、着急，甚至于因处置不当产生师生之间、老师与家长之间的矛盾。其实，这些过激的行为举动都是不可取的。在之前观点的阐述中也有提到，对于孤独症患儿问题行为的调整，教育者要具备良好的心态，允许患儿在问题行为调整过程中有反复，更要有充分的思想准备，在某一问题行为还未得到调整的情况下患儿可能会出现新的问题行为。而一旦这样的情况出现，我们该采取的积极态度不是着急，而是更多考虑我们的干预目标的制定及方法使用是否恰当，是否需要进行及时调整，从客观实际出发。这种情况的出现很大程度上是因为对患儿干预目标的制定过高，过于苛刻。例如：要求孤独症患儿在集体教学过程中能与同龄的其他孩子一样安坐，参与集体学习活动，而一旦患儿出现离开座位或不配合完成学习活动，教育者即表现出对患儿的严厉指责或对自己的无能为力产生自责。

需要强调的是，在干预方法的选择过程中，不要忽视给予学生自主选择的机会和空间，一旦注重了这一点，我想首先可以与孤独症患儿建立良好的情感。其次，在向孤独症患儿提供自主选择机会和空间的同时，教育者亦可更多了解孤独症患儿的兴趣爱好，这对教育者选择强化方法是有益的。

（四）培养一支具有专业技能和敬业奉献精神的高素质训练师队伍

孤独症患儿的问题行为的调整，是一项艰巨而有意义的实践研究工作，就如先前所提到的，孤独症是一种行为发展障碍，它并不是通过生涯教育和心理矫正就一定能够得到康复和痊愈。即便如此，作为一名特殊教育领域的教育者，必须抱有的思想应该和医生一样，只要存在1％的希望就要付出百倍千倍的努力。因此，这支教育者队伍的成员首先必须具备敬业奉献精神，其次，要具备良好的专业技能，因为顽症需要良医治。学校应该义无反顾地坚持专业人才的培养方针，从政策层面保障专项训练人员的地位和个人利益，并且不断鼓励有志者加入到专项研究的行列。积极创造条件提供专项训练人员校内外专项研究和学习的平台，定期组织孤独症患儿专项训练工作研讨会，讨论解决工作中的困惑和问题。

（五）以个别化训练及集体教学中的个别辅助相结合的形式推进学校孤独症患儿问题行为调整的实践研究

针对各学校人员编制的情况，对"调整孤独症儿童问题行为"实践研究工作可采取以下方式，即以个别化训练及集体教学中的个别辅助相结合的形式加以推进。

学校应特聘有丰富教育经验的退休老师作为个训辅导师，对需要进行个别化训练的孤独症患儿进行有针对性的训练。其次，安排有志于加入实践研究的老师进课堂，在集体教学过程中有针对性地对孤独症患儿实施教学辅助。

二、特殊教育的支持措施

在特殊教育学校中建立为孤独症儿童提供专门支持服务的资源教室很重要。20世纪60年代末，资源教室由美国首次倡导成立，自此获得推广。资源教室配有资源教师以及多种资源，如教材、玩教具、教学媒体、图书设备、评量工具等。

（一）为孤独症儿童建立专门支持服务的体系

1. 建立资源教室，提供个别化训练

加强资源教室建设，既要促进资源教室的最佳配置和优化组合，在硬件层面做到标准化、规范化，还要通过资源教室实施制度制定、模式运作等方面的工作来加强资源教室的软件建设。资源教室的建立有利于个别化教育计划的开展，促进孤独症儿童的学业、行为和情绪等方面的发展；也有利于整合学校资源，充分运用教育康复资源，达到更好的教育康复效果。在孤独症儿童教育康复过程中，资源教师可以利用个别训练时间对他们进行认知、动作、注意力、言语、行为等方面的训练。资源教师分为定点和巡回两种形式。资源教师可以采取抽出或入班两种形式为孤独症儿童提供服务。一般情况下，采取入班服务效果较好，因为这样做能够尽可能保证孤独症儿童在集体环境中学习生活，促进他们融入集体生活中。

2. 组织班级学生为孤独症儿童提供支持服务

孤独症儿童参与集体活动较为困难，人际交往不主动，所以，教师可以为他们安排一些对他们较友好的学生作为固定伙伴，并以一对一的形式为他们提供各种帮助。

有些学生可能会自发地为孤独症儿童提供帮助，这时需要教师对此保持高度的敏感性，对这类学生给予进一步引导，从而使他们提供的帮助更具有实效。每位孤独症儿童在班级中都可以有一名或数名为他们提供支持的同伴。

对同伴支持者的培训非常重要。在培训的基础上，进行不断磨合，促使双方逐步适应彼此的方式，教师随时给予监控指导。除了给予学业支持外，也要重视对孤独症儿童适应生活，提高生活技能及社会技能等方面的支持。同伴支持者与孤独症儿童的关系应该建立在平等、尊重的基础上，所以在同伴支持者的安排上要尽量减少孤独症儿童因为同伴的原因而产生较多负向情感体验的可能。

此外，教师对待孤独症儿童的态度会影响班上其他学生对待他们的态度。因为低年级阶段的学生很容易模仿教师待人的方式和态度，如果教师对孤独症儿童多训斥、惩罚，同伴支持者可能会以同样的态度和方式对待孤独症儿童，这对孤独症儿

童的身心发展以及同伴支持者自身的发展都是不利的。

培智学校中，智力落后儿童可以成为孤独症儿童较好的同伴支持者。因为智力落后儿童一般不具有攻击性，性格比较温和，而他们的社会交往能力比孤独症儿童高。所以，当智力落后儿童作为同伴支持者后，既能够防止孤独症儿童因处于弱势地位被同伴歧视或被欺负的现象发生，也可以使他们通过与智力落后儿童的互动来发展其社会性能力。

许多智力落后儿童都很热心，当教师指派给他们这个任务后，他们会很高兴地接受，会主动去接近孤独症儿童，这对建立智力落后儿童的自信心，满足他们的成就感需求也很有帮助。综合各方面因素来说，智力落后儿童都是同伴支持者的最佳选择，尤其是在社会性发展方面支持作用最显著。培智学校教师可以较好地利用这一资源来促进孤独症儿童的教育康复。

高年级学生在提供同伴支持服务时也相对具有优势。因为孤独症儿童不够主动，而且伴随有异常行为。与他们同龄的学生可能无法理解他们的行为，而高年级学生则相对较容易理解一些，更能明白教师对他们的要求与意图，更具有配合教师开展教育康复活动的可能性。

此外，还要在班级中营造互相帮助的氛围，使每个学生都具有向同学求助、给予同学帮助的意识与行动。在这种班级氛围下，有利于发挥学生作为支持者的优势。

3. 组建孤独症教育康复支持服务组

学校教育康复服务的提供应该形成体系，可以通过组建独立的孤独症教育康复支持服务组来实现这一目的。这对就读于特殊教育学校的孤独症儿童也是很必要的。因为培智学校、综合学校等一般以智力落后或其他某一类的儿童的教育康复为主，孤独症儿童人数只占其中一小部分，而且是插班到各年级中，学校缺乏专门针对他们特点的系统服务措施。

所以，组建专门的支持服务组，统筹、协助教师开展他们的教育康复活动，并进行个案研究，可以保障最大程度利用学校已有的各类资源，调动相关教师积极参与，分享各位教师的经验，探讨最合适的教育康复方法，使教育康复活动更具有系统性。

学校孤独症教育康复支持服务组的主要构成人员是教育人员、相关专业人员以及家长三类。教育人员包括特殊教育教师、学校行政人员、资源教师及其他教师，专业服务人员可以是特殊教育专家、心理专家、医学专家、社会学专家等。

家长需要充分参与进来，并具有建议和决策的权利。在这些人员中，要以特殊教育教师，尤其是班主任教师为主导，他们是在学校环境中与孤独症儿童接触最多，最了解他们的人，所以他们是联系各种支持力量的关键。当孤独症儿童需要其他专业服务介入的时候，特殊教育教师可以根据情况进行组织协调，尽可能地保障为孤独症儿童提供足够的发展机会。学校行政人员应该在学校政策制定与管理、人员调动等方面给予特殊教育教师支持。资源教师主要配合特殊教育教师的教育康复活动，并负责个别化教育——计划中的个训过程。专业服务人员主要为孤独症儿童提供相关服务，包括早期诊断、医疗服务、语言治疗、物理治疗、学校社会工作、训练、保健等。这些服务不可能单靠教师独自提供，而要借助于不同支持人员的力量，所以不同专业人士进行合作是必要而有意义的。通过合作，可以最大程度地发挥个体力量。整合不同的力量，使局部力量之和大于整体力量。建立教育康复支持服务组是促进各类专业人员参与，促进合作的有效方式。

当然，家长也应该参与进来。有些学校为家长安排了候客室，当家长送子女上学后，会在候客室等候，直到孩子放学。学校没有邀请家长参与到孤独症儿童学校教育康复活动中，那家长的这段等候时间便浪费了。

当然，家长参与过多在某些情况下确实会干扰正常的教育康复进程。但从孤独症儿童自身发展来说，家长是他们最亲近的人，家长的参与对他们身心发展是有益的。然而，当家长有时间参与，学校却没有提供参与机会，而造成家长资源浪费的情况是不必要的。

家长参与可以分场合，如上体育课时协助孩子排队，参与运动，而不让他们乱跑；个训时帮助实施训练，如系统训练、语言训练等，这能减轻教师的负担。教师可以视情况安排家长参与的范围与程度。

此外，在孤独症教育康复技术还不成熟的情况下，学校可以采取校本模式来开展孤独症儿童的教育康复工作，编制适合本校孤独症儿童实际情况的校本教育康复方案，也可以促进其学校教育康复的效果。

（二）对国内孤独症教育训练机构未来发展的思考

1. 跨学科、跨领域高度融合，教学方法、手段多样化

美国各类孤独症专业服务和研究机构已超过 6000 个，且呈现数量持续增加、服务质量不断提升的趋势。这些专业的服务机构在促进孤独症儿童发展、提高其家庭生活质量方面发挥着重要的作用。目前跨学科、跨机构的沟通与合作已成为有效和高质量的管理运作模式的焦点。

目前，我国的孤独症教育事业也应走一条融合之路，在宏观发展上，机构之间、机构与高校之间紧密合作，社会学、医学、教育学、心理学乃至艺术领域有机结合。

在教学层面，多种教学方法穿插，现代高科技手段紧密结合，教学内容兼容并包，使其多样化、丰富化。

2. 依靠国家和高校力量，建立专业人才储备，拓宽教师发展空间

一个完整的教学模式包含众多要素，但是决定这个模式能否在教学实践中取得成功，师资力量无疑是决定性因素。在上文建议中提到的理论创新、开发特色课程、丰富教学手段等其实都对孤独症教育的师资力量，对教师的综合素质、业务水准提出了更高的要求。要提高特殊教育师资力量，主要有以下两个途径。

（1）由高校培养专业人才，建立人才储备，完善资格认证体制　由于孤独症教育事业在国内起步较晚，政府支持较少，多由孤独症患儿家长联合创办，往往规模小，资金拮据，因此在招收教师时门槛自然较低。

我国国内孤独症教育训练机构中的教师相当一部分来自幼教、普教、社工康复专业。对于这些缺乏特殊教育专业训练的教师，大都由资历老的一两名骨干教师提供师资培训。这种类似师徒制的培养模式效率不高，而教师以这种方式获得的知识也远不够系统。国内孤独症教育训练起步已有十几年，可在这漫长的时间里，国家和相关机构并没有有计划地培养人才，建立人才储备。这也是现在的孤独症教育工作发展缓慢的重要原因。

目前开设特殊教育专业的主要是几所部属师范院校和少数几所大专院校，而专业课程方案也主要集中在传统的盲、聋、智障教育上，涉及孤独症教育的非常少。专门针对孤独症儿童教育的师资培养计划更是微乎其微。

南京特殊教育职业技术学院是我国国内高等学府唯一进行孤独症师资培训的学校，它于2004年开办了孤独症教育专业。虽然起步较晚，课程设置、师资配备上有着一定的缺陷，但已然是中国孤独症教育专业的最高学府。这也让我们对国内的孤独症教育看到希望，但是这样的学校只有一所是远远不够的。

唯学历论自然不可取，但是缺乏全日制的系统专业知识的培养、指导，仅凭热情，盲目地在教学实践中探索，有可能影响教学效果，甚至在教学过程中给孩子身心带来不必要的伤害。因此，有必要设立特殊教育教师资格认证体制，也可通过民间组织之间的联合会来进行专业考评，授予业内的从业资格证，以此提高孤独症教师专业水平，也有利于业内评估。

（2）依靠国家和高校力量，为在职教师提供交流培训，提升发展空间　由于国内孤独症教育训练机构的资金来源匮乏，政府支持不到位等原因，教师招聘门槛低的状况在短期内想要有大的改进很难。因此对现有教师的知识技能培训就显得尤为重要。

孤独症教育训练机构应重视教师的培训，除去教师私人充电外，机构培训应采取以下两个途径：一个是机构内部培训，主要就是机构内部的教师互相分享心得经验，老教师培训新教师。这方面不做赘述。另一个途径就是外部培训，包括邀请其他机构或个人来本机构做长短期培训和本机构的教师去其他机构接受培训。

如此一来，无论是邀请专家还是派遣教师，都要承担较高额的交通费用，而且路途遥远使得老师的培训与授课必须完全分开。如果长期培训则会使一方的教师人手紧张，而培训期较短则达不到较好的效果，形同鸡肋。

因此，随着教育事业的日益发展，国内高校的教育资源已经十分丰富，如果能够以某些合作形式起到帮助指导作用，那将会有很大的帮助。提供培训的高校不一定要设置孤独症教育专业，综合高校也可以提供相关的医学、教育学、心理学方面的培训。

第三节
社区环境支持

若要孤独症谱系障碍儿童的社会化得到很好的发展，仅靠家庭教育和学校教育还是远远不够的。家庭虽然是一个极为重要的微观环境，但也只是社会组成的基本细胞之一，单有家庭教育是无法真正让孤独症谱系障碍儿童获得社会化发展的。与此同时，幼儿园、学校的教育作为一种集体形式的教育，作用范围也比较局限。因此，家庭教育和幼儿园、学校教育应当与所在的社区合作，与社区有良好的协同教育，才能使孤独症谱系障碍儿童的社会化进程得到进一步深化。

一、社区康复概述

生态系统理论为我们提供了解释个人与其生活环境之间相互关系的理论工具，社区和社会是与孤独症儿童及其家庭密切相关的部分。要想使家庭能够更加和睦、家庭环境更加有利于孤独症儿童的发展，家庭所在的社区和社会环境也是一个很重要的影响因素。所在的社区是否有比较高的接纳程度，对于孤独症儿童在家庭之外的生活是否能够起到一定的保护作用，社区对于经济困难的特殊家庭有没有一些比较人性化的救助措施，等等，都影响到家庭及其成员与所在社区及社区内所有成员的关系。没有融洽的社区环境，生活在社区中的家庭也会受到影响。从社会方面来说，有关于儿童孤独症治疗和支持的政策也许就能帮助一个家庭，整个社会对于孤独症的正确和客观认识就能让孤独症儿童及其家庭有一个温馨的生活氛围、时刻感受到温暖，这些都能够从另外一个侧面促进孤独症儿童的治疗和发展。

从社区方面来看，首先要做的就是加强向社区成员宣传孤独症的知识，让社区成员都能够客观、全面地了解孤独症，让他们理解孤独症儿童，特别是孤独症儿童的父母；其次，在宣传的过程中应适当地教授一些保护和支持孤独症儿童的简单方法，让孤独症儿童在家庭之外的活动获得更多人的保护，也能够让家长更加安心。

从社会方面来看，最重要的一点就是制定有利于孤独症儿童发展的相关政策，包括更多的公立性、专业性的治疗机构的建设，对于经济困难的孤独症儿童家庭给予经济上的支持，对恢复了一定学习能力的孤独症儿童在接受教育和以后的社会生活中给予一定优惠和支持的政策，等等。支持性的社会环境能够给予孤独症儿童及其家庭更多的安定感，让他们对以后的生活保持一定的希望，也会促进孤独症儿童的治疗和恢复发展。

二、我国社区康复现状及发展

1986 年 8 月，世界卫生组织在香港举办社区康复讲习班，至此我国的社区康复实践活动正式开展。同年，国家决定在吉林、山东、广东、内蒙古先行开展社区康复工作。此后，社区康复工作在我国经历了起步、试点和推广阶段。随着我们对孤独症知识的不断深入了解，孤独症儿童数量的不断增加，不管是政府还是社会，都越来越关注这个特殊群体。尤其是近十几年来，在政府的主导下，在公办机构和民办机构的共同努力下，我国的孤独症儿童康复事业取得了飞速发展。

（一）北京市孤独症儿童的社区康复现状

北京市是我国开展孤独症儿童社区康复治疗较早的地区。1993 年，北京成立了孤独症儿童康复协会，正式开展对孤独症儿童的康复教育训练。北京市孤独症儿童的社区康复系统的建立主要包括如下工作：

① 社区辅导员培训。对孤独症儿童的社区康复首先是对社区辅导员进行教育培训，辅导员与孤独症儿童班主任共同对其进行训练并深入到户，为孤独症儿童家长提供咨询与帮助。

② 充分利用社区医疗资源。对孤独症儿童的社区医疗支持主要包括为孤独症儿童提供康复训练场所、开办康复讲座。并对孤独症儿童的发展状况做出定期评估，计入病案，为孤独症儿童制定社区康复计划。

③ 创造社区活动机会。社区生活支援为孤独症儿童及其家长提供了参与社区活动的机会，通过举办孤独症儿童联谊会、家长交流会，让孤独症儿童发展表达能力，学会与人交往，适应社会生活。通过活动也帮助家长们相互沟通、鼓励，增强了对孤独症儿童康复训练的信心。

（二）广州市孤独症儿童的社区康复现状

广州市社会工作发展专业化程度在我国处于领先地位，目前广州市各界对孤独症的关注程度也在不断提高。广州市孤独症儿童社区康复支持体系的构建主要包括如下两个方面：

① 启动孤独症儿童康复服务体系。广州市残联下属机构广州市残疾人康复中心建立了孤独症儿童训练基地，开展结构化教学、感统综合训练、语言治疗和流程教学等一系列孤独症儿童教育康复训练；成立了孤独症儿童分会，为推动和发展孤独症儿童训练工作，促进家长掌握康复知识提供了良好的教育空间。

② 成立孤独症儿童康复训练专业机构。在孤独症儿童康复训练的队伍中，除公立医院外，大部分机构都属于非营利组织，由孤独症儿童家长或社会热心人士共同建立。当前广州市孤独症儿童教育康复机构普遍拥有受过专业训练、有爱心的教

师队伍，能够定期得到香港专家、督导的技术支持。机构定期为教师进行在职培训，更新专业知识，确保孤独症儿童康复训练的效果。

（三）现阶段孤独症社区康复所面临的主要问题

孤独症的发病率近年来在全世界范围内呈现快速增长趋势。2012 年上半年，美国疾病预防控制中心发布的数字是孤独症谱系障碍儿童与正常儿童的比例为88∶1，其中大约每 56 个男孩中即有一个障碍者。近 20 年来，美国的发病率增长了 600％。如果按照这个比例，中国孤独症的发病人数会相当惊人。但是，局限于了解和认识不够与诊断水平和筛查手段的落后，目前中国尚无一个可靠的统计数字，见诸于官方文件的数据与事实存在着较大差异。由于数据支撑不足，造成政府制定相关政策缺乏依据。所以，目前在各类残疾人中孤独症患者属于权益保障缺失最严重的人群。

1. 应加强政策支持力度

众所周知，在国家和社会各界的支持下，我国的残疾人事业有了明显的发展。首先，我国《宪法》第四十五条第三款规定："国家和社会帮助安排盲、聋、哑和其他有残疾的公民的劳动、生活和教育。"1991 年实施的《中华人民共和国残疾人保障法》，也较全面系统地从残疾人的康复、教育、就业、生活及福利等方面为了维护残疾人的合法权益，发展残疾人事业，保障残疾人平等地充分参与社会生活，共享社会物质文化成果等均作出了明确规定。1994 年 8 月 23 日，国务院第 161 号令发布的《残疾人教育条例》，更是根据残疾人身心特性和需要，为推动残疾人教育、全面提高残疾人素质提供坚实的法律保障。中国残联在"十一五"规划中，还明确把孤独症患者纳入残疾人行列，并在 31 个试点城市投入了 3000 万，开展了孤独症儿童康复训练。残疾人以残疾证为凭证，可以享受国家和地方政府对残疾人的各项优惠政策及其他法定权益。但支持力度，特别是政策法规方面有待进一步完善。

2. 缺少系统宣传途径，社会对孤独症认知不足

目前，由于信息源、市场等各种因素限制，发布关于孤独症的信息大多是不够系统全面的，而权威医疗机构、康复机构则因宣传费用不足而难以进行大型宣传教育，这就造成社会各界对孤独症认知不足、片面的状况。由于对孤独症的认识近年来才逐渐深入，加上宣传渠道、市场等各种因素的限制，面向公众的有关孤独症系统全面的宣传还很缺乏，这就造成社会各界对孤独症或认识不足，或顾名思义，认为孤独症是精神、心理的毛病，是后天因素造成的。宣传不足引起的另一问题是一些家庭贫困的孤独症家庭并不知道自己的孩子是孤独症儿童，导致错过了 2~6 岁的最佳康复治疗年龄段而造成不可弥补的终身遗憾。另一方面也使得全国大多数省市医院的专科医生对孤独症的诊断较为陌生，难以做到孤独症的早期发现，误诊、漏诊率较高。同时，一般社区民众很少听说孤独症这个词，多从外观上判断他们是

不爱与人交往，认为没什么了不起，对他们患病的严重性和支持度从观念上就认识不足，参与进来就更困难了。

3. 各类孤独症康复服务机构严重不足

目前提供孤独症服务的机构有以下三种类型：

医疗机构——主要负责孤独症的诊断治疗以及医理、医学研究。

康复培训机构——主要负责孤独症儿童的康复和教育。由于社会政策对孤独症界定的相对滞后，目前民办的培训康复机构比较多。

家长支持和其他协调机构——主要负责家庭支持，减轻家长压力并与各种孤独症机构联系。

从服务机构之间的大环境看，尽管医疗机构、康复机构与家长支持和其他协调机构有一定的联系，但由于同业间竞争的关系，康复机构之间陷入各自为政、沟通不足的困局。从机构自身看，除了权威的专业医疗机构，各类康复训练和家长组织多属于民办性质，主要分布在几个大城市，普遍存在注册难、资金不足、政府支持少、规模小、同业沟通不足等问题，这些都限制了康复机构的数量、规模和康复质量的提升。此外，由于孤独症的特点，绝大部分康复训练都是一对一进行的，因此，一般的康复机构能容纳的孤独症儿童很有限。这样，许多家长即使发现孩子有孤独症，也不知如何找到专业的训练干预机构，经常需辗转各地，等待数月乃至数年才能得到相关服务。

4. 家庭之间缺乏合作及走出去的勇气，社区接纳以及社区关怀不足

孤独症近几年来才被人们初步认知，家长并不愿意告诉别人自己的孩子有毛病，而且家长都希望自己的孩子经过康复治疗后可以无障碍地进入正常学校就读，回归正常社会。家长害怕标签效应的心情是可以理解的。但目前由于孤独症完全康复的概率很低，孩子仍需特别照顾，所以，害怕被歧视而自我封闭是不理智的行为。大部分的歧视源于对事物的不全面了解。在歧视与反歧视的行动中，台湾地区的孤独症家长勇敢地迈向社会，要求立法将孤独症患儿归入残疾人群体。他们亲自走入人群宣传孤独症，让社会了解孤独症，用行动反歧视。相比之下，大陆的家长更有向社会发出自己声音的必要。而从社区的层面看，绝大多数基层社区工作者对孤独症缺乏正确认识，居委会等社区组织对孤独症儿童的介入基本尚属空白。整体而言，主流社会对孤独症儿童和成人的接纳程度都较低，这造成了我国学龄期的孤独症儿童只有少部分安置在辅读或培智学校，大部分就留在家中，不被普通学校接纳。而成人孤独症患者，即使是具有一定职业劳动能力的高功能患者也难以找到适合的职业，无法迈过家与社会之间那道高高的门槛。

（四）我国孤独症社区康复的未来发展

民政部为推进社区建设的全面化，特别强调了社区教育的重要地位。孤独症儿童的教育康复是社区建设的一个组成部分。要求社区加强对孤独症儿童及其家庭提

供力所能及的支持和帮助。

1. 社区支持的内容

（1）物质支持　社区为孤独症儿童提供物质与环境的支持，物质支持包括为其家庭提供实际的帮助，或为家长提供困难补助，减轻其经济负担等。要为孤独症儿童的家庭提供较好的物质支持，必然需要配套资金的投入。社区可以成立专项资金，对孤独症儿童生活环境的建设和教育康复活动的开展提供额外的资金帮助，使其能顺利开展。

（2）情感支持　社区为孤独症儿童家庭提供情感支持。社区成员理解和支持孤独症儿童的家庭，以帮助孤独症儿童的家庭增强面对困难时的信心。社区成员愿意接纳孤独症儿童，有利于孤独症儿童交往能力的发展，从而形成良好的人际关系。社区中的所有家庭了解孤独症、接纳孤独症，可以使孤独症儿童更好地适应社区生活。

（3）技术支持　社区中配套设施，如医院、教育机构、康复中心等，可以为孤独症儿童提供早发现、转介与诊断、早期干预训练等专业支持。

2. 参与社区支持的人员

（1）社区管理人员　社区管理人员主要从政策、规章、制度制定及实施上来保障孤独症儿童及其家庭的权益。社区管理人员对孤独症家庭实施社区福利政策，保障他们的最佳生存状况。社区管理人员还要充当宣传者的角色，向社区宣传孤独症的知识，使更多人了解孤独症，主动为孤独症儿童献爱心，关心他们的成长，不歧视他们，不以异样的态度对待他们。

（2）邻居　邻居可以为孤独症儿童家庭提供各种帮助，如帮助孤独症家长分担心理压力，使家长以积极的心态投入到子女的教育康复训练中。邻居也可以协助家长开展在家庭中进行的对孤独症儿童的训练活动，提供力所能及的帮助。邻居也可以通过日常生活的帮助，来减轻家长的生活压力，使其有更多的精力投入到孩子的教育训练中。

（3）儿童　社区儿童是社区支持的主要参与人员，可以为孤独症儿童提供各类帮助，如陪伴、游戏、童年经验分享、信息传递等。尤其在交往方面，社区儿童可以成为孤独症儿童的重要支持人员。在训练孤独症儿童的交往能力时，可以借助社区儿童的帮助，帮助其形成固定的伙伴关系。通过社区儿童的主动邀请、引导孤独症儿童参与到社区儿童的活动中，促进其社会性的发展。虽然孤独症儿童不善于主动与人交往，但他们在与社区儿童长期的共同的生活、共同游戏情境中，会受到积极影响，可以发展出与普通儿童的伙伴关系。

（4）相关专业人员　相关专业人员主要是指社区配套的各类专门服务机构的成员，以及定期邀请的外来专家，他们可以给孤独症儿童提供直接的服务，或给家庭提供专业指导，帮助家长解决养育孩子过程中的各种困难。

（5）义工 社区义工的参与可以减轻家庭在养育孤独症儿童的过程中的负担。有些家长工作繁忙，没有足够多的时间陪伴、照顾、训练孩子，社区义工可以直接投入到照顾、训练孩子的活动中来，成为家长上班时间内的辅助人员。有些有训练经验的义工，可以成为家长很好的帮手。

（五）完善社会保障和社会救助体系

近几年来，政府对孤独症儿童及其家庭的关注越来越多，一些地方已经出台了一系列的政策法规，保障孤独症儿童康复的权利。

1. 加强残疾人社会救助

符合城乡低保条件的残疾人应保尽保，靠父母或兄弟姐妹供养的成年重度残疾人单独立户的，按规定纳入低保范围；对享受最低生活保障待遇后生活仍有特别困难的残疾人家庭，应当采取其他措施保障其基本生活；对一户多残、老残一体等特殊困难家庭和低收入残疾人家庭，实行临时救助；对城乡流浪乞讨、生活无着的残疾人，给予及时救助和妥善安置；将符合条件的城乡贫困残疾人纳入医疗救助范围，逐步提高救助标准；对贫困残疾人实施康复救助。

将住房困难的低收入残疾人家庭纳入城市住房保障和城乡住房救助制度。城市保障性住房、农村危房改造计划等优先安排符合条件的困难残疾人家庭。对符合城市廉租住房保障条件的残疾人家庭做到应保尽保，并优先安排实物配租、廉租住房。将农村贫困残疾人家庭优先纳入住房补助范围，整合资源，加快实施农村贫困残疾人家庭危房改造项目。

全面实施残疾学生免费义务教育，普通高校全日制本专科在校生中残疾人家庭子女及家庭经济困难的残疾学生和中等职业学校一二年级在校生中残疾学生要全部享受国家助学金；在特殊教育学校职业高中班就读的残疾学生也应享受国家助学金；逐步实行残疾人免费接受中等职业教育。

2. 落实残疾人社会保险补贴和各项待遇

对符合条件的贫困残疾人参加社会保险，按规定给予政府补贴。鼓励城镇残疾职工按规定参加基本养老、医疗、工伤、失业、生育保险。按规定落实残疾人相关社会保险补贴和城镇贫困残疾人个体户缴纳基本养老保险费补贴政策，落实贫困残疾人参加城镇居民基本医疗保险、新型农村合作医疗以及农村重度残疾人参加新型农村社会养老保险个人缴费部分的政府补贴。对各类企业招用符合条件的残疾就业困难人员，按规定给予基本养老保险、基本医疗保险和失业保险补贴；支持符合条件的企业为残疾职工办理补充养老保险和补充医疗保险。逐步将符合规定的残疾人康复医疗项目纳入基本医疗保险支付范围，稳步提高待遇水平；逐步增加工伤保险职业康复项目。

3. 着力提高残疾人社会福利水平

逐步提高对低收入残疾人生活救助水平；有条件的地方对重度残疾人适配基本

型辅助器具、残疾人家居环境无障碍建设和改造、日间照料、护理、居家服务给予政府补贴。将所有符合条件的残疾人纳入供养范围，改善供养条件，提高供养水平。实施与养育、康复、教育、就业、住房相配套的孤残儿童综合性福利政策；支持对 0～6 岁残疾儿童免费实施抢救性康复。改善精神病人福利机构基础设施条件。落实残疾人个人所得税减免政策。对无民事行为能力或者限制民事行为能力的残疾人实行财产信托等保护措施。做好伤病残军人等的优抚安置工作。

雨果曾说过："世界上最广阔的是大海，比大海更广阔的是天空，比天空更广阔的是人的心灵。"人的心灵之所以美丽而广阔，正是因为它开放而包容。我们希望更多的人能正确地认识孤独症儿童并且能够平等地对待他们，只有得到了社会的理解和帮助，孤独症儿童才能融入社会，和普通的人一样能有多姿多彩的生活。饱受痛苦折磨的家长和孩子们更需要社会的包容和帮助，"你的孩子只是与众不同"，这是所有患有"孤独症"的孩子和家长希望听到的声音，同时也是我们为这些孩子和家长面向全社会发出的呼唤。

总之，在孤独症人士的终身发展中，家庭和社区康复担负着极为重大的使命，起着关键性的作用。专业工作者一定要和家长、社区康复人员一起携手，共同为他们创造和谐、幸福的生活。

扩展阅读 8-1

孤独症儿童的个案分析

杰杰，男孩，家住上海市徐汇区，出生于 2001 年 8 月 30 日，剖腹产，出生时体重 3250 克，医生检查一切正常。杰杰的父亲 37 岁，药剂师；母亲 32 岁，护士，两人皆为大专文化程度，家庭关系良好。由于父母工作较忙，杰杰大部分时间由外公、外婆抚养照顾，周末和父母在一起，偶尔会到爷爷、奶奶家玩耍，平时很少和其他人接触，比较依赖外公、外婆。2004 年 9 月曾到上海某早教中心入托。

杰杰 2 岁时还不会讲话，目光不对视，对人无反应，同年 10 月由其父母带至上海某医院就诊，诊断结果为孤独症倾向。在生活中，杰杰好动、脾气暴躁、情绪不稳定、适应能力比较差，甚至还有自伤和攻击行为，但记忆力比较好。家长反映其在生活自理、粗大动作、沟通交往等多个能力方面比较落后，与同龄儿童存在很大差异，无法适应普通幼儿园的学习和生活。需要特殊的、专业的方法对其进行教育和训练，为他今后进入普通教育机构学习和生活奠定基础。

对于比较典型的孤独症，个别化教育是较为合适的教育模式。

（一）工作目标与介入过程

（1）建立对学校和老师的信任，适应学校集体生活，获得一定的学习能力；

（2）在感官知觉、语言沟通、精细动作、生活自理、粗大动作、社会性及认知七大领域的能力有所提高，指导老师制定通过包括训练目标、训练项目、训练内容、训练时间、能力体现、兴趣反映等内容的长短期目标。根据训练目标、训练内容、能力及兴趣采用各种最行之有效的方法，将行为分析法和结构化等训练方法渗透到各个训练环节中，以期最大程度地发挥案主的优势，发掘其潜力，达到预期的训练效果；

（3）家庭的压力缓解，为案主家庭提供抒发自己情感和压力的环境，传授舒解压力、自我调节的技巧；

（4）传授技巧，对案主的主要照顾者传授孤独症的基本知识以及家庭训练常识、交流技巧等，减少家庭成员"高情绪表达"的频率，建立良好、正确的家庭人际关系，为孤独症患儿创造良好的生活、学习和康复环境。

（二）成效评估

（1）通过一年多的教育训练，机构和指导老师已经取得了杰杰及其家庭的信任，杰杰也已经能比较好地适应学校的环境，遵守课堂纪律比入学时有了很大的进步，能够安静地坐下来上课；

（2）经过第二次测评，杰杰在感官知觉、语言沟通、精细动作、生活自理、粗大动作、社会性及认知这七大领域均有不同程度的提高，在同班同学乃至全院的小朋友当中，其能力也是名列前茅的；

（3）看到杰杰的进步，其家庭成员，特别是父母都深感安慰，也看到了希望，树立了信心，精神压力也不像从前那么大了；

（4）杰杰现在在家中，家长基本能坚持正确的原则，对他的生活习惯、行为习惯进行监督，依照指导老师的方法与孩子沟通，并对其进行一些必要的训练，使得杰杰的情绪状态能保持家校一致，为取得较快并且持续的进步奠定了坚实的基础；

（5）由于社区居民了解了杰杰家里的情况，也逐渐消除了疑虑，邻里之间相处和睦，有时还会主动关心杰杰的康复情况。虽然并不是所有人都了解情况，有时候还会发生误会，但由于案主家庭的心态有所改变，对他们的影响不算太大；

（6）如今，杰杰已经到了上小学的年纪，由于机构和其家庭的多方走访和努力，再加上杰杰的进步是有目共睹的，已有一所小学和一所幼儿园分别向杰杰发出了入学通知书，杰杰的父母经过考虑选择了幼儿园就学，目前情况良好。

参 考 文 献

[1] Johnson CP, Myers SM, Coun Children D. Identification and evaluation of children with autism spectrum disorders. Pediatrics, 2007, 120: 1183-1215.

[2] Minshew NJ, Williams DL. The new neurobiology of autism-Cortex, connectivity, and neuronal organization. Arch Neurol, 2007, 64 (7): 945-950.

[3] Sallows GO, Graupner TD. Intensive behavioral treatment for children with autism: Four-year outcome and predictors. Am J Men Retard, 2005, 110 (6): 417-438.

[4] 罗维武, 林力等. 福建省儿童孤独症流行病学调查. 上海精神学, 2000, 12: 3-5.

[5] 郭荣. 天津市 5000 名 0～6 岁儿童中儿童孤独症的流行病学调查. 中国临床康复, 2004, 8: 1122-1123.

[6] 刘靖等. 2004 年北京市 2～6 岁儿童广泛性发育障碍的现况调查. 中国心理生杂志, 2007, 21: 290-293.

[7] Bailey, A., et al.: Autism as a strongly genetic disorder: evidence from a British twin study. Psychol Med, 1995. 25 (1): P. 63-77.

[8] 李静. 关于自闭症儿童状况的调研报告. 孤独症儿童康复动态汇编, 2004 (1).

[9] 曲林琳, 王军荣. 小儿孤独症的遗传学因素研究进展. 中国妇幼保健, 2011 (26).

[10] Premack D, Woodruff G. Does the chimpanzee have a "theory of mind"?. Behavioral and Brain Sciences, 1978, 4: 515-526.

[11] 王茜, 苏彦捷, 刘立惠. 心理理论——一个广阔而充满挑战的研究领域. 北京大学学报 (自然科学版), 2000 (5): 732-738.

[12] 王帅青. 儿童心理理论研究进展. 河南科技学院学报, 2012, 5 (5): 122-125.

[13] 李小晶, 李红, 胡朝斌. 儿童心理理论研究现状和发展. 中国临床康复, 2005, 9 (12): 157-159.

[14] 王异芳, 苏彦捷. 从心理理论与执行功能的关系看孤独症. 心理科学进展, 2004, 12 (5): 737-742.

[15] 王立新, 彭聃龄. 中央统合功能与孤独症. 中国心理卫生杂志, 2004, 18 (12): 841-842.

[16] 魏勇刚, 吴睿明, 李红等. 抑制性控制在幼儿执行功能与心理理论中的作用. 心理学报, 2005, 37 (5): 598-605.

[17] 赵晶. 自闭症研究: 来自神经心理学的证据. 浙江教育学院学报, 2009 (6).

[18] 肖振华, 陈曦, 王立新. 自闭症者颞上沟发育异常与其社会交往障碍探讨. 中国特殊教育, 2010 (7).

[19] 张炼. 自闭症面部知觉缺陷的脑机制. 重庆师范大学学报 (自然科学版), 2011 (2).

[20] 刘晓明. 孤独症儿童治疗方法概况. 北京教育学院学报 (自然科学版), 2007, 2 (2): 15.

[21] 王梅, 张俊芝. 孤独症儿童的教育与康复训练. 北京: 华夏出版社, 2007: 23-25.

[22] 王梅. 孤独症儿童情绪调整与人际交往训练指南. 北京: 中国妇女出版社, 2011: 11.

[23] Lord C, Schopler E. TEACCH services for preschool children. Preschool Education Programs for Children with Autism, 1994: 87-106.

[24] Panerai S. Benefits of the treatment and education of autistic and communication handicapped children (TEACCH) programme as compared with non-specific approach. Journal of Intellectual Disability Research, 2002, 46 (4): 318-327.

[25] 钱乐琼, 杨娜, 肖晓, 周世杰. 孤独症谱系障碍儿童的早期干预方法综述. 中国临床心理学杂志, 2013, 21 (5): 856-862.

[26] 郭德华, 周群, 吴连春. 孤独症儿童的心理干预. 中国儿童保健杂志, 2010, 18 (4): 318-321.

[27] 林崇德. 发展心理学. 北京: 人民教育出版社, 2006.

[28] 陈琦, 刘儒德当代教育心理学 (修订版). 北京: 北京师范大学出版社, 2007.

[29] 丹豫晋, 刘映海, 苏连勇. 自闭症幼儿体育干预之行动研究. 北京体育大学学报, 2007 (11).

[30] 邹小兵. 与你同行——自闭症儿童家长必读. 北京: 人民卫生出版社, 2013.

[31] 陈英和. 认知发展心理学. 杭州: 浙江人民出版社, 1996: 2.

[32] 赵玉兰. 7～14 岁弱智学生情绪调节策略特征的调查研究. 中国特殊教育, 2009, 2: 104.

[33] 彭冉玲. 普通心理学 (修订版). 北京: 北京师范大学出版社, 2004.

[34] 方陵生. 自闭症画家的故事. 大自然探索, 2010 (1): 68-69.

［35］徐西良．儿童情绪调节能力的研究综述．社会心理科学，2012，5：545.

［36］黄敏儿，郭德俊．大学生情绪调节方式与抑郁的研究．中国心理卫生杂志，2001，15（6）.

［37］Ochsner KN，Gross JJ. The cognitive control of emotion. Trends in Cognitive Sciences，2005，9：242-249.

［38］Goodkind MS，Gyurak A，McGarthy M，et al. Emotion regulation deficits in frontotemporal lobar degeneration and Alzheimer's disease Psychology and Aging. 2010，25（1）：30-37.

［39］Gyurak A，Goodkind MS Madan A，et al. Do tests of executive functioning predict ability to down-regulate emotions spontaneously and when instructed to suppress? Cognitive，Affective and Behavioral Neuroscience，2009，9（2）：144-152.

［40］陶国泰，杨晓玲主编．走出孤独的世界——儿童孤独症释疑．人民卫生出版社，2002.

［41］袁东．自闭症视障儿童的个别化教育的案例研究．中国特殊教育，2004（11）.

［42］甄岳来．孤独症儿童社会性教育指南．北京：中国妇女出版社，2008.

［43］刘建梅，赵凤兰．特殊儿童早期训练与指导．上海：复旦大学出版社，2013.

［44］刘春波．解剖生理学．北京：人民卫生出版社，2005：6.

［45］黄伟合．儿童自闭症及其他发展性障碍的行为干预．上海：华东师范大学出版社，2003.

［46］黄伟合．社会观念的改变与自闭症事业的发展．上海师范大学学报（哲学社会科学版），2008（5）.

［47］周翔，曾淑萍，李京等．言语语言障碍儿童语言评估结果分析．听力学及言语疾病杂志，2008，16（3）：240-245.

［48］Grandin T. A personal perspective of autism. In：Volkmar F R，Paul R，Klin A Cohen D J，eds. Handbook of Autism and Pervasive Developmental Disorders. New York：John Wiley & Sons，2005：1276-1286.

［49］刘学兰．自闭症儿童的教育与干预．广州：暨南大学出版社，2012：4.

［50］王大延，曹纯琼．示范、时间延宕及提示对增进自闭症学童自发语言之成效研究．台北市立师范学院学报，1989（29）.

［51］Lovaas OI. Ackerman A，Alexander D，Firestone P，Perkins M，Young D B. Teaching developmentally disabled children：The me book. Baltimore MD：University Park press. 1981：149-152.

［52］高志娟．自闭症儿童同伴关系分析及交往能力培养探析．基础教育研究，2013：11.

［53］高天．音乐治疗学基础理论．北京：世界图书出版公司，2007：4.

［54］周念丽．自闭症谱系障碍儿童的发展与教育．北京：北京大学出版社，2011.

［55］杜亚松著．儿童心理卫生保健．上海：上海科学技术文献出版社，1999：76-93.

［56］郭延庆，杨晓玲．孤独症诊断的历史发展．国外医学精神病学分册．1998.25（1）：25-27.

［57］李洪华，姜慧轶，杜琳等．儿童孤独症的早期筛查与诊断研究进展．2012.16（11）：2149-2150.

［58］邬方彦，徐秀，刘静．孤独症筛查量表（CHAT-23）的应用研究．中国儿童保健杂志，2010，18：288-291.

［59］于松梅．自闭症及相关发育障碍儿童的教育诊断——PEP量表中文修订版简介．辽宁师范大学学报（社会科学版），2001，24（2）：37-39.

［60］Cotton S，Richdale A. Brief report：parental descriptions of sleep problems in children with autism，Down syndrome，and Prader-Willi syndrome. Res Dev Disabil，2006，27（2）：151-161.

［61］李敬，程为敏．透视自闭症：本土家庭实证研究与海外经验．北京：研究出版社，2011：110-111.

［62］林贵美．音乐治疗与教育手册．台北：心理出版社，2001：79-80.

［63］谢明．孤独症儿童的教育康复．天津：天津教育出版社，2007：265-283.